U0340508

神经系统疑难病例分析

主审 梅 伟

主编 付胜奇 杨 蕾

郑州大学出版社

图书在版编目（CIP）数据

神经系统疑难病例分析／付胜奇，杨蕾主编. -- 郑州：郑州大学出版社，2023. 11
ISBN 978-7-5645-9722-1

Ⅰ. ①神… Ⅱ. ①付…②杨… Ⅲ. ①神经系统疾病-疑难病-病案
Ⅳ. ①R741

中国国家版本馆 CIP 数据核字（2023）第 088609 号

神经系统疑难病例分析
SHENJING XITONG YINAN BINGLI FENXI

策划编辑	李龙传	封面设计	苏永生
责任编辑	薛 晗	版式设计	苏永生
责任校对	刘 莉	责任监制	李瑞卿

出版发行	郑州大学出版社	地　址	郑州市大学路 40 号（450052）
出版人	孙保营	网　址	http://www.zzup.cn
经　销	全国新华书店	发行电话	0371-66966070
印　刷	河南瑞之光印刷股份有限公司		
开　本	787 mm×1 092 mm　1 / 16		
印　张	17.75	字　数	401 千字
版　次	2023 年 11 月第 1 版	印　次	2023 年 11 月第 1 次印刷

书　号	ISBN 978-7-5645-9722-1	定　价	169.00 元

本书如有印装质量问题,请与本社联系调换。

作者名单

主　审　梅　伟

主　编　付胜奇　杨　蕾

副主编　张淑玲

编　者（以姓氏笔画为序）

王春慧　石宝洋　付胜奇　任雅芳　刘　冰

刘海涛　杜家琇　李浩然　杨　蕾　杨冬冬

宋　良　张　津　张洪涛　张淑玲　范文斐

郑世茹　禹　萌

前　言

　　近 10 年来神经医学飞速发展,神经系统疑难病例逐年增多。我们对神经系统疑难病例的认识不断加深,在临床实践中积累了不少少见疑难病例,从中筛选了部分典型病例,以临床诊断治疗的角度,编写出版了这本《神经系统疑难病例分析》,以便为本专业规培生、研究生、住院医师、主治医师等在神经系统疑难病例诊治方面提供借鉴,开拓青年医师的临床诊断思维。

　　本书所有病例均是郑州人民医院神经内科在日常工作中经手诊治的病例,有的是经典疑难病例、有的是常见病的少见表现、有的是常见病的特殊类型、有的是首次诊治的病例等,涵盖脑血管病、感染与免疫、神经系统变性病、运动障碍性疾病、脊髓病变、肿瘤与副肿瘤、神经系统遗传及神经系统发育异常、神经系统代谢性疾病、癫痫、外伤等亚专业。每个疾病的介绍包括临床资料、讨论及文献综述两部分。

　　在本书呈现给读者之际,内心激动澎湃的心情难以平复,我深深地感谢所有编者在本书编写中所付出的心血,也感谢医院给予的大力支持。由于编者水平有限及对疑难病的认识不足,书中缺点、错误之处在所难免,恳切希望各位同仁、老师给予批评、指正。

付胜奇

2023 年 6 月

目录

第一章
中枢神经系统感染与免疫性疾病

第一节　视神经脊髓炎谱系疾病

 临床资料

病例一

患者,女性,50 岁,主诉"厌食、恶心 40 d 余,头晕 15 d,饮水呛咳 2 d"于 2017 年 3 月 24 日入院。患者 40 d 余前(2017 年 2 月 8 日)无明显诱因出现厌食、恶心,未在意。30 余天前(2017 年 2 月 18 日)上述症状加重并出现呕吐,呕吐物为胃内容物,非喷射性,无发热、头痛、肢体抽搐等。就诊于当地市医院消化内科,给予输液治疗(具体不详),症状好转。15 d 前(2017 年 3 月 9 日)出现头晕,表现为非旋转感,走路稍不稳,视物模糊。神经内科会诊建议行头颅 MRI,检查报告回示未见异常(后阅片可见延髓背侧 T_2/FLAIR 小片状异常信号,图 1-1A、B),未行特殊治疗。7 d 前(2017 年 3 月 15 日)患者恶心、呕吐症状好转出院,仍间断头晕、视物稍旋转,步态不稳。4 d 前(2017 年 3 月 18 日)患者上厕所途中出现意识丧失,跌倒在地,无肢体抽搐、大小便失禁等,就诊于当地市医院神经内科,次日,从床上站立时再次出现上述症状。3 d 前(2017 年 3 月 21 日)患者出现言语不利,右侧偏身感觉麻木,行头颅 MRI 检查:延髓背侧异常信号(图 1-1C、D)。1 d 前(2017 年 3 月 23 日)出现饮水呛咳、吞咽困难,为求进一步诊治转入我院神经内科。

入院查体:意识清楚,构音障碍,高级智能正常。双侧眼球运动充分,未见眼震,双侧瞳孔等大等圆,直径约 3.0 mm,对光反射灵敏。双侧额纹对称,双侧鼻唇沟对称,伸舌居中,右侧咽反射消失,饮水呛咳、吞咽困难,30 mL 洼田饮水试验阳性。四肢肌力 5 级,肌张力正常,腱反射(++),双侧巴宾斯基征阴性。右侧肢体痛温觉减退。右侧指鼻试验、跟膝胫试验欠稳准,龙贝格征睁眼、闭眼均不稳。颈软,克尼格征、布鲁津斯基征阴性。

辅助检查:我院腰椎穿刺(2017 年 3 月 24 日)示压力 70 mmH$_2$O,无色透明,白细胞 94×10^6/L,蛋白 0.73 g/L,氯化物 112 mmol/L,糖正常。细胞学示轻度淋巴细胞性炎症反应;脑炎抗体(-)。寡克隆区带示内源性 IgG 合成正常,血脑屏障通透性轻度损伤。血清 AQP4(+)。甲状腺功能七项示:T_3 0.40(参考值 0.61 ~ 1.81 ng/mL),FT_3 2.24(参考值 3.5 ~ 6.5 pmol/L),FT_4 11.29(参考值 11.5 ~ 22.7 pmol/L);ATG-AB 155.4(参考值 0 ~ 60 U/mL)。结缔组织病相关抗体:ANA 1∶100 核颗粒型;SSA(+);RO-52(+)。CRP 112.75(参考值 0 ~ 10 mg/L);ASO、RF 正常。肌电图检查结果未见明显异常。颈、胸髓 MRI 平扫+增强未见异常。我院头颅 MRI 平扫+增强示:延髓背侧异常信号,病灶范围较前明显扩大,增强可见部分小片状强化(图 1-2A、B,图 1-3A、B)。视神经 MRI 平扫+增强示:左侧视神经部分强化(图 1-2C、D)。

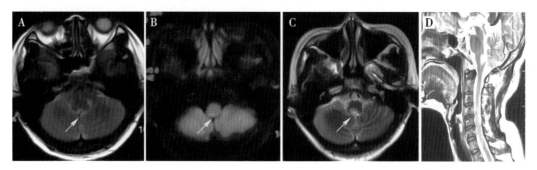

A、B. 2017 年 3 月 9 日外院 T_2/FLAIR 示延髓背侧小片状异常信号(箭头示);C. 2017 年 3 月 21 日外院 T_2 示延髓背外侧异常信号扩大;D. T_2 矢状位示延髓背外侧异常信号。

图 1-1　外院头颅 MRI

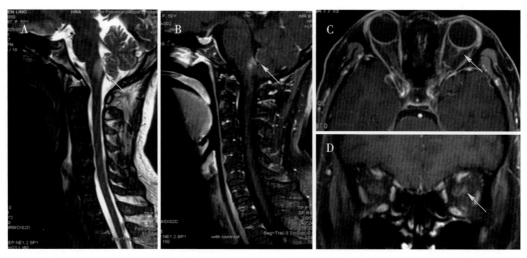

A. T_2 矢状位示延髓背外侧异常信号较前再次扩大。B. 增强可见部分小片状强化;C、D. 视神经平扫+增强:左侧视神经部分强化(箭头示)。

图 1-2　2017 年 3 月 26 日我院 MRI

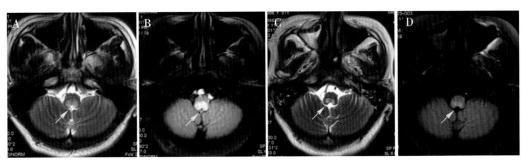

A、B.2017 年 3 月 26 日我院 T$_2$/FLAIR 示延髓背侧异常信号明显扩大(箭头示);C、D.2017 年 4 月 13 日我院激素治疗后复查 T$_2$ 示延髓背外侧异常信号较前明显缩小。

图 1-3　激素治疗前后对比

临床诊断:延髓最后区综合征。

治疗经过:2017 年 3 月 26 日给予甲泼尼龙 1 g,逐渐(3 d)减量至 120 mg 后改为口服。2017 年 3 月 28 日患者突然出现血氧饱和度下降转入我院神经内科重症监护病房(NICU)(考虑可能原因为:①患者病变累及延髓呼吸心跳中枢;②大剂量激素冲击心血管系统不良反应)。后给予血浆置换,3 d 后患者出现肝损害、凝血异常、感染等情况后停用。患者感染较重、基础情况差,随后给予免疫球蛋白 25 mg/d,5 d。联合口服泼尼松 60 mg 逐渐减量。2017 年 4 月 13 日复查 MRI 病灶较前缩小(图 1-3C、D)。复查血清 AQP4(-)。2017 年 7 月 7 日复诊,患者上述临床表现明显好转。

病例二

患者,女性,38 岁,主诉"头晕、步态不稳 11 d,加重伴视力下降 7 d"于 2016 年 11 月 11 日入院。患者 11 d 前无明显诱因出现头晕、步态不稳(向左偏),无发热、恶心、呕吐,无视物旋转等,在当地医院输液治疗(具体不详)效果差。7 d 前头晕、步态不稳症状加重,并出现双眼视力急剧下降。小便潴留、咳嗽无力,蹲下站起困难。

入院查体:BP 125/70 mmHg,意识清楚,构音障碍,高级智能正常。双眼视力仅有光感,双侧瞳孔等大等圆,直径约 3.0 mm,对光反射灵敏。双侧额纹对称,双侧鼻唇沟对称,伸舌居中,左侧咽反射迟钝,饮水呛咳、吞咽困难,30 mL 洼田饮水试验阳性。四肢肌力 5 级,肌张力正常,腱反射(++),双侧病理征阳性。深浅感觉系统未见明显异常。左侧指鼻试验、跟膝胫试验欠稳准,龙贝格征睁眼、闭眼欠稳准(向左偏)。颈软,克尼格征、布鲁津斯基征阴性。

辅助检查:腰椎穿刺(2016 年 11 月 13 日)示压力 160 mmH$_2$O,无色透明,WBC 12×10^6/L,蛋白、糖、氯化物正常。血脑炎六项(-),寡克隆区带(-)。血清抗核抗体(ANAs)、抗 SSA 抗体、抗 SSB 抗体、抗甲状腺抗体阴性。血液:AQP4(-)。我院 MRI 平扫+增强(2016 年 11 月 13 日)示:延髓、左侧脑桥、桥小脑脚及四脑室周围软脑膜线状异常信号,脑桥周围软脑膜部分强化(图1-4、图1-5)。肌电图示:双侧视通路传导障碍,重度(双侧 VEP-100 未引出波形)。

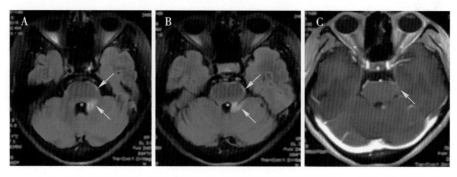

A、B.FLAIR 示左侧脑桥、桥小脑脚及四脑室周围软脑膜线状异常信号;C.增强示脑桥周围软脑膜部分强化。

图1-4　我院 MRI 平扫+增强(1)

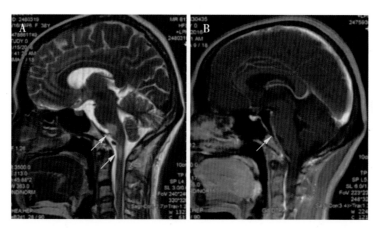

A.T$_2$ 示延髓腹侧片状及高颈髓异常信号;B.增强示脑桥周围软脑膜部分强化(箭头示)。

图1-5　我院 MRI 平扫+增强(2)

临床诊断:急性脑干综合征(AQP4 阴性)。

治疗经过:入院后给予甲泼尼松龙 1 g 静脉滴注,1 次/d,共 3 d;500 mg 静脉滴注,1 次/d,共 3 d;240 mg 静脉滴注,1 次/d,共 3 d;120 mg 静脉滴注,1 次/d,共 3 d。泼尼松 60 mg 口服,1 次/d,共 7 d;50 mg 口服,1 次/d,共 7 d;递减至 40 mg/d 时,给予吗替麦考酚酯片 150 mg 口服,1 次/d。出院后随访头晕缓解,可独立行走,视物模糊症状较前好转,目前继续给予泼尼松+吗替麦考酚酯治疗。

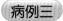

患者,女性,47 岁,主诉"呃逆、呕吐伴视物不清、言语不利 2 年余,视物模糊,行走不稳 1 年"于 2016 年 6 年 22 日入院。患者于 2 年余前(2014 年 4 月 10 日左右)晨起进食后出现顽固性呃逆、恶心、呕吐,就诊于当地医院消化科行胃镜检查未见明显异常,给予对症处理,症状仍存在。2014 年 5 月 17 日出现视物不清、吞咽困难、饮水呛咳、言语不清、舌头僵硬、右侧肩背部疼痛感。2014 年 5 月 31 日以"呕吐、吞咽困难原因待查,电解质紊乱?"为诊断转入郑州某医院 ICU 治疗。行头颅 MRI 示(2014 年 6 月 2 日):延髓可见片状异常信号,强化显示稍不均,具体诊治经过不详。2014 年 6 月 8 日转入郑州某中医院,继续给予抗感染(具体不详)等治疗后,患者好转出院,遗留有轻微视物不清、走路不稳(左右摇晃)、头颈部沉重感。2015 年 3 月 6 日出现视物模糊、走路不稳加重,伴颈部沉重感。自行口服中药效果差,症状持续存在。行头颅 MRI(2015 年 3 月 15 日)示:可见延髓背侧、三脑室周围、下丘脑异常信号(图 1-6)。2015 年 6 月 20 日午睡起床时突然瘫倒在地、小便失禁,自诉当时感到嘴角、脸部及肢体发麻,无意识丧失、抽搐、牙关紧闭等,就诊于当地医院测 BP 70/40 mmHg,给予输液治疗后好转,搀扶可行走。其间患者多次因双眼视物不清就诊于眼科,眼科检查未见异常。后转入郑州某医院。诊断为:视神经脊髓炎,给予大剂量激素冲击治疗,患者视物不清、走路不稳、双下肢无力症状明显改善,2015 年 5 月 10 日复查头颅 MRI 三脑室周围、下丘脑异常信号较前好转(图 1-7)。出院后继续口服泼尼松片治疗(具体时间及剂量不详)。2016 年 6 月 22 日患者再次出现视物不清、步态不稳,来我院就诊。

入院查体:BP 130/79 mmHg,意识清楚,构音障碍,高级智能正常。双眼视力减退,双侧眼球向各方向运动基本正常,双侧瞳孔等大等圆,直径约 3.0 mm,对光反射灵敏。双侧额纹对称,双侧鼻唇沟对称,伸舌居中,咽反射迟钝,饮水呛咳、吞咽困难,30 mL 洼田饮水试验阳性。四肢肌力 5 级,肌张力正常,腱反射(++),右侧巴宾斯基征阳性。深浅感觉系统未见明显异常。指鼻试验、跟膝胫试验欠稳准,龙贝格征睁眼、闭眼欠稳准。颈软,克尼格征、布鲁津斯基征阴性。

辅助检查:腰椎穿刺(2016 年 6 月 24 日)示压力 120 mmH$_2$O,无色透明,脑脊液蛋白 0.62 g/L,细胞 22×10^6/L(参考值 0~8×10^6/L)糖及氯化物正常,寡克隆区带(-),脑炎六项(-)。血清抗核抗体(ANA)、抗 SSA 抗体、抗 SSB 抗体、抗甲状腺抗体均阴性。血液:AQP4(+)。头颅 MRI(2016 年 6 月 28 日)示:中脑腹侧、穹窿、三脑室周围、双侧丘脑、侧脑室旁及左侧半卵圆中心异常信号影较前明显加重(图 1-8)。

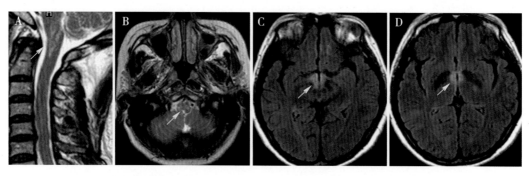

A、B. T$_2$ 示延髓异常信号(箭头);C、D. FLAIR 示三脑室周围、下丘脑异常信号(箭头示)。

图 1-6　外院头颅 MRI(2015 年 3 月 15 日)

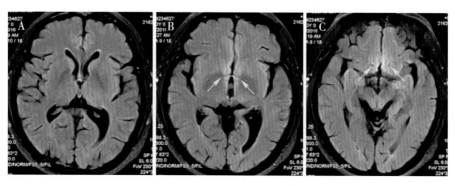

A~C. FLAIR 示三脑室周围、乳头体异常信号较前好转(箭头)。

图 1-7　头颅 MRI (2015 年 5 月 10 日)

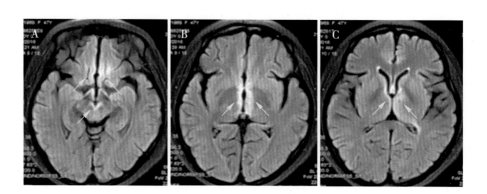

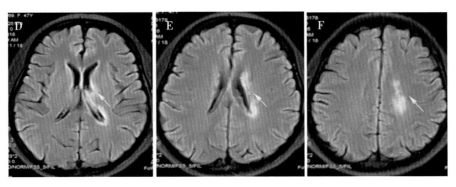

A～F. FLAIR 示中脑腹侧、穹窿、三脑室周围、双侧丘脑、侧脑室旁及左侧半卵圆中心异常信号影较前明显加重（箭头示）。

图 1-8 我院头颅 MRI（2015 年 6 月 28 日）

临床诊断：急性间脑综合征。

治疗经过：入院后给予甲泼尼松龙 1 g 静脉滴注，1 次/d，共 3 d；500 mg 静脉滴注，1 次/d，共 3 d；240 mg 静脉滴注，1 次/d，共 3 d；120 mg 静脉滴注，1 次/d，共 3 d；泼尼松 60 mg 口服，1 次/d，共 7 d；50 mg 口服，1 次/d，共 7 d；递减至 40 mg/d 时，给予吗替麦考酚酯 150 mg 口服，1 次/d。患者视物不清、步态不稳较前好转出院。2016 年 7 月 7 日复查腰椎穿刺：压力 140 mmHg，无色透明，AQP4（-），血液 AQP4（+）。

病例四

患者，女性，15 岁。主诉"视力下降 2 个月余，右侧肢体无力，精神行为异常 1 周"于 2015 年 12 月 10 日入院。患者 2 个月余前（2015 年 10 月 5 日）感冒后出现视物模糊，右眼先于左眼出现，次日双眼视物模糊加重（具体程度不详），至当地眼科医院。测视力：右眼<0.01，左眼 0.01，行头颅 MRI 检查未见明显异常（图 1-9，阅片示中脑导水管、三脑室周围异常信号影）。按"双眼视神经炎"给予激素治疗 1 周后双眼视力开始好转。住院 43 d 后（2015 年 11 月 18 日）出院，当时测视力：右眼 1.2，左眼 0.8。院外规律口服泼尼松片 15 mg，每周减量 5 mg。1 周前（2015 年 12 月 5 日）感冒后出现右侧肢体无力，步态不稳，逐渐加重至行走不能，双眼视力下降，反应迟钝，有时烦躁，伴颈部背侧面疼痛，为钝痛，持续性，恶心、呕吐 1 次，量少，为胃内容物，伴小便失禁，至当地市中心医院就诊。行头颅 MRI（2015 年 12 月 5 日，图 1-10）示：双侧枕叶、左侧额叶、胼胝体、顶叶异常信号影；增强示软脑膜、右侧顶叶部分强化影；MRA 未见异常。当地医院诊断为：急性播散性脑脊髓炎（ADEM）。给予甲泼尼龙琥珀酸钠 1 g，冲击 5 d 后改为 0.5 g，同时给予丙种球蛋白冲击治疗 4 d，病情无明显缓解。于 2015 年 12 月 10 日转入我院。

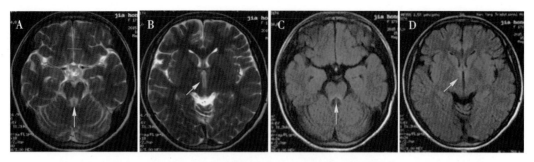

A、B（T₂）和 C、D（FLAIR）示中脑导水管、三脑室周围异常信号影（箭头示）。

图1-9　外院头颅 MRI（2015年10月1日）

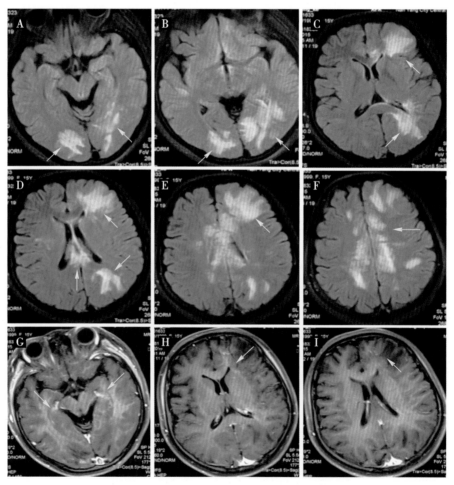

　　A~F. FLAIR 示双侧枕叶、左侧额叶、胼胝体、顶叶异常信号影（箭头示）；G~I. 增强示软脑膜、右侧顶叶部分强化影（箭头示）。

图1-10　外院头颅 MRI（2015年12月5日）

入院查体:神志清楚,查体不配合,轻度烦躁,言语错乱,记忆力、定向力可,计算力差(93-7=?),视空间及执行功能差,强握反射阳性。右上肢肌力4级,右下肢肌力2级,左侧肢体肌力5-级,四肢肌张力正常,四肢腱反射活跃,双侧巴宾斯基征阳性。颈软,克尼格征、布鲁津斯基征阴性。

辅助检查:脑脊液为无色透明,压力180 mmH$_2$O,白细胞10×10^6/L,葡萄糖4.81 mmol/L,AQP4(+),寡克隆区带(-),脑炎六项(-)。血液:AQP4(+)。甲状腺功能七项示:ATG-Ab 243.7 U/mL(参考值0~60 U/mL),TPO 517.8 U/mL(参考值0~60 U/mL)。ANA 1∶100 核颗粒型;抗SSA抗体(+);Ro-52(+)。免疫球蛋白G 22.79 g/L(参考值6.3~15.2 g/L);C3 0.847 g/L(参考值0.89~1.79 g/L);C4 0.14 g/L(参考值0.15~0.46 g/L)。我院复查头颅MRI平扫+增强(2015年12月12日)示:双侧枕叶、左侧额叶、胼胝体、顶叶异常信号影及软脑膜、右侧顶叶部分强化影同前均无明显变化。颈髓、胸髓MRI平扫未见明显异常。

临床诊断:以急性视神经炎起病进展为大脑综合征。

治疗经过:继续给予甲泼尼龙120 mg/d静脉滴注,3 d后改为泼尼松60 mg口服,1次/d,共7 d;50 mg口服,1次/d,共7 d;递减至40 mg/d时,联合给予吗替麦考酚酯150 mg/d。出院时(2015年12月27日)患者精神症状明显好转,未再烦躁不安。查体:意识清楚,记忆力、定向力、计算力、执行功能正常。视力较前明显改善,余脑神经未见异常。左侧肢体肌力5级,右上肢肌力4级,右下肢肌力3级,四肢肌张力正常,四肢腱反射活跃,双侧巴宾斯基征阳性。复查MRI(2015年12月27日)病灶稍较前减小(图1-11)。院外继续口服泼尼松+吗替麦考酚酯联合治疗。1年后复查:遗留有轻微右眼畏光。血清AQP4(+),头颅MRI(2017年1月13日):颅内异常信号较前明显缩小(图1-12)。

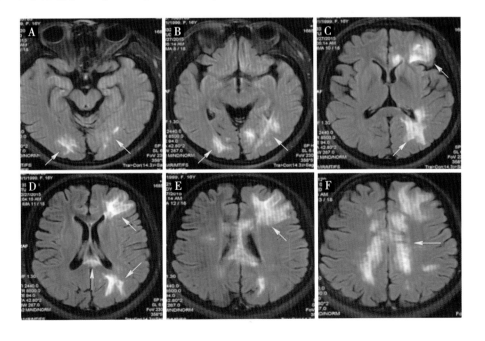

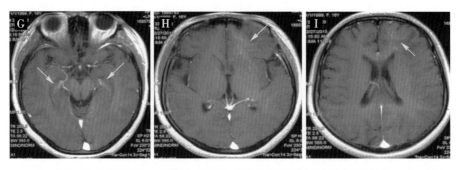

A～F. FLAIR 示双侧枕叶、左侧额叶、胼胝体、顶叶异常信号影较前减小(箭头示)。G～I. 增强示软脑膜、右侧顶叶部分强化影较前缩小(箭头示)。

图 1-11　我院头颅 MRI(2015 年 12 月 27 日)

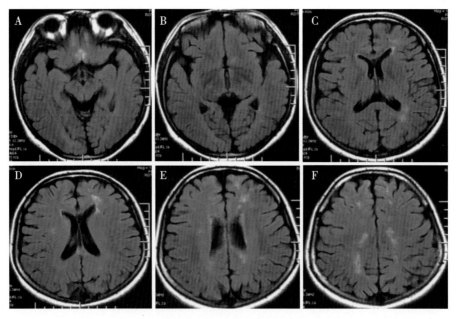

A～F. FLAIR 示双侧枕叶、左侧额叶、胼胝体、顶叶异常信号影明显缩小,部分病灶消失。

图 1-12　我院头颅 MRI(2017 年 1 月 13 日)

病例五

　　患者,女性,52 岁。主诉"视物模糊 6 d"于 2017 年 10 月 12 日入院。患者 6 d 前 (2017 年 10 月 6 日)起床时出现视物模糊,无发热、头痛等,未介意。4 d 前发现右眼视物不完全,伴视物模糊加重,自认为血糖升高所致,未在意及治疗,2 d 前出现左眼视物不全,就诊于我院眼科,检查眼底未见明显异常,右眼视野缺损,左上象限视野缺损,建议就诊神经内科,门诊头颅 MRI 检查(图 1-13),完善以"视神经脊髓炎谱系疾病?"收入我科。

　　既往史:10 d前发现空腹血糖7.6 mmol/L,未诊治及监测血糖。1年前因"胆囊结石"在本院行"保胆取石术"。曾献血两次,共计600 mL。

　　入院查体:意识清楚,言语流利,高级智能正常。双侧眼球运动充分,未见眼震,双侧瞳孔等大等圆,直径约2.5mm,对光反射灵敏,右眼上象限、外象限、下象限视野缺损,左眼无明显视野缺损。余脑神经未见明显异常。四肢肌力5级,肌张力正常,腱反射(++),双侧巴宾斯基征阴性。深浅感觉系统未见异常。指鼻试验、跟膝胫试验稳准,龙贝格征睁眼、闭眼均稳准。颈软,克尼格征、布鲁津斯基征阴性。

　　辅助检查:肌电图示右侧视觉径路传导阻滞,左侧视觉径路未见异常;四肢所检神经未见异常;四肢深感觉径路未见异常;双侧听觉径路未见异常,提示视神经受累。头颅MRI:右侧颞叶内侧异常信号,增强未见明显异常强化(图1-13)。视神经MRI:双侧视神经、视交叉异常信号(图1-14A～E)。颈髓+胸髓MRI:颈3～4、4～5椎间盘膨出;胸5、8椎体血管瘤(图1-14F～G)。颅脑MRA未见明显异常(未显示图片)。血、脑脊液抗AQP4抗体均(+)。脑炎六项(-)。寡克隆带(-)。副肿瘤综合征检测(血):抗Titin抗体IgG、抗Recoverin抗体IgG、抗GAD抗体IgG、抗Zic4抗体IgG、抗SOX1抗体IgG、抗PNMA2(Ma/Ta)抗体IgG、抗CV2抗体IgG、抗Ri抗体IgG、抗Yo抗体IgG、抗Hu抗体IgG等均阴性;抗PKCy、抗Amphiphysin抗体Ig(免疫印迹法)阴性。自身免疫性脑炎检测,抗NMDA型抗体、抗AMPA1型抗体IgG、抗AMPA2型抗体IgG、抗LGI1抗体IgG、抗GABA受体抗体IgG等均阴性。传染病八项阴性。

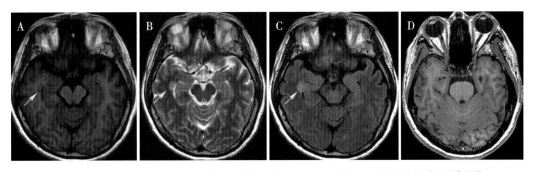

A(T_1)、B(T_2)、C(FLAIR)示右侧颞叶内测异常信号(箭头示)。D. 头颅MRI增强:未见明显异常强化。

图1-13　我院头颅MRI(2017年10月13日)

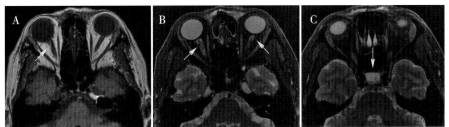

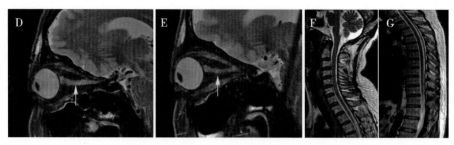

A～C.双侧视神经(右侧为著)、视交叉异常信号(箭头示)。D.右侧视神经增粗,可见异常信号影。E.左侧视神经可见异常信号影。F～G.颈髓+胸髓MRI未见异常信号影。

图1-14　我院视神经MRI(2017年10月15日)

临床诊断:急性视神经炎。

治疗经过:入院后给予甲泼尼松龙1 g静脉滴注,1次/d,共3 d;500 mg静脉滴注,1次/d,共3 d;240 mg静脉滴注,1次/d,共3 d;120 mg静脉滴注,1次/d,共3 d。泼尼松60 mg口服,1次/d,共7 d;50 mg口服,1次/d,共7 d;递减至40 mg/d时,给予硫唑嘌呤150 mg/d。2017年10月28日复查头颅MRI+视神经MRI+增强示病灶同前无明显变化。2017年10月31日出院仍遗留轻微视物模糊。院外继续给予泼尼松+吗替麦考酚酯治疗。

病例六

患者,女性,23岁,主诉"双手麻木、双下肢无力4 d,加重1 d"于2016年9月10日入院。4 d前患者无明显诱因出现双手麻木、双下肢无力,行走时易跌倒,小便费力,呈持续性,无头晕、恶心、呕吐,无视力减退、视物模糊,无四肢抽搐,意识障碍。就诊于当地市医院,行颈髓+胸髓MRI:颈髓、胸髓可见弥漫性长T_1、长T_2信号,局部脊髓肿胀,给予对症处理(具体不详)效差,1 d前下肢无力加重,不能行走,伴大小便潴留(已留置尿管)。为求进一步诊治,今来我院就诊。既往史无特殊。

入院查体:意识清楚,言语流利,高级智能正常。双侧额纹对称,双眼视力、视野未见异常,双侧瞳孔等大等圆,直径约3.0 mm,对光反射灵敏,双眼向各方向运动充分,无眼震。双侧鼻唇沟对称,伸舌居中,双侧咽反射灵敏,悬雍垂居中,双上肢肌力5-级,肌张力正常,腱反射(++);双下肢肌力3级,肌张力低下,腱反射(-),双侧病理征阴性。胸4平面以下针刺觉消失。颈软,克尼格征、布鲁津斯基征阴性。全身皮肤黏膜无水痘、皮疹、破溃。

辅助检查:血常规示单核细胞0.74×10^9/L,白细胞15.53×10^9/L,嗜酸性粒细胞0×10^9/L,嗜酸性粒细胞比率0,HCT 33.3%,血红蛋白101 g/L,中性粒细胞比率85.6%,血小板压积0.40,红细胞3.75×10^{12}/L,RDW-CV 14.8%,中性粒细胞数13.30×10^9/L。尿常规、粪常规、肝肾功能、电解质、心肌酶、凝血六项、HPy、CRP、血清维生素B_{12}、叶酸、传染病八项、SCC、癌胚抗原、神经元特异性烯醇酶、CA125、CA15-3、CA19-9、AFP均阴性。非小细胞性肺癌3.15 ng/mL。血清抗核抗体(ANA)、抗SSA抗体、抗SSB抗体、抗甲状腺抗体阴性。胸部CT未见明显异常。颈髓+胸髓MRI(2016年9月12日):

示 $C_2 \sim C_7$ 水平颈髓内异常信号影,局部脊髓明显肿胀,$T_4 \sim T_8$ 水平胸髓内异常信号影,局部脊髓明显肿胀(图 1-15)。头颅 MRI+MRA:未见明显异常(图 1-16)。肌电图:双下肢深感觉通路未引出,VEP、BAEP、SEP 未见异常。眼底检查未见明显异常。脑电图未见明显异常。腰椎穿刺压力:110 mmH$_2$O,压腹试验通畅;CSF 潘氏试验(+),单个核细胞数(MNC)153×10^6/L,糖 2.2 mmol/L,氯化物 117.0 mmol/L,蛋白定量 131.7 mg/L,墨汁染色、抗酸杆菌、ADA、OB/IgG 均阴性。血 AQP4(+)、脑脊液 AQP4(−)。自身免疫性脑炎检测:抗 NMDA 型抗体、抗 AMPA1 型抗体 IgG、抗 AMPA2 型抗体 IgG、抗 LGI1 抗体 IgG、抗 GABA 受体抗体 IgG 等均阴性。脑炎六项(−)。

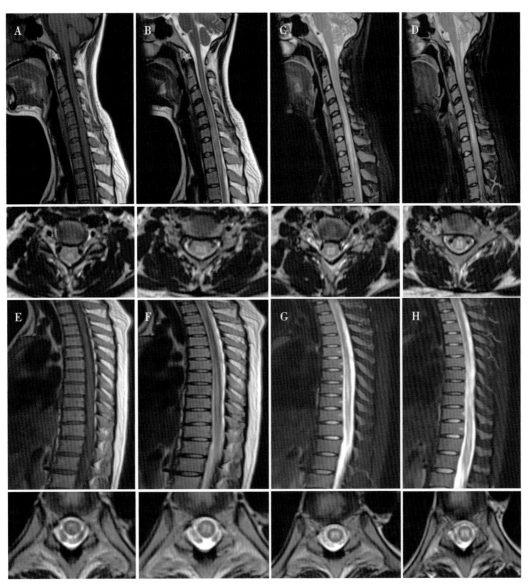

A(T$_1$WI)、B(T$_2$WI)、C、D(FLAIR):$C_2 \sim C_7$ 水平颈髓内异常信号影,局部脊髓明显肿胀。E(T$_1$WI)、F(T$_2$WI)、G ~ H(FLAIR):$T_4 \sim T_8$ 水平胸髓内异常信号影,局部脊髓明显肿胀。

图 1-15　颈髓+胸髓 MRI(2016 年 9 月 12 日)

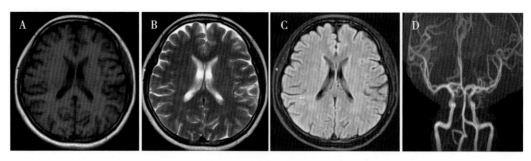

A（T₁WI）、B（T₂WI）、C（FLAIR）、D（MRA）：未见明显异常。

图1-16　头颅MRI+MRA（2016年9月12日）

临床诊断：急性脊髓炎。

治疗经过：2016年9月10日给予甲泼尼松龙1g静脉滴注，1次/d，共3d；500mg静脉滴注，1次/d，共3d；240mg静脉滴注，1次/d，共3d。2016年9月18日患者症状无好转；家属外院咨询后要求给予免疫球蛋白25mg/d，共5d。继续甲泼尼松龙120mg静脉滴注，1次/d，共3d；泼尼松60mg口服，1次/d，共7d；50mg口服，1次/d，共7d；递减至40mg/d时，给予硫唑嘌呤150mg/d。2016年9月26日复查腰椎穿刺脑脊液常规、生化正常。血AQP4、脑脊液AQP4（-）。颈髓+胸髓MRI（2015年12月27日）示脊髓内异常信号影较前明显缩小（图1-17A~D）。出院时（2016年9月30日）：患者双上肢麻木缓解，下肢可自行行走，大小便基本正常。查体：双上肢肌力5级，双下肢肌力5-级，四肢肌张力正常，四肢腱反射（++），双侧病理征阳性。院外继续口服泼尼松+硫唑嘌呤联合治疗。2016年12月20日复查：患者临床症状完全缓解。拒绝复查血液、脑脊液AQP4，颈髓+胸髓MRI（图1-17E~H）：颈髓内异常信号影较前明显缩小，胸髓内异常信号基本消失。2017年8月电话随访临床未再复发。

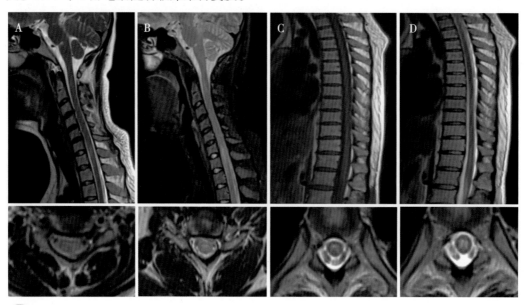

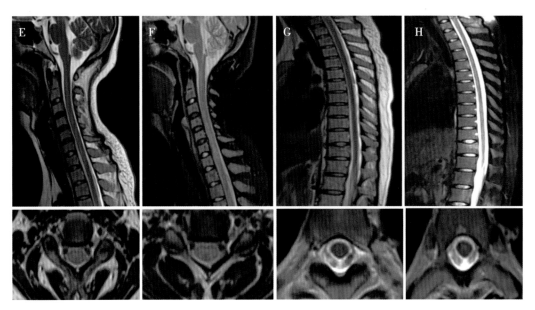

2016 年 9 月 28 日：A、B. $C_2 \sim C_7$ 水平颈髓内异常信号影较前缩小。C、D. $T_4 \sim T_8$ 水平颈髓内异常信号影较前明显缩小。2016 年 12 月 20 日复查：E ~ F. $C_2 \sim C_7$ 水平颈髓内异常信号影较前明显缩小。G ~ H. $T_4 \sim T_8$ 水平胸髓内异常信号基本消失。

图 1-17   颈髓+胸髓 MRI

 ## 讨论及文献综述

视神经脊髓炎谱系疾病(neuromyelitis optica spectrum disorders, NMOSD)是一种与血清水通道蛋白-4 免疫球蛋白 G 抗体(AQP4-IgG)相关的中枢神经系统自身免疫性离子通道病，是不同于多发性硬化(multiple sclerosis, MS)的独立性疾病。这些病变多分布于室管膜周围 AQP4 高表达区域，如延髓最后区、丘脑、下丘脑、第三和第四脑室周围、脑室旁、胼胝体、大脑半球白质等。近 10 余年取得了突破性研究进展，2015 年国际神经脊髓炎(NMO)诊断小组(IPND)制定了新的 NMOSD 诊断标准，取消了 NMO 的单独定义，将 NMO 整合，更广义的 NMOSD 疾病范畴中。自此，NMO 与 NMOSD 统一命名为 NMOSD，它是一组主要由体液免疫参与的抗原-抗体介导的中枢神经系统(CNS)炎性脱髓鞘疾病谱。鉴于 AQP4 - IgG 具有高度的特异性和较高的敏感性，IPND 进一步对 NMOSD 进行分层诊断，分为 AQP4-IgG 阳性组和 AQP4-IgG 阴性组。

(一)各亚型及临床表现

NMOSD 的临床表现与 MRI 影像特征有 6 组核心临床症候群，其中视神经炎(ON)、急性脊髓炎、延髓最后区综合征的临床及影像表现最具特征性。需要强调的是每组核心临床症候与影像同时对应存在时支持 NMOSD 的诊断特异性最高，如仅单一存在典型临床表现或影像特征，其作为支持诊断的特异性会有所下降(ON 的 MRI 特征可以为阴性,后3组临床症候可以为阴性)。

1. NMO 传统NMO被认为病变仅局限于视神经和脊髓。早在18世纪,由Device描述了一组单时相快速进展的严重的视神经和脊髓受累病例并最终命名为Device disease。随后研究发现80%~90%的NMO病例临床表现为多时相复发过程,约50%合并有脑内受累表现(如本组病例五)。

2. ON/r-ON 部分NMOSD在疾病的某一阶段或是整个病程中均表现为单一的视神经受累症候。ON可以为单次或复发病程,每次ON发作可为单眼、双眼或相继受累。部分病例在随后病程演变过程中出现其他部位受累表现。

3. TM/LETM/r-LETM 部分NMOSD病例在疾病的某一阶段或是整个病程中突出表现为单一的脊髓受累症候。临床可以为单次或多次病程,影像学病变长度多超过3个椎体节段,且多为横贯性受损(如病例六)。部分早期病例脊髓受累长度可以短于3个椎体节段或不完全横贯受累。部分病例在随后病变演变过程中出现其他部位受累表现。

4. 延髓最后区综合征 部分NMOSD病例在疾病的某一阶段或是首次发作中突出表现为顽固性呃逆、恶心、呕吐等与影像对应的延髓最后区受累症候及体征(如病例一),部分病例可与脊髓病变相连续,亦可单独脊髓受累(如病例六)。

5. 其他脑病类型 部分病例在疾病的某一阶段可以单独或合并出现与NMOSD脑内特征影像对应的临床症候群。①脑干及第四脑室周边症候群:头晕、复视、共济失调等(如病例二)。②下丘脑症候群:困倦、发作性睡病样表现、顽固性低钠血症、体温调节障碍等(如病例三)。③大脑半球白质或胼胝体症候群:淡漠、反应迟缓、认知水平下降、头痛等(如病例四)。④部分病例可逐渐出现多部位受累及临床症候群(如病例三、四)。6个临床核心症候群的临床表现及MRI影像特征如表1-1。

表1-1 NMOSD的临床表现与MRI影像特征

疾病	临床表现	MRI影像特征
视神经炎	可为单眼、双眼同时或相继发病。多起病急,进展迅速。视力多下降,甚至失明,多伴有眼痛,也可发生严重视野缺损。部分病例治疗效果不佳,残余视力<0.1	更易累及视神经后段及视交叉,病变节段可大于1/2视神经长度。急性期可表现为视神经增粗、强化(图1-14),部分伴有视神经鞘强化等。慢性期可以表现为视神经萎缩,形成双轨征

续表1-1

疾病	临床表现	MRI影像特征
急性脊髓炎	多起病急,症状重,急性期多表现为严重的截瘫或四肢瘫,尿便障碍,脊髓损害平面常伴有根性疼痛或Lhermitte征,高颈髓病变严重者可累及呼吸肌导致呼吸衰竭。恢复期较易发生阵发性痛性或非痛性痉挛、长时期瘙痒、顽固性疼痛等	脊髓病变多较长,纵向延伸的脊髓长节段横贯性损害是NMOSD最具特征性的影像表现,矢状位多表现连续病变,其纵向延伸往往超过3个椎体节段以上(图1-15),少数病例可纵贯全脊髓,颈髓病变可向上与延髓最后区病变相连。轴位病变多累及中央灰质和部分白质,呈圆形或H形,脊髓后索易受累。急性期,病变可以出现明显肿胀,呈长T_1、长T_2表现,增强后部分呈亮斑样或斑片样、线样强化,相应脊膜亦可强化。慢性恢复期:可见脊髓萎缩、空洞,长节段病变可转变为间断、不连续长T_2信号。少数脊髓病变首次发作可小于2个椎体节段,急性期多表现为明显肿胀及强化
延髓最后区综合征	可为单一首发症候。表现为顽固性呃逆、恶心、呕吐,不能用其他原因解释	延髓背侧为主,主要累及最后区域,呈片状或线状长T_2信号,可与颈髓病变相连(图1-2、图1-3A、B)
急性脑干综合征	头晕、复视、共济失调等,部分病变无明显临床表现	脑干背盖部、四脑室周边、弥漫性病变(图1-4)
急性间脑综合征	嗜睡、发作性睡病样表现、低钠血症、体温调节异常等。部分病变无明显临床表现	位于丘脑、下丘脑、三脑室周边弥漫性病变(图1-8)
大脑综合征	意识水平下降,认知、语言等高级皮质功能减退,头痛等,部分病变无明显临床表现	不符合典型MS影像特征,幕上部分病变体积较大,呈弥漫云雾状,无边界,通常不强化。可以出现散在点状、泼墨状病变。胼胝体病变多较为弥漫,纵向可大于1/2胼胝体长度。部分病变可沿基底节、内囊后肢、大脑脚锥体束走行,呈长T_2、高FLAIR信号。少部分病变亦可表现为类急性播散性脑脊髓炎、肿瘤样脱髓鞘或可逆性后部脑病样特征(图1-10)

注:NMOSD为视神经脊髓炎谱系疾病;ON为视神经炎。

(二)实验室检查

1. 脑脊液　多数患者急性期脑脊液(CSF)白细胞>10×10^6/L,约1/3患者急性期CSF白细胞>50×10^6/L,但一般不超过500×10^6/L。部分患者CSF中性粒细胞增高,甚至可见嗜酸粒细胞;CSF寡克隆区带(OB)阳性率<20%,CSF蛋白多明显增高,可大于1 g/L。

2. 血清及 CSF AQP4-IgG   AQP4-IgG 是 NMO 特有的生物免疫标志物,具有高度特异性。目前特异度和灵敏度均较高的方法有细胞转染免疫荧光法(cell based transfection immunofluorescence assay,CBA)及流式细胞法,其特异度高达 90% 以上,敏感度高达 70% 。酶联免疫吸附试验(enzyme linked immunosorbent assay,ELISA)测定 AQP4-IgG 较敏感,但有假阳性。因此,对 ELISA 结果中低滴定度的 AQP4-IgG 阳性病例和不典型临床表现者应该谨慎判断。推荐采用 CBA 法检测 AQP4-IgG 或两种以上方法动态反复验证。血清其他自身免疫抗体检测:约近 50% NMOSD 患者合并其他自身免疫抗体阳性,如血清抗核抗体(ANA)、抗 SSA 抗体、抗 SSB 抗体、抗甲状腺抗体等。合并上述抗体阳性者更倾向于支持 NMOSD 的诊断。NMOSD 是否存在异质性一直存在争议:临床研究发现,有 20%~30% 的 NMOSD 患者 AQP4-IgG 阴性。最近报道 AQP4-IgG 阴性的 NMOSD 患者合并血清髓鞘少突胶质细胞糖蛋白(myelin oligodendrocyte glycoprotein,MOG)抗体阳性较高。这些病例发病更年轻,男性居多,下段胸髓更易受累,临床过程相对较轻,预后相对较好(如病例 6),复发不频繁。

3. 视功能相关检查   ①视敏度:视力下降,部分患者残留视力小于 0.1。严重者仅存在光感甚至全盲(如病例 4)。②视野:可表现为单眼或双眼受累,表现为各种形式的视野缺损。③视觉诱发电位:多表现为 P100 波幅降低及潜伏期延长,严重者引不出反应(如病例 5)。④OCT 检查:多出现较明显的视网膜神经纤维层变薄且不易恢复。

(三)诊断标准

NMOSD 的诊断原则:以病史、核心临床症候及影像特征为诊断基本依据,以 AQP4-IgG 作为诊断分层。目前国际上广泛应用的诊断标准主要有以下 2 种。

1. 2006 年 Wingerchuk 等制定的 NMO 诊断标准

(1)必要条件:①视神经炎;②急性脊髓炎。

(2)支持条件:①脊髓 MRI 异常病变超过 3 个椎体节段以上;②头颅 MRI 不符合 MS 诊断标准;③血清 NMO-IgG 阳性。具备全部必要条件和 2 条支持条件,即可诊断 NMO。

2. 2015 年国际 NMO 诊断小组(IPND)制定的 NMOSD 诊断标准   见表 1-2。

表 1-2   成人 NMOSD 诊断标准(IPND,2015)

临床分型	诊断标准
AQP4-IgG 阳性的 NMOSD 诊断标准	(1)至少 1 项核心临床特征。 (2)用可靠的方法检测 AQP4-IgG 阳性(推荐 CBA 法)。 (3)排除其他诊断。

续表1-2

临床分型	诊断标准
AQP4-IgG 阴性或 AQP4-IgG 未知状态的 NMOSD 诊断标准	(1)在1次或多次临床发作中,至少2项核心临床特征并满足下列全部条件:①至少1项临床核心特征为ON、急性LETM或延髓最后区综合征;②空间多发(2个或以上)不同的临床核心特征;③满足MRI附加条件。 (2)用可靠的方法检测AQP4-IgG阴性或未检测。 (3)排除其他诊断。
核心临床特征	(1)ON。 (2)急性脊髓炎。 (3)最后区综合征,无其他原因能解释的发作性呃逆、恶心、呕吐。 (4)其他脑干综合征。 (5)症状性发作性睡病、间脑综合征,脑MRI有NMOSD特征性间脑病变。 (6)大脑综合征伴有NMOSD特征性大脑病变。
AQP4-IgG 阴性或未知状态下的 NMOSD MRI 附加条件	(1)急性ON:需脑MRI有下列之一表现。①脑MRI正常或仅有非特异性白质病变;②视神经长 T_2 信号或 T_1 增强信号>1/2视神经长度,或病变累及视交叉。 (2)急性脊髓炎:长脊髓病变>3个连续椎体节段,或有脊髓炎病史的患者相应脊髓萎缩>3个连续椎体节段。 (3)最后区综合征:延髓背侧/最后区病变。 (4)急性脑干综合征:脑干室管膜周围病变。

注:NMOSD为视神经脊髓炎谱系疾病;AQP4-IgG为水通道蛋白4抗体;ON为视神经炎;LETM为长节段横贯性脊髓炎。

(四)鉴别诊断

对于早期NMOSD或临床、影像特征表现不典型的病例,应该充分进行实验室及其他相关检查。注意与其他可能疾病相鉴别,主要包括以下几种。①其他炎性脱髓鞘:MS、ADEM、假瘤型脱髓鞘等。②系统性疾病:系统性红斑狼疮、白塞综合征、干燥综合征、结节病、系统性血管炎等。③血管性疾病:缺血性视神经病、脊髓硬脊膜动静脉瘘、脊髓血管畸形、亚急性坏死性脊髓病等。④感染性疾病:结核、艾滋病、梅毒、布鲁氏菌感染、热带痉挛性截瘫等。⑤代谢中毒性疾病:中毒性视神经病、亚急性联合变性、肝性脊髓病、Wernick脑病、缺血缺氧性脑病等。⑥遗传性疾病:Leber视神经病、遗传性痉挛性截瘫、肾上腺脑白质营养不良等。⑦肿瘤及副肿瘤相关疾病:脊髓胶质瘤、室管膜瘤、脊髓副肿瘤综合征等。⑧其他:颅底畸形、脊髓压迫症等。不支持NMOSD的表现见表1-3。

表 1-3　不支持 NMOSD 的表现

临床特征和实验室结果	(1)进展性临床病程(神经系统症候恶化与发作无关,提示 MS 可能)。 (2)不典型发作时间的低限:发作时间<4 h(提示脊髓缺血或梗死)。 (3)发病后持续恶化超过 4 周(提示结节病或肿瘤可能)。 (4)部分性横贯性脊髓炎,病变较短(提示 MS 可能)。 (5)CSF 寡克隆区带阳性(不除外 MS)。
与 NMOSD 表现相似的疾患	(1)神经结节病:通过临床、影像和实验室检查诊断(纵隔腺病、发热、夜间出汗、血清血管紧张素转换酶或白细胞介素-2 受体增高)。 (2)恶性肿瘤:通过临床、影像和实验室检查排除淋巴瘤和副肿瘤综合征[脑衰蛋白(collapsing)反应性调节蛋白-5 相关的视神经病和脊髓病或抗 Ma 相关的间脑综合征]。 (3)慢性感染:通过临床、影像和实验室检查除外艾滋病、梅毒等常规影像表现。
脑	(1)影像特征(MRI T_2 加权像)提示 MS 病变:侧脑室表面垂直(Dawson 指);颞叶下部病变与侧脑室相连;近皮质病变累及皮质下 U-纤维。 (2)影像特征不支持 NMOSD 和 MS:病变持续性强化(>3 个月)。
脊髓	支持 MS 的 MRI 表现:脊髓矢状位 T_2 加权像病变<3 个椎体节段;横轴位像病变主要位于脊髓周边白质(>70%);T_2 加权像示脊髓弥散性、不清晰的信号改变(可见于 MS 陈旧性病变或进展型 MS)。

注:NMOSD 为视神经脊髓炎谱系疾病;MS 为多发性硬化;CSF 为脑脊液。

(五)治疗

NMOSD 的治疗分为急性期治疗、序贯治疗(免疫抑制治疗)、对症治疗和康复治疗等。急性期主要治疗药物及用法如下。

1. 糖皮质激素

(1)治疗原则:大剂量冲击,缓慢阶梯减量,小剂量长期维持。

(2)推荐方法:甲泼尼松龙 1 g 静脉滴注,1 次/d,共 3 d;500 mg 静脉滴注,1 次/d,共 3 d;240 mg 静脉滴注,1 次/d,共 3 d;120 mg 静脉滴注,1 次/d,共 3 d;泼尼松 60 mg 口服,1 次/d,共 7 d;50 mg 口服,1 次/d,共 7 d;顺序递减至中等剂量 30～40 mg/d 时,依据序贯治疗免疫抑制剂作用时效快慢与之相衔接,逐步放缓减量速度,如每 2 周递减 5 mg,至 10～15 mg 口服,1 次/d,长期维持。

2. 血浆置换　部分重症 NMOSD 患者尤其是 ON 或老年患者对大剂量甲基泼尼松龙冲击疗法反应差,用血浆置换(plasma exchange,PE)治疗可能有效,对 AQP4-IgG 阳性或抗体阴性 NMOSD 患者均有一定疗效,特别是早期应用。建议置换 5～7 次,每次用血浆 1～2 L。

3. 静脉注射大剂量免疫球蛋白　对大剂量甲基泼尼松龙冲击疗法反应差的患者,可选用静脉注射大剂量免疫球蛋白(intravenous immunoglobulin,IVIg)治疗。免疫球蛋白用量为 0.4 g/(kg·d),静脉滴注,连续 5 d 为 1 个疗程。

4.激素联合免疫抑制剂 在激素冲击治疗收效不佳时,因经济情况不能行 IVIg 或 PE 治疗者,可以联用环磷酰胺治疗。

5.序贯治疗(免疫抑制治疗)治疗目的 为预防复发,减少神经功能障碍累积。一线药物包括硫唑嘌呤、吗替麦考酚酯、甲氨蝶呤、利妥昔单抗等。二线药物包括环磷酰胺、他克莫司、米托蒽醌,定期 IVIg 也可用于 NMOSD 预防治疗,特别适用于不宜应用免疫抑制剂者,如儿童及妊娠期患者。

(六)体会

2015 年新的国际诊断标准最大的亮点是定义了 NMOSD 的核心临床表现(包括视神经炎、脊髓炎、最后区综合征、急性脑干综合征、急性间脑临床综合征和症状性大脑综合征)及其相应的 MRI 影像学特点,并分别给出 AQP4-IgG 阳性和 AQP4-IgG 阴性 NMOSD 的诊断依据。在诊断 NMOSD 时必须排除其他可能的疾病,然后对 AQP4-IgG 阳性患者的诊断要求至少满足 1 个 NMOSD 核心临床表现;对于 AQP4-IgG 阴性或未进行检测的患者,诊断条件要求更为严格,必须具备至少 2 个核心临床表现,而且其中之一必须是视神经炎、脊髓炎和最后区综合征 3 个特异性最高的核心临床表现之一。但新诊断标准也有不足之处,即使应用国际 NMO 诊断小组推荐的最佳检测方法,即以细胞为基础的检测方法进行检测,仍有 12% ~ 30% 的 NMO 患者血清 APQ4-IgG 阴性,如对 AQP4-IgG 阴性的复发性 LETM 或复发性视神经炎,即使排除其他疾病可能,仍不能诊断为 NMOSD,这样可能导致该类病例的漏诊,探索 AQP4-IgG 阴性患者新的检测方法,提高该类患者的阳性率,将会更进一步揭示 NMOSD 的"庐山真面目"。

第二节 脑干脑炎

📋 临床资料

患者,女性,51 岁,农民,高中文化。主诉"间断发热、头痛 1 个月余,加重 5 d"于 2017 年 12 月 5 日入院。入院 1 个月余前无明显诱因出现发热,体温 37.6 ℃,全身乏力,伴头痛,具体部位、程度不详,未在意及就诊。5 d 前(2017 年 11 月 30 日)无明显诱因突然出现头痛,以左侧面部及眶额部为重,呈持续性跳痛,阵发性加重,头痛前无视物不清及闪光、暗点等先兆,伴头晕、步态不稳,头晕与体位变化无关,伴恶心,无发热、呕吐,无视物模糊、视物旋转及视物成双,无肢体麻木、无力等,4 d 前(2017 年 12 月 1 日)就诊于信阳市某医院,给予"抗感染"等治疗,头痛、头晕持续性加重,伴恶心、呕吐,行颅脑

MRI 提示脑干异常信号,为求进一步诊治来我院,急诊以"头痛原因待查"收入院。患者发病以来,神志清,精神差,饮食、睡眠不佳,大小便正常,体重无明显减轻。

入院查体:T 36.5 ℃,P 76 次/min,R 18 次/min,BP 120/90 mmHg。疼痛评分:头部,3 分。意识清楚,精神差,言语流利,近记忆力减退。双侧额纹对称,双侧瞳孔等大等圆,直径约 2.5 mm,对光反射灵敏,双侧眼球向各方向运动充分,无眼球震颤。双侧鼻唇沟对称,示齿口角无偏斜,伸舌居中。双侧咽反射灵敏,30 mL 洼田饮水试验阴性。右侧肌力 5-级,四肢肌张力正常,双下肢腱反射(+),左侧巴宾斯基征可疑阳性,右侧查多克征阳性。深浅感觉系未见异常。指鼻试验、跟膝胫试验稳准,双侧轮替运动灵活。龙贝格征闭目不稳。颈软,克尼格征、布鲁津斯基征阴性。

辅助检查:尿常规示红细胞 293×10⁶/L。血常规:淋巴细胞比率 18.1%,中性粒细胞比率 76.7%。CRP、ESR、D-二聚体、血脂、血糖、肝肾功能、肌钙蛋白、粪便常规未见明显异常。肿瘤标志物、副肿瘤综合征相关抗体均正常。腰椎穿刺脑脊液测压力 160 mmH₂O,脑脊液生化三项示:脑脊液蛋白定量 55.17 mg/dL,氯化物 116.7 mmol/L。腺苷脱苷酶 3.03 U/L。脑脊液细胞数:0.057×10⁹/L。脑脊液自身免疫性脑炎相关抗体阴性、病毒性脑炎相关抗体、AQP4 抗体、MOG 抗体、寡克隆区带均阴性。肌电图:四肢肌电图及 SEP、BAEP、VEP 均正常。头颅 MRI 平扫+增强+MRA+CEMRA(图 1-18):延髓、脑桥被盖、左侧桥臂异常信号,增强可见部分强化,血管未见明显异常。MRS 提示急性脱髓鞘改变。颈髓+胸髓 MRI(图 1-19):未见明显异常。

临床诊断:脑干脑炎。

治疗经过:入院后给予抗病毒、激素冲击(甲基强的松龙 1 000 mg×5 d,500 mg×3 d,250 mg×3 d,125 mg×3 d 后改口服泼尼松片 60 mg 逐渐减量)、营养神经等对症支持治疗,患者头晕头痛逐渐减轻,后完全缓解出院。复查头颅 MRI(2017 年 12 月 19 日,图 1-20)与前片对比:延髓、脑桥被盖、左侧桥臂病变消失。出院查体:意识清楚,精神可,言语流利,近记忆力减退。脑神经查体无异常。右侧肌力 5-级,四肢肌张力正常,双下肢腱反射(+),左侧巴宾斯基征可疑阳性,右侧查多克征阳性。双侧霍夫曼征(+),双侧掌颌反射(+)。深浅感觉系未见异常。指鼻试验、跟膝胫试验稳准,右侧轮替稍笨拙。脑膜刺激征阴性。1 年后(2018 年 9 月 4 日)再次复查头颅 MRI+颈髓+胸髓 MRI:提示脑干及颈髓、胸髓均未见异常信号。

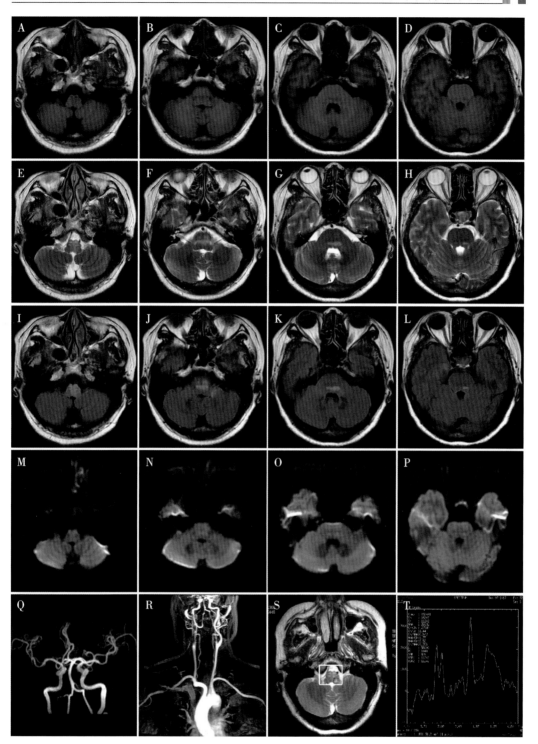

A～D. MRI T₁ 延髓、脑桥、左侧桥臂可见片状略高信号影；E～H. MRI T₂ 呈略高信号影；I～L. MRI FLAIR 呈略高信号；M～P. MRI DWI 呈略高信号；Q、R. 头颅 MRA+CEMRA 示颅颈血管未见明显异常；S、T. MRS 示延髓及左侧病变，病变区见宽大脂质(Lip)峰，NAA 峰、Cho 及 Cr 峰未见明显异常。

图 1-18　头颅 MRI 平扫+增强+MRA+CEMRA

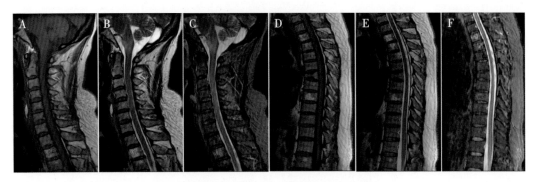

A~C.颈髓未见异常信号;D~F.胸髓未见异常信号。

图 1-19 颈髓+胸髓 MRI

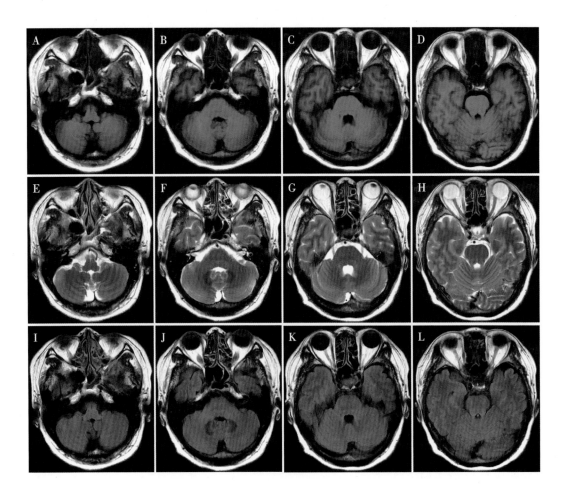

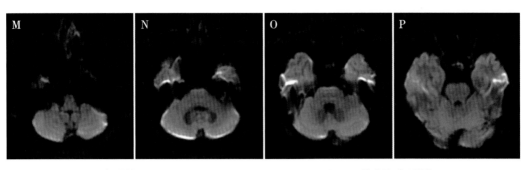

延髓、脑桥 T_1（A～D）、T_2（E～H）、FLAIR（I～L）、DWI（M～P）均未见明显异常。

图 1-20　治疗后复查头颅 MRI

🔍 讨论及文献综述

患者双侧锥体束征阳性,提示双侧锥体束受累,龙贝格征闭目不稳,提示小脑及其联络纤维受累,故定位小脑、脑干。患者中年女性,亚急性起病,进行性加重,以发热、左眶额部头痛、头晕、步态不稳为主要临床表现。头颅 MRI 提示脑桥、延髓异常病变,颈、胸髓 MRI 未见异常病变,自免脑抗体、病毒性脑炎抗体、AQP4 抗体、MOG 抗体、寡克隆区带均正常。影像学相对较重,但患者症状相对较轻,病变局限在脑干,临床诊断为脑干脑炎。

脑干脑炎是指病变局限于脑干的一种特殊类型脑炎,非特异性炎症,临床较为罕见,诊断较为困难。目前病因及发病机制尚未明确,但多数认为与病毒感染或炎性脱髓鞘有关。该病前驱症状包括呼吸道或胃肠道症状,常见的临床表现包括共济失调、眼部功能障碍、延髓功能障碍、肢体无力等,病情来势凶猛,但预后良好。脑干脑炎多见于青年人,亦在老年人中零星出现。

目前脑干脑炎的确切发病机制尚不十分清楚,大体分为如下几种机制。①感染机制:可引起脑干脑炎的常见病毒有单纯疱疹病毒、肠道病毒 71 型等。但对于疑诊为病毒性脑干脑炎的患者明确其病原学诊断则较为困难。多数脑脊液病毒抗体均阴性,且多数患者脑脊液压力、生化和细胞学检测正常或仅表现为轻度升高,符合颅内病毒性感染脑脊液的特点。个别患者在病程中出现发热、头痛、幻觉及精神行为异常等表现,这也符合单纯疱疹病毒常侵犯脑膜、额颞叶等部位的临床特点,与多发性硬化、视神经脊髓炎等中枢神经系统脱髓鞘病表现明显不同。除病毒感染外,其他常见的感染原因还有李斯特菌感染,应引起重视。②自身免疫机制:关于脑干脑炎的自身免疫机制,国内外常见神经白塞病的病例报道。同时存在其他相关抗体报道,一些研究者在脑干脑炎患者中发现 GQ1b 抗体阳性,还检测到 GM1、GD1a 及抗 Gal-NAC-GDla IgG 等抗体阳性。上述情况均提示自身免疫机制在脑干脑炎发生和发展过程中的作用。同时还发现脑脊液出现蛋白-细胞分离现象,提示为神经根免疫损伤致脱髓鞘可能,亦支持脑干脑炎自身免疫机制学说。也有学者认为脑干脑炎的发病机制与分子模拟、交叉免疫、抗 GQ1b 抗体等有关,并提出了"GQ1b 抗体综合征"的概念。③副肿瘤机制:关于脑干脑炎的副肿瘤机制,国内外可见相关病例报道。

脑干脑炎缺乏特异性的症状及体征。步态不稳、肢体无力为患者最常见的临床症状,相对特异症状为呃逆及延髓性麻痹。尤其需要指出的是肢体无力可以表现单侧肢体无力、双下肢无力及四肢无力,但无力症状相对较轻,本例患者无力症状较轻与此病特点相符合,上述症状特点考虑与脑干脑炎病变特点相关,这一点与脑干肿瘤及脑干梗死常导致偏瘫或四肢瘫的临床特点不同。在临床体征方面,常见体征依次为延髓性麻痹、面瘫、眼外肌麻痹、锥体束征、肢体无力、共济失调、三叉神经病变、眼球震颤等。脑脊液检查多数符合病毒性脑炎常见脑脊液特点。但也可表现出蛋白-细胞分离特点,考虑与脑干脑炎多病因导致相关。我们发现部分脑干脑炎患者在发病第 1 周常出现影像学检查假阴性的情况,这为脑干脑炎的诊断带来一定的困难,但发病第 2 周检查阳性率就可升高至 90% 以上。所以对于临床高度怀疑脑干脑炎的患者,定期复查头颅 MRI 检查可以提高诊断阳性率。脑桥为脑干脑炎最常见的受累部位,延髓次之,其次为中脑,丘脑最少见。脑干脑炎 MRI 呈炎性斑片状异常信号及增强扫描出现不规则点状强化。

目前有关脑干脑炎的确切诊断标准尚未统一,以下几点有助于脑干脑炎临床诊断。①存在前驱感染病史,如上呼吸道感染或急性胃肠炎。②青壮年居多,男性发病高于女性。③急性或亚急性起病。④多组脑神经受累,常见动眼神经、外展神经、面神经及三叉神经等受累,可出现锥体束征等脑干受累体征;同时可因脑干呼吸中枢受累,出现呼吸节律异常,尤其是可以出现夜间呼吸障碍,严重时需依赖呼吸机辅助通气治疗。⑤脑脊液常缺乏特征性改变,颅内压常正常或稍高。⑥头颅 MRI 检查有助于脑干脑炎的诊断,表现为稍长 T_1、长 T_2 信号,FLAIR 高信号,头颅 MRI 检查有助于脑干脑炎与脑干梗死、脑干肿瘤等的鉴别。⑦糖皮质激素、抗病毒药物、免疫球蛋白治疗有效,呈单向病程,预后良好。

需要与以下疾病鉴别:①脑干梗死。患者急性起病,之前无感染症状,脑干病变临床表现多样,可缺乏典型症状体征,是误诊的常见原因。如无头颅 MRI 检查,在基层医院很有可能误诊。②多发性硬化。病程有缓解复发的特点,有痛性痉挛、核间性眼肌麻痹及眼震表现,病灶累及范围广,CSF 寡克隆区带阳性,MRI T_1 强化病灶和 T_2 高信号改变都有助于进一步支持诊断。③Bickerstaff 脑干脑炎,是一组以急性起病的眼肌麻痹、共济失调、意识障碍、腱反射亢进或病理反射为特征的临床综合征。急性期头颅 MRI 及脑电图、脑脊液可无异常,故无自身免疫抗体检测很容易误诊。④Fisher 综合征亦可有眼肌麻痹、共济失调、四肢肌力减弱等症状。且头颅 MRI 无异常,早期 CSF 无蛋白细胞分离现象,故易误诊。

糖皮质激素作为脑干脑炎的常规治疗临床已广泛应用,糖皮质激素有助于脑干脑炎的预后改善,对于有发热背景的患者推荐联合应用阿昔洛韦抗病毒治疗。

综上所述,脑干脑炎病因尚不明确,临床医师应加强对脑干脑炎的认识,因脑干脑炎需要与视神经脊髓炎谱系疾病、多发性硬化、急性播散性脑脊髓炎、脑干梗死等鉴别,诊断需结合临床表现、发病特点及相关医技检查结果综合分析,动态头颅 MRI 检查可帮助诊断,给予糖皮质激素、丙种球蛋白及抗病毒药物治疗有效,大多预后良好。

第三节 肾移植术后合并急性出血性白质脑炎

 临床资料

患者,男性,小学学生,13 岁 7 个月,主诉“发现肾功能异常 6 年余,肾脏替代治疗 1 年余”于 2016 年 12 月 9 日收住我院肾移植科。诊断为慢性肾衰竭(血肌酐 1 200 mmol/L),长期应用血液透析治疗。于 2017 年 2 月 20 日在全身麻醉下行“同种异体肾移植术”,术中血压波动在 120/70 mmHg 左右,手术顺利,术后患者意识清楚,根据尿量补液、抗排斥反应(他克莫司胶囊、吗替麦考酚酯胶囊、泼尼松片、别嘌醇缓释胶囊)等对症治疗后,患者一般情况可,肾功能较前明显恢复,出入量基本正常。

术后第 5 天患者出现发热,无咳嗽、咳痰,无尿痛、尿急等。血细胞分析:白细胞计数为 $12.22 \times 10^9/L$,中性粒细胞百分比 92.3%。尿液分析:潜血 3+。胸部 CT 提示:双下肺炎性改变。给予头孢哌酮舒巴坦注射液 1.5 g 每 8 h 1 次抗感染治疗,术后第 6 天(2017 年 2 月 26 日)20 点 55 分患者无明显诱因突然出现四肢抽搐,表现为意识丧失,双眼上翻,口唇发绀,口吐白沫,双上肢屈曲,双下肢强直,考虑癫痫发作,立即给予地西泮注射液静脉注射等药物治疗,效果差,因四肢抽搐及意识丧失持续不缓解,考虑“癫痫持续状态,全面强直阵挛发作”,转入神经内科重症监护病房(NICU)进一步治疗。术后第 7 天患者四肢抽搐较前明显好转,但意识障碍加重,处于浅昏迷状态。行头颅 MRI+MRA 示:T_2 序列大脑半球额叶、枕叶、顶叶皮质和皮质下区可见片状长 T_2 异常信号;FLAIR 序列大脑半球额叶、枕叶、顶叶皮质和皮质下可见片状异常高信号影;MRA 未见明显异常。颈部 MRI:颈椎可见扁平颅底,齿状突向上移位压迫颈髓下段和颈髓,枕骨大孔狭窄,颈髓内可见斑点状长 T_2 异常信号。胸部 MRI 脊髓未见明显异常(图 1-21)。

既往史:7 年前在北京某医院诊断为“生长发育迟缓”。有寰枢关节脱位病史 6 年。

辅助检查:NICU 查体示浅昏迷,双侧瞳孔等大等圆,直径约 4.0 mm,对光反射灵敏,双侧鼻唇沟对称,双侧口角对称,左侧巴宾斯基征、查多克征(+)。颈稍强,颏胸 4 横指。两肺呼吸音粗,双下肺可闻及湿啰音。余检查无异常。脑脊液压力 280 mmH₂O,脑脊液检查:细胞数 $289 \times 10^6/L$,单个核细胞绝对值 $20 \times 10^6/L$,蛋白定量 168.43 mg/dL,结核细菌涂片、细菌培养、抗酸染色、单纯疱疹病毒 I 型抗体(IgM、IgG)、EB 病毒抗体(IgM、IgG)、巨细胞病毒抗体(IgM、IgG)、风疹病毒抗体(IgM、IgG)、柯萨奇病毒抗体(IgM、IgG)、弓形虫抗体(IgM、IgG)、髓鞘碱性蛋白呈阳性、脑脊液白蛋白、血清蛋白、免疫球蛋白、IgG 指数、24 h IgG 定量、水通道蛋白 4 抗体（AQP4）、抗谷氨酸受体（NMDA 型）抗体 IgG、抗谷氨酸受体（AMPA1 型）抗体 IgG、抗谷氨酸受体（AMPA2 型）抗体 IgG、抗富亮氨酸胶质瘤失活蛋白 1 抗 IgG、抗接触蛋白关联蛋白 2 抗体 IgG、抗 GABAB 受体抗体 IgG 均正常。高敏 C 反应蛋白 11.3 mg/L，红细胞沉降率 17.8 mm/h，降钙素原 0.446 ng/mL。尿素 19.32 mmol/L，肌酐 87 μmol/L。肾脏及血管超声：移植肾结构及动脉血流未见明显异常。脑电图：弥漫性慢活动。

综合病史及以上检查结果，诊断考虑急性播散性脑脊髓炎（acute disseminated encephalomyelitis，ADEM）可能大，给予抗感染＋抗病毒＋大剂量甲泼尼龙琥珀酸钠（300 mg/d）及抗癫痫、脱水降颅压等对症治疗，经过上述治疗（术后第 9 天）患者四肢抽搐未再发作，但昏迷程度逐渐加重，双侧瞳孔等大等圆，直径为 4 mm，对光反射迟钝，四肢肌力 0 级，肌张力低下，腱反射未引出，双侧病理征未引出。复查头颅 MRI 提示（图 1-22）：大脑半球额叶、枕叶、顶叶皮质和皮质下区、半卵圆中心脑白质可见片状、脑回状长 T_1 长 T_2 异常信号影，FLAIR 序列呈高信号影，DWI 皮质病灶呈高信号，皮质区病灶内可见短 T_2、短 T_1 信号团块状、结节状影，且病灶较前增大，考虑急性出血性白质脑炎（AHLE），给予静脉滴注免疫球蛋白（14 g/d）。复查腰椎穿刺提示：微红色脑脊液，压力大于 300 mmH$_2$O，白细胞数 25×10^6/L，红细胞数 12×10^6/L，单个核细胞绝对值 15×10^6/L，蛋白定量 162.85 mg/dL，糖 4.96 mmol/L，氯化物 132.6 mmol/L，余同前无变化。术后第 10 天 20 点 40 分突然出现深度昏迷，双侧瞳孔散大，对光反射消失，自主呼吸消失，血压持续下降、心搏骤停，宣布临床死亡。

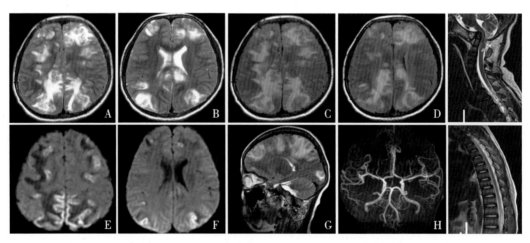

A、B. MRI T_2 示大脑半球额叶、枕叶、顶叶皮质和皮质下区可见片状长 T_2 异常信号；C、D. MRI FLAIR 示大脑半球额叶、枕叶、顶叶皮质和皮质下可见片状异常高信号影；E、F. MRI DWI 示双侧大脑皮质可见稍高信号影；G. MRI T_2 示矢状位大脑半球额叶、枕叶、顶叶皮质和皮质下区、半卵圆中心脑白质可见片状长 T_2 异常信号影；H. MRA 未见明显异常。I. 颈部 T_2 序列颈椎可见扁平颅底，齿状突向上移位压迫颈髓下段和颈髓，枕骨大孔狭窄，颈髓内可见斑点状长 T_2 异常信号；J. 胸部 T_2 序列脊髓未见明显异常。

图 1-21　头颅 MRI+MRA

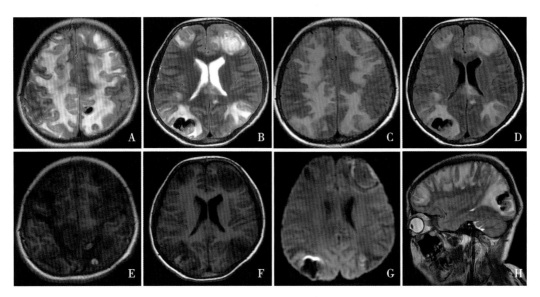

A、B. T$_2$ 示大脑半球额叶、枕叶、顶叶皮质和皮质下区可见大片状长 T$_2$ 信号,皮质区病灶内可见短 T$_2$ 团块状、结节状影;C、D. FLAIR 示大脑半球额叶、枕叶、顶叶皮质和皮质下区呈稍高信号影,皮质区病灶内可见混杂团块状、结节状影;E、F. T$_1$ 示大脑半球额叶、枕叶、顶叶皮质和皮质下区、半卵圆中心脑白质可见片状、脑回状长 T$_1$ 异常信号影,皮质区病灶内可见长短 T$_1$ 信号团块状、结节状影;G. DWI 示皮质病灶呈高信号,皮质区病灶内可见团块状、结节状低信号影;H. T$_2$ 矢状位示大脑半球额叶、枕叶、顶叶皮质和皮质下区可见长 T$_2$ 信号,其中可见短 T$_2$ 团块状、结节状影,且病灶较前加重。

图 1-22　复查头颅 MRI

 讨论及文献综述

急性出血性白质脑炎(AHLE)是一种罕见的快速进展性急性炎症白质脱髓鞘性疾病,是感染或疫苗接种后针对 CNS 髓鞘的自身免疫性疾病,是 ADEM 的严重暴发型。该病的病因目前尚不明确,有研究认为可能是病毒或细菌感染后诱发机体本身诱导过度的免疫反应进而导致脑白质脱髓鞘。典型的 ADEM 是一种延缓的过敏反应,而 AHLE 可能是由自身抗原释放到体循环中与自身抗体反应所形成的免疫复合物引起的。AHLE 是一种非常严重的 CNS 免疫反应,但其具体的发病机制仍不清楚。目前关于器官移植术后合并 ADEM 的个案报道非常罕见,而且大部分患者病因及发病机制不清。Lindzen 等报道了 1 例肝脏移植术后合并 ADEM 患者,指出器官移植术后积极使用免疫抑制剂后抑制了机体的免疫反应,在任何一种病毒或细菌感染后可使抗髓鞘碱性蛋白诱发异常的 T 细胞反应,进而诱发出现急性炎症白质脱髓鞘性疾病。本例患者肾移植术后一直使用免疫抑制剂抗排斥反应,考虑其可能为发病诱因。

AHLE 主要见于成人,尤其是青壮年,一般男性多于女性,可严重影响患者的生命健康及生活质量。AHLE 患者发病前通常有上呼吸道感染史。前驱病症持续 1～14 d 后出现神经系统症状,表现为发热、头痛、颈项强直等脑膜刺激征,很快出现脑部症状、癫痫、四肢瘫痪等局灶性神经系统症状,病情快速恶化,出现精神错乱、烦躁不安或昏迷,部分可出现频繁的部分性或全身性抽搐发作。本例患者术后出现呼吸道感染,并迅速出现频繁的全身性抽搐发作,病情急剧恶化,给予对症治疗后,昏迷程度未见好转,最后死亡。

AHLE 患者的外周血白细胞常常增高,以中性粒细胞为主。脑脊液检查提示颅内压升高,中性粒细胞增高,糖和氯化物正常,髓鞘碱性蛋白可阳性。脑电图为弥漫性慢活动。早期头颅 MRI 的 T_2WI 和 FLAIR 像对该病较敏感。T_1WI 可见单侧或双侧后额部、顶叶或颞叶白质的多灶性低密度灶,部分病灶可融合成片。T_2WI 表现为双侧多灶性白质高信号。有报道指出广泛高信号的脑白质水肿内可见多发的斑点状低信号,提示不同阶段的出血。该影像学发现提示了该病的组织学特点。由此可见,该病的影像学虽然有显著改变但无特异性的表现,从头颅 MRI 影像学和临床表现上很难区分 ADEM 与 AHLE,确诊还是需要脑组织病理活检。AHLE 患者脑组织病理具有以下特点:①大脑白质区域内有大小不等的多灶性出血及多灶性小灶状坏死,常为球状或环状坏死;②血管周围血源性浸润,以淋巴细胞为主,形成袖套;③静脉周围可有小胶质细胞增生和脱髓鞘改变。因此,弥散性坏死灶、血管周围出血是 AHLE 的典型病理特征。根据本例患者发病后头颅 MRI 表现,考虑为 ADEM;但患者病情在 4 d 内迅速进展,复查头颅 MRI 可见大脑皮质区明显的出血灶,符合 AHLE 的影像学表现,遗憾的是家属拒绝行脑组织活检。

AHLE 的病情凶险,死亡率很高,其诊断多依靠尸检的病理报告。目前对其尚无特效治疗,传统支持治疗包括对颅内压的控制、改善脑水肿以及大剂量皮质类固醇冲击、静脉注射免疫球蛋白、环磷酰胺和血浆置换。近年来,采用血浆置换的方法对抗自身免疫反应,取得了较好疗效。但该病预后普遍较差,大多数患者 2~4 d 内死亡,本例患者行积极治疗后也于 4 d 后死亡。

总之,肾移植术后合并 AHLE 在临床中非常罕见,被认为是一种暴发性疾病,在几天内可以迅速发展为昏迷和死亡,但早期诊断和积极治疗对预后至关重要。对于临床上急骤进展的类似病毒性脑炎的症状,MRI 异常表现主要在白质且有出血征象的患者,应想到该病的可能。提高对该病的认识,尽早开展相关治疗,或许能在一定程度上降低该病的病死率。

第四节　同种异体肝移植术后合并抗 CASPR2 抗体相关脑炎

临床资料

患者,男性,33 岁,主诉"肝移植术后意识障碍 3 个月,加重 1 个月"于 2020 年 7 月 15 日入住我院器官移植科。2020 年 3 月 21 日患者无明显诱因出现双下肢无力、行走困难,外院行颈髓、胸髓 MRI 未见明显异常,肝功能:谷丙转氨酶 1 259 U/L,谷草转氨酶 896 U/L,在外院按"肝性脊髓病"治疗效果差,转入我院器官移植科。

既往史:患"慢性乙型肝炎、肝硬化、食管胃底静脉曲张"12 年,先后行"脾栓塞"及"胃镜下食管胃底静脉曲张硬化剂注射术"。1 年前行"经颈静脉肝内门腔静脉分流术"。2020 年 4 月 9 日因"肝衰竭"行"异体肝移植术",手术顺利,术中无血压波动、麻醉异常、严重失血等,术后应用他克莫司胶囊 2 mg 每天 2 次及甲泼尼龙片 50 mg/d 治疗,术后第 2 天肝功能:谷丙转氨酶 147 U/L,谷草转氨酶 86 U/L,白蛋白 33.6 g/L。术后第 3 天出现谵妄,答非所问,给予奥氮平、激素减量(甲泼尼龙片 40 mg/d)对症治疗,患者逐渐出现反应迟钝,言语不清,伴发热,体温最高达 39.3 ℃,给予抗感染治疗效果差。

头颅 CT:未见异常。请神经内科会诊查体:意识模糊,言语不能,表情淡漠,反应迟钝,双上肢肌力 5 级,肌张力正常,双下肢肌力 2 级,肌张力增高,四肢腱反射(−),双侧巴宾斯基征阴性。头颅 MRI(术后第 4 天):未见异常(图 1-23A、B)。

诊断考虑:①颅内感染? ②免疫介导相关性脑炎? ③代谢性脑病? 完善腰椎穿刺检查:颅内压 160 mmH$_2$O;脑脊液蛋白定量 51.55 mg/dL。脑脊液(CSF)常规、生化正常,一般细菌涂片、真菌涂片、隐球菌涂片、结核分枝杆菌涂片均阴性。血清、脑脊液病毒全套、自身免疫性脑炎抗体、寡克隆带均为阴性。血细胞分析:白细胞 14.38×10^9/L,中性粒细胞百分比 82.1% ,C 反应蛋白 32.7 mg/L,红细胞沉降率 41 mm/h。肝功能:谷丙转氨酶 121 U/L,谷草转氨酶 78 U/L,白蛋白 30.8 g/L。风湿免疫全套均阴性。肿瘤标志物未见明显异常。给予抗病毒、激素冲击、免疫抑制剂(他克莫司胶囊 2 mg 每天 2 次鼻饲)治疗。

2020 年 4 月 18 日(术后 9 d)意识障碍较前加重,发热较前无明显变化,伴面部及双上肢不自主肌搐颤。脑电图提示轻度异常。加用静注人免疫球蛋白 20 g,连用 5 d,冲击治疗及抗癫痫对症处理效差。2020 年 4 月 26 日(术后第 17 天)逐渐出现浅昏迷,转 ICU 行气管切开,联合抗感染+抗病毒等治疗。2020 年 4 月 29 日(术后第 20 天)再次静脉注射人免疫球蛋白 20 g 冲击治疗后逐渐好转。2020 年 5 月 5 日(术后第 28 天)查体:意识清楚,轻度烦躁不安,气管切开状态,可见鬼脸动作,双上肢屈曲样不自主运动,双下肢痛刺激可见屈曲动作,四肢肌强直,腱反射(−),双侧巴宾斯基征阴性。头颅 CT(术后第 28 天):双侧皮质下、侧脑室旁低密度影,左侧为主(图 1-23C、D)。2020 年 5 月 10 日(术后第 32 天)出院后转至郑州某医院康复科行高压氧、康复治疗,其间甲泼尼龙片停用,于 2020 年 7 月 11 日患者逐渐出现昏睡,伴发热、呕吐,诊断为"肠梗阻",转入普外科,给予胃肠减压、抗感染、营养支持等治疗,呕吐缓解,但意识障碍逐渐加重。神经内科会诊查体:去皮质状态,左上肢不自主肌搐颤,余肢体肌力 0 级,肌强直,腱反射(−),双侧巴宾斯基征阴性。2020 年 7 月 15 日家属要求转入我院,头颅 MRI(术后第 68 天):DWI 示左侧侧脑室旁高信号,FLAIR 序列示双侧额颞顶叶皮质及皮质下白质弥漫性高信号,左侧为主(图 1-23E ~ H),颈髓+胸髓 MRI:T$_2$ 像示未见异常(图 1-23I ~ J)。腰椎穿刺检查:颅内压 76 mmH$_2$O;脑脊液蛋白定量 42.87 mg/dL,血清、脑脊液病毒全套、寡克隆带、AQP4

均为阴性。血清抗接触蛋白相关蛋白 2（CASPR2）抗体阳性（1∶200）。CSF−抗 CASPR2 抗体阳性（1∶320）。最终诊断：①抗 CASPR2 抗体阳性自身免疫性脑炎；②同种异体肝移植术后。再次给予激素冲击、免疫抑制剂及营养支持等治疗，其间出现发热、肺部感染合并癫痫发作，头颅 CT（术后第 78 天）：示双侧额颞顶叶弥漫性低密度影，以左侧为主（图 1−23K ~ M）。患者于 2020 年 8 月 5 日逐渐意识清楚，左上肢不自主肌搐颤明显缓解，左侧肢体肌力约 4 级，右侧肢体肌力 2 级，四肢肌张力增高，右侧为著，腱反射（−），双侧巴宾斯基征阳性。头颅 MRI（术后第 89 天）：DWI 示左侧侧脑室旁略高信号影，FLAIR 示双侧额颞顶叶皮质及皮质下白质弥漫性高信号较前明显好转（图 1−23N ~ Q）。患者转康复医学科进一步康复治疗，并给予甲泼尼龙片 60 mg/d、他克莫司胶囊 3 mg 每天 2 次鼻饲等支持、对症治疗。

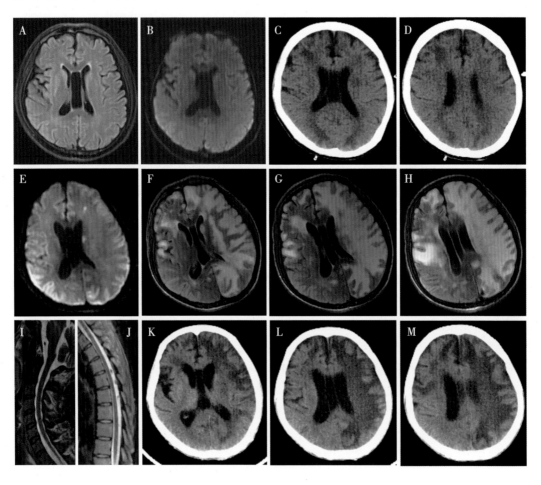

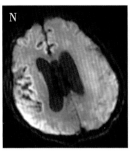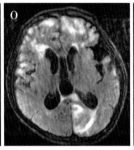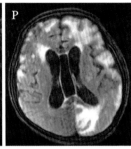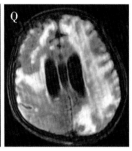

A ~ B.头颅 MRI(术后第 4 天)未见异常;C ~ D.头颅 CT(术后第 28 天)示双侧皮质下、侧脑室旁低密度影,左侧为主;E ~ H.头颅 MRI(术后第 68 天)DWI 示左侧侧脑室旁高信号,FLAIR 序列示双侧额颞顶叶皮质及皮质下白质弥漫性高信号,左侧为主;I ~ J.颈髓+胸髓 T_2 像示未见异常;K ~ M.头颅 CT(术后第 78 天)示双侧额颞顶叶弥漫性低密度影,以左侧为主;N ~ Q.头颅 MRI(术后第 89 天)DWI 示左侧侧脑室旁略高信号影,FLAIR 示双侧额颞顶叶皮质及皮质下白质弥漫性高信号较前明显好转。

图 1-23 CT+MRI

 ## 讨论及文献综述

　　患者为青年男性,急性起病,为肝衰竭并同种异体肝移植术后,存在自身免疫功能障碍,术后出现意识障碍、精神行为异常、认知功能障碍,逐渐出现肌搐颤、肌强直等周围神经过度兴奋表现,发病初期因临床表现不典型、影像学正常、抗 CASPR2 抗体阴性,早期诊断困难导致激素及免疫抑制剂应用不规范,病情进一步发展出现严重意识障碍、影像学提示大脑皮质及皮质下弥漫性损害,考虑自身免疫性脑炎可能大,再次进行了脑脊液和血液相关抗体检测提示抗 CASPR2 抗体阳性,最终诊断为抗 CASPR2 抗体相关脑炎。

　　肝移植是治疗晚期肝病的最佳方法之一,但肝移植术后神经系统并发症发生率为 9% ~ 42%,术后神经系统并发症常见的有脑血管疾病、中枢系统感染、渗透性脱髓鞘综合征、可逆性后部脑病综合征等。抗 CASPR2 抗体相关脑炎主要表现为自身免疫性脑炎/边缘性脑炎和 Morvan 综合征,后者是一种罕见的疾病,包括自主神经损害、周围神经过度兴奋和中枢神经系统损害。但肝移植术后合并抗 CASPR2 抗体相关脑炎的病例尚未见报道。

　　自身免疫性脑炎(autoimmune encephalitis,AE)是由于免疫介导的针对神经元内以及细胞表面抗原继而导致的各种临床症状。电压门控钾离子通道(voltage - gated potassium channel,VGKC)复合物的抗体根据其抗原靶点分为 3 类:富含亮氨酸的神经胶质瘤灭活蛋白 1(leucine-rich glioma-inactivated 1,LGI1),抗 CASPR2 抗体或两者都不存在。CASPR2 是一种神经元细胞黏附分子,由染色体 7q35 上的 CASPR2 基因编码,在中枢和外周神经系统轴突上均有表达,中枢神经系统主要表达于丘脑背侧、尾状核、壳核、杏仁核边缘系统和小脑颗粒层神经元的轴突。CASPR2 抗体亚型为 IgG4,通过针对 CASPR2 的细胞外结构域,其 n 端盘状蛋白和层粘连蛋白 γ1 结构域为主要靶位点,导致钾离子通道的分布,从而导致传导和(或)复极化异常。

抗 CASPR2 抗体相关脑炎主要核心症状包括认知障碍、癫痫、共济失调、周围神经损害、自主神经功能障碍、神经性疼痛、体重减轻等。19% 患者合并肿瘤病史,常见肿瘤有胸腺瘤、肺腺癌、乙状结肠癌;少数患者可合并重症肌无力。近年来也有文献报道慢性炎症性脱髓鞘多发性神经病、吉兰-巴雷综合征、多发性硬化、运动神经元病等患者中也可见到 CASPR2 抗体阳性。抗 CASPR2 抗体相关脑炎病情发展和病程通常慢于其他抗体自身免疫性脑炎。

目前认为血清学 CASPR2 抗体滴度>1∶200 具有诊断意义;CSF 检测的敏感性低于血清检测,而高龄是血清 CASPR2-IgG 阳性患者中枢神经系统受累的预测指标。血清 CASPR2 抗体阳性患者脑脊液检测结果中约有 78% 患者可表现为正常,部分患者可表现为细胞计数增高及蛋白增高。CASPR2 抗体滴度变化与临床表现不呈比例,抗体滴度可在临床恢复期再次上升,或者抗体滴度下降晚于临床高峰期。其典型影像学表现为颞叶内侧在 T_2 序列上为高信号,海马萎缩,后期亦可出现内侧颞叶或海马硬化。FDG-PET 常表现为颞叶代谢减退,也可表现为额叶代谢减退、颞叶高代谢或者正常。

临床上常用治疗方法包括大剂量皮质类固醇、静脉注射免疫球蛋白或血浆交换,其中,糖皮质激素是 CASPR2-IgG 阳性患者最有效的治疗方法之一。同时,对于类固醇和免疫球蛋白等一线免疫疗法有耐药性或不耐受的患者,亦可以给予利妥昔单抗治疗。对不同类型抗 CASPR2 抗体相关脑炎患者激素减量应个体化,激素减量过快病情容易复发。该患者治疗过程中,尽管肝移植后给予他克莫司免疫抑制剂治疗,仍出现了抗 CASPR2 抗体相关脑炎,我们猜想因他克莫司预防实体器官移植后自身免疫是通过减少 T 细胞活化来发挥作用,而抗 CASPR2 受体脑炎的发病机制主要是 IgG4 通过抑制蛋白相互作用所致。

我们认为对症状表现为急性或亚急性起病的认知功能障碍、精神行为异常、癫痫发作的患者,临床在排除颅内感染后,高度怀疑自身免疫性脑炎时,应尽早反复送检脑脊液和血清检查自身免疫性脑炎相关抗体,以提高抗体阳性率,因为早期诊断和治疗是改善抗 CASPR2 抗体相关脑炎预后的主要因素。

第五节　Rhupus 综合征并发白质脑病

 临床资料

患者,女性,62 岁,农民,小学文化,主诉"记忆力下降 10 d"于 2018 年 1 月 10 日入院。患者 10 d 前无明显诱因出现记忆力减退,主要表现为将日常所做的事情和常用的物品遗忘,不知道家人名字,伴计算力减退,日常生活需要照理,无大小便障碍,为求进一步诊治入院。既往史:10 年前患"类风湿关节炎",间断服用中药及非甾体类药物治疗,近期双手僵硬、疼痛较前加重。否认家族性类似疾病史。

入院查体:BP 130/70 mmHg,神志清楚,近记忆力、远记忆力、计算力(100-7=?)、定向力、理解力均减退,双侧瞳孔等大等圆,眼底正常,眼球运动充分,无眼震,双侧鼻唇沟对称,伸舌居中,咽反射存在,四肢肌张力正常,四肢肌力 5 级,四肢腱反射对称存在,双侧巴宾斯基征阳性。深浅感觉无异常。指鼻试验、跟膝胫试验稳准,龙贝格征稳准。脑膜刺激征阴性。双手腕、掌指关节、近端指间关节、踝关节、足趾关节肿痛、畸形。前臂、肘突、跟腱可见类风湿结节。心肺听诊未见明显异常。MMSE 14 分;MOCA 10 分;CDR 0.5 分;ADI 21 分。

辅助检查:血细胞分析:RBC $3.09×10^{12}$/L,HB 98 g/L,PLT $85×10^9$/L。ESR 87 mm/h。CRP 7 mg/L。RF 98 IU/mL。SLO 380 IU/mL。dsDNA 130.30 IU/mL。ANA 1:80。抗CCP 200.02 IU/mL。抗 ENA 抗体谱:SSA、抗着丝点抗体、核小体、Ro-52 阳性。APF、AKA、AFA 均阴性。BNP 1 126.3 pg/mL。肝功能:白蛋白 32 g/L。余常规、生化未见明显异常。ACTH、血清皮质醇(零点、早 8 点、下午 4 点)、醛固酮、尿 17-羟类固醇、促肾上腺皮质激素、血清铜、铜蓝蛋白均正常。脑脊液压力 120 mmH$_2$O、CSF 生化:LFW 116 mmol/L,PRO 115.05 mg/dL,ADA 0.3 U/L。CSF 常规、结核分枝杆菌涂片、细菌培养、抗酸染色、髓鞘碱性蛋白、白蛋白、血清蛋白、免疫球蛋白、IgG 指数、24 h IgG 定量。血寡克隆区带阴性。脑电图:未见明显异常。心电图:窦性心律,正常心电图。胸部 CT:少量胸腔积液。双手 X 射线片提示双手指关节及腕部对称性畸形。心脏超声:少量心包积液。腹部超声:未见明显异常。颈部血管超声:未见明显异常。头颅 MRI T$_2$/FLAIR 示脑桥、间脑、双侧基底节区及侧脑室旁可见异常信号影;MRA 未见异常;头颅 MRI 增强未见异常强化(图 1-24)。

临床诊断:Rhupus 综合征并发白质脑病。

治疗经过:入院后给予甲泼尼松龙 1 g 冲击、非甾体抗炎药抗炎、安理申改善认知及营养神经等治疗,症状较前稍好转(图 1-25);1 个月后复查头颅 MRI 示脑桥、间脑、双侧基底节区及侧脑室旁异常信号影较前稍好转。嘱患者院外继续给予泼尼松片递减+甲氨蝶呤+非甾体抗炎药口服治疗,患者出院后未规律治疗。2 个月后电话随访患者已死亡,通过家属描述考虑死因可能与肺部感染、营养不良等有关。

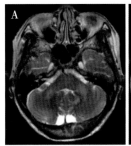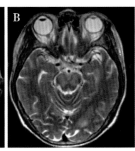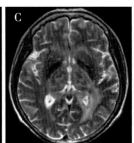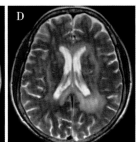

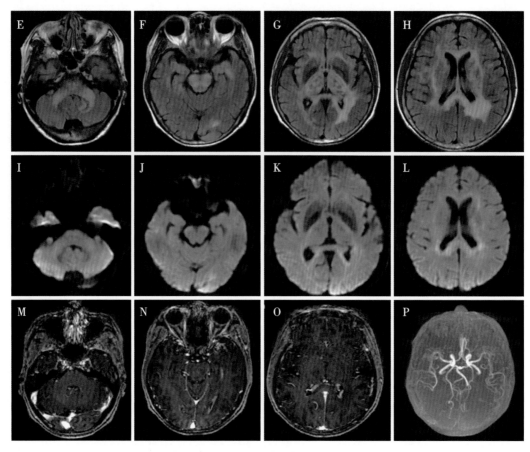

A ~ D. MRI T$_2$ 示脑桥、间脑、双侧基底节区及侧脑室旁可见长 T$_2$ 信号影；E ~ H. MRI FLAIR 示脑桥、间脑、双侧基底节区及侧脑室旁异常信号影；I ~ L. MRI DWI 示脑桥角、双侧基底节区及侧脑室旁略高信号影；M ~ O. MRI T$_1$ 增强示双侧基底节区及侧脑室旁未见明显强化影；P. MRA 未见异常。

图 1-24 头颅 MRI+MRA

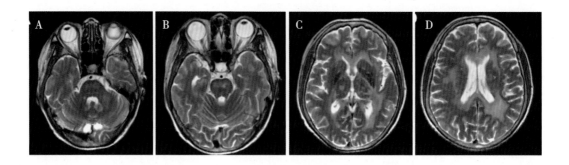

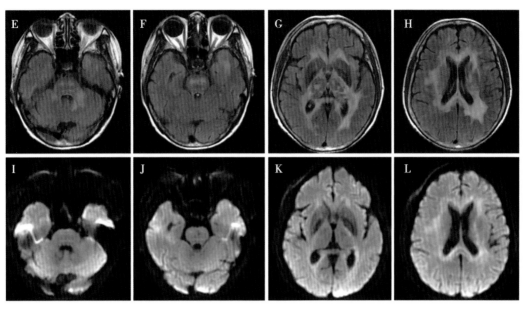

T₂(A～D)、FLAIR(E～H)、DWI(I～L)示脑桥、间脑、双侧基底节区及侧脑室旁异常信号影较前稍好转。

图 1-25　1 个月后复查头颅 MRI

🔍 讨论及文献综述

本例患者为中年女性,急性起病,既往有类风湿关节炎病史,查体双手腕、掌指关节、近端指间关节、踝关节、足趾关节肿痛、畸形,前臂、肘突、跟腱可见类风湿结节,入院后检查 RF、抗 CCP 抗体、红细胞沉降率、CRP 明显升高,类风湿关节炎诊断明确。患者血常规示红细胞、血小板减少,抗 dsDNA 抗体阳性、滴度升高,抗核抗体阳性,抗 ENA 抗体谱中SSA、抗着丝点抗体、核小体、Ro-52 阳性。结合类风湿关节炎很少造成血细胞减少,而系统性红斑狼疮(SLE)易合并造血系统异常,且患者体内多种 SLE 相关抗体阳性,提示系统性红斑狼疮诊断明确。根据 Rhupus 综合征多以 RA 起病,常见临床表现为关节痛/关节炎,常见的免疫学指标为 ANA、RF,其次为 SSA 抗体、抗 CCP 抗体、抗 dsDNA,本例患者诊断 Rhupus 综合征明确。本例患者以记忆力下降、认知功能障碍为主诉就诊,神经系统查体高级皮质功能明显减退,双侧锥体束征阳性,结合头颅 MRI 结果,诊断考虑 Rhupus 综合征并发白质脑病。

Rhupus 综合征由 Schur 在 1971 年首次提出,指同一患者先后或同时出现类风湿关节炎(RA)与系统性红斑狼疮(SLE)的特征性临床表现的一组综合征,即 SLE 重叠 RA。由于 RA 和 SLE 有着不同的基因背景及发病机制,早期研究者多认为二者相互排斥,认为是合并关节损害的 SLE,但近年来越来越多的研究已证明 RA 和 SLE 是可以重叠存在的,Rhupus 综合征被更多的学者所认可。RA 与 SLE 的临床表现、血清学标志物、病理生理学过程及免疫病理过程均不同,因此重叠发生率很低。流行病学研究显示 Rhupus 综合征总体发生率为 0.09%，在 RA 患者中的发生率估计为 0.1% ~ 2.0%，在 SLE 患者中的发生率更低。研究发现，患者通常以 RA 起病且 RA 相关表现重于 SLE 相关表现，RA 患者数年后出现 SLE 相关表现或高滴度 ANA，SLE 患者存在类风湿结节或存在高滴度 RF、高 CRP、抗 CCP 抗体阳性时需考虑 Rhupus 综合征可能。

Rhupus 综合征的发病是基因、激素水平变化及其他因素共同作用下诱发体内免疫紊乱，从而导致疾病发生。患者多以类风湿关节炎起病，数年后甚至数十年后出现 SLE 特征，提示在 RA 和 SLE 的发病过程中可能有部分共同的免疫机制；此外，患者多在绝经期前后从 RA 向 SLE 转化或相反，提示性激素水平的变化可能也参与了发病过程。但确切发病机制仍需进一步研究。本例患者为 62 岁女性，为绝经期后女性，出现类风湿关节炎 10 年后体内检测出 SLE 相关抗体，支持 RA 与 SLE 可能有部分共同的免疫机制。但本例患者 SLE 和 RA 症状合并出现的具体时间点不得而知，与患者此次患病前未就 RA 正规复诊有关，因此，无论 RA 或 SLE 患者应定期监测免疫相关指标。

类风湿关节炎以 T 细胞功能异常为主，主要为 Th1 细胞活化为主，而 SLE 与 RA 的免疫病理过程不同，以 Th2 活化为主，因此 RA 引起的肾脏损害及其他脏器损坏少见且多不严重，而 SLE 导致各种并发症且因严重并发症致死者多见，如各种感染、心血管并发症、股骨头坏死及神经精神性狼疮等。目前公认 Rhupus 综合征以 RA 表现突出，SLE 系统损害一般较轻，以血液系统损害表现突出，重要脏器特别是肾脏损害少见且多不严重，且抗磷脂综合征表现少见。最近 Rhupus 综合征合并重症狼疮性肺炎、慢性肾功能不全甚至尿毒症者也有少数报道。

以 Rhupus、类风湿关节炎与系统性红斑狼疮为关键词，查询 PubMed、Web of Science、万方、知网，Rhupus 综合征合并狼疮脑病国内未见报道，国外文献也仅有 2 例报道。但国内报道了 1 例狼疮脑病合并类风湿关节炎及桥本甲状腺炎并甲状腺功能减退患者，此患者以进行性吞咽困难、声音减弱、四肢无力就诊，头颅 CT 示双侧额顶叶白质、基底节及双侧小脑半球弥漫性对称性密度减低，增强病灶无强化，我们分析此患者也是 Rhupus 综合征合并了白质脑病。国外报道 1 例 37 岁女性 Rhupus 综合征合并弥漫性狼疮脑病患者，表现为非对称性多关节炎、下肢水肿、头晕、偏身肢体无力，并在入院后 2 d 出现抽搐发作，化验结果显示全血细胞减少，RF、ANA、dsDNA、抗 CCP 抗体均为阳性，头颅 MRI 示全脑弥漫性白质高信号，同时右侧额叶灰质也有受累，给予应用激素及抗癫痫药物后，14 d 后复查头颅 MRI 示脑白质病变较前好转。此例患者合并血液系统病变，除了累及白质，灰质也有受累，提示 Rhupus 综合征可能不仅导致白质病变，也可导致灰质病变，但需大样本病例研究支持。我国对 51 例 Rhupus 患者研究发现仅有 1 例（2.0%）出现神经系统表现，而 120 例患者中则有 21 例（17.5%）合并狼疮脑病，但作者并未具体描述该例 Rhupus 综合征的神经系统表现。Rhupus 综合征导致神经系统病变与单纯系统性红斑狼疮导致脑部病变有何异同目前尚无研究，脑白质病变是 Rhupus 综合征引起还是 SLE 或 RA 引起，目前倾向于由 SLE 相关抗体导致，发病机制同狼疮脑病，但与单纯 SLE 合并狼疮脑病的差异尚不明确。SLE 患者可有 25% ~ 75% 出现狼疮脑病，部分患者为可逆性白质脑病、帕金森病、弥漫性脑白质脑病、Fahr 综合征,除了少数研究证实狼疮脑病与抗神经元抗体有关,多数狼疮脑病的发病机制尚不明确,血栓栓塞、低灌注、免疫途径、化学因素均有可能为狼疮脑病的发生机制,血管炎在个案尸检中也有报道。Rhupus 综合征的具体发病机制也不明确,目前认为可能是由于性激素水平的变化及遗传因素共同作用诱发了自身免疫功能紊乱,从而导致疾病发生。Rhupus 综合征导致的神经系统病变在临床及影像学上有无特异性、其发病机制是否也有以上因素参与目前均尚无报道,需进一步研究。

通过既往文献报道及本例患者分析,SLE 可以与 RA 重叠,对于既往存在类风湿关节炎,后期甚至数十年后出现神经系统病变患者,应进行 SLE 相关抗体检测,考虑到 Rhupus 综合征并发神经系统病变可能,并对患者早期进行激素、免疫抑制剂治疗。

第六节　急性播散性脑脊髓炎

 临床资料

患者,女性,23 岁,农民,主诉"发热、头痛伴双下肢无力 4 d,加重 1 d"于 2016 年 9 月 10 日入院。4 d 前患者无诱因出现发热,最高达 38.3 ℃,头痛,位于双侧颞部及枕部,为钝痛,伴双下肢无力、双手麻木,行走时易跌倒,上述症状呈持续性,无恶心、呕吐,无四肢抽搐、意识障碍,就诊于当地医院,行颈、胸髓 MRI：$C_8 \sim T_4$ 可见长 T_1、长 T_2 信号,局部脊髓肿胀,给予对症处理(具体不详)效差,1 d 前患者上述症状逐渐加重,双下肢不能行走,伴便秘、小便潴留(留置尿管),为求进一步诊治,遂至我院,以"急性脊髓炎?"收入院。

既往史:70 d 前顺产一男婴。个人史、家族史无特殊。

入院查体:BP 125/85 mmHg。疼痛评分 2 分。意识清楚,精神差,言语流利,高级智能基本正常。双侧额纹对称,双侧瞳孔等大等圆,直径约 3.0 mm,对光反射灵敏,右眼外展欠充分,双眼向左侧可见水平性眼震。双侧鼻唇沟对称,伸舌居中,双侧咽反射灵敏,悬雍垂居中,30 mL 洼田饮水试验阴性。双上肢肌力 5-级,双上肢肌张力正常,双上肢腱反射(++),双下肢肌力 3+级,双下肢肌张力低下,双下肢腱反射(-),双侧巴宾斯基征阴性。T_4 平面以下针刺觉减退。颈强直,克尼格征、布鲁津斯基征阳性。心、肺、腹部体格检查均未见异常。双下肢无水肿。

辅助检查:WBC $15.53 \times 10^9/L$,NEUT 85.6%,ESR 42 mm/h,余血生化、肿瘤标志物、风湿免疫指标均正常。CSF 蛋白定量 131.70 mg/dL,脑糖 2.20 mmol/L,氯化物 117.0 mmol/L,血、脑脊液寡克隆带、AQP4 均阴性。四肢肌电图示:双下肢深感觉径路传导阻滞,四肢所检神经未见异常。视觉诱发电位、脑干听觉诱发电位、特殊脑电图均正常。头颅 MRI (图 1-26):右侧基底节内囊后肢、侧脑室枕角旁、半卵圆中心、双侧额颞顶叶皮质下见多发团片状、结节状或条片状异常信号,边缘稍模糊;增强 MRI(图 1-26M~P)未见明显异常强化信号。颈椎+胸椎 MRI(图 1-27A~C)示:C_5~T_2、T_6~T_9 脊髓内见片状长 T_2 信号影,边缘模糊,多考虑脊髓炎性脱髓鞘可能性大。

初步诊断:急性播散性脑脊髓炎。

治疗经过:治疗上给予大剂量甲泼尼龙琥珀酸钠激素(1.0 g)冲击、抗感染、营养神经、改善循环、抑酸、保护胃黏膜等对症、支持治疗。

2016 年 9 月 24 日患者诉双下肢未再出现麻木,无力症状明显改善,大小便均正常,查体:言语流利,高级智能基本正常。双眼各个方向活动到位。双上肢肌力 5 级,双下肢肌力 5-级,四肢肌张力正常,四肢腱反射(++),双侧巴宾斯基征阴性。再次复查颈椎+胸椎 MRI(图 1-27E~G)示:C_5~T_2、T_6~T_9 脊髓内片状长 T_2 信号影范围明显缩小。复查头颅 MRI(图 1-28):右侧基底节内囊后肢、侧脑室枕角旁、半卵圆中心、双侧额颞顶叶皮质下异常信号较前明显缩小。患者于 2016 年 9 月 26 日出院,出院时双下肢肌力 5-级,其他临床症状完全缓解,嘱患者出院后口服泼尼松片 50 mg 每天 1 次依次递减,口服 6 周后停用。1 年后随访,患者完全恢复正常,无特殊不适。

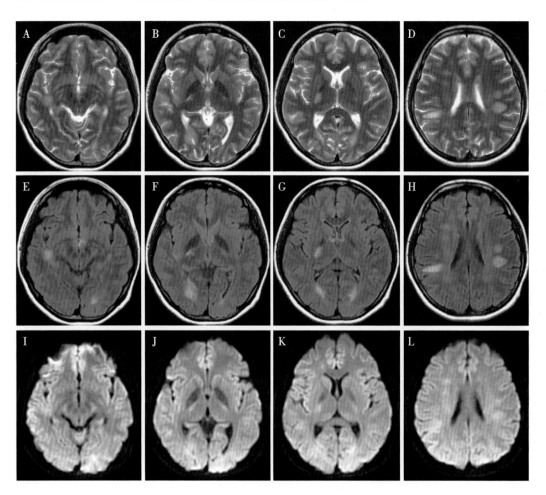

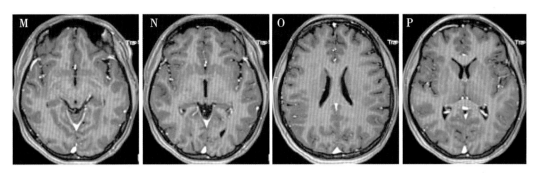

A～D. MRI T$_2$ 示右侧基底节内囊后肢、侧脑室枕角旁、半卵圆中心、双侧额颞顶叶皮质下见多发团片状、结节状或条片状稍长 T$_2$ 信号影、边缘稍模糊；E～H. MRI FLIAR 示右侧基底节内囊后肢、侧脑室枕角旁、半卵圆中心、双侧额颞顶叶皮质下见多发团片状、结节状或条片状高信号、边缘清晰或模糊；I～L. MRI DWI 示右侧基底节内囊后肢、侧脑室枕角旁、半卵圆中心、双侧额颞顶叶皮质下见多发团片状、结节状或条片状略高或等信号；M～P. 增强 MRI 未见明显异常强化信号。

图 1-26　头颅 MRI

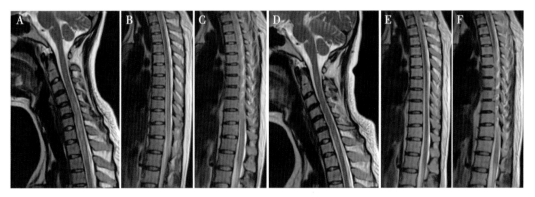

A～C. T$_2$ 示 C$_5$～T$_2$ 椎体水平后方脊髓内见片状长 T$_2$ 信号影、边缘模糊；D～F. 治疗后 T$_2$ 示 C$_5$～T$_2$ 椎体水平后方脊髓内长 T$_2$ 信号影范围明显缩小。

图 1-27　颈椎+胸椎 MRI

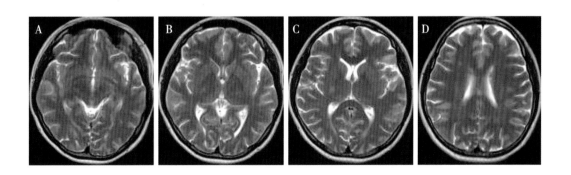

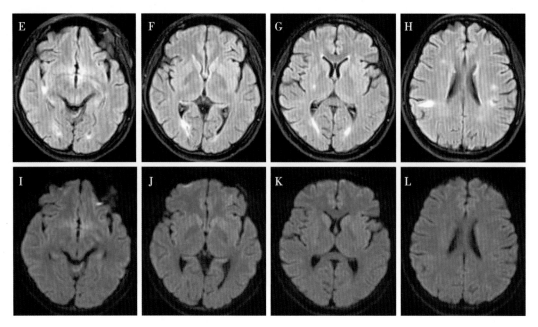

A～D. T₂ 示右侧基底节内囊后肢、侧脑室枕角旁、半卵圆中心、双侧额颞顶叶皮质下稍长 T₂ 信号影范围明显缩小；E～H. FLIAR 示右侧基底节内囊后肢、侧脑室枕角旁、半卵圆中心、双侧额颞顶叶皮质下团片状、结节状或条片状高信号范围明显缩小；I～L. DWI 示未见异常信号。

图 1-28　复查头颅 MRI

讨论及文献综述

该患者主要临床特点如下：患者右眼外展欠充分、双眼向左侧水平眼震,定位于视神经、视束、视皮质受累；患者 T₄ 平面以下针刺觉减退,双下肢无力,小便潴留,定位于脊髓受累；头颅 MRI 侧脑室旁、皮质下脑白质多发异常信号影,提示脑白质受累,故综合定位于视皮质、脑白质、脊髓。患者青年女性,急性起病,发热病程,单相病程,有脊髓受累、脑白质受累等神经功能缺失的症状及体征且脊髓病变大于 3 个椎体,脑脊液单核细胞增多(大于95%),故定性急性播散性脑脊髓炎。

急性播散性脑脊髓炎(acute disseminated encephalomyelitis, ADEM)是以中枢神经系统急性炎症脱髓鞘病变为特征的一种自身免疫性疾病,通常为单相病程,但也有复发型和多相型病程的相关报道,发病前常有病毒感染或疫苗接种史,其发病率低,年发病率为(0.2～0.8)/10 万,80% 发生在 10 岁以下,儿童和青少年为高发病人群,成年人罕见。

ADEM 的发病机制是自身 T 细胞激活导致针对髓鞘或其他自身抗原的短暂性自身免疫反应。可能与以下机制有关：①与宿主自身肽链结构相似的微生物蛋白肽可通过分子模拟或激活自身反应性 T 细胞,发生针对髓鞘或其他自身抗原的瞬时免疫反应。②继发于中枢神经系统感染的自体致敏,造成血-脑屏障破坏,导致中枢相关的自身抗原释放入血,发生中枢性变态反应。③抗原抗体反应。ADEM 患者血清中,可检测到抗髓鞘碱性蛋白和抗髓鞘少突胶质细胞糖蛋白抗体。

ADEM 病变广泛累及脑白质及脊髓,临床表现由于累及范围较广而呈现较大的变异性,临床症状多种多样是其极易误诊和漏诊的原因。其神经系统损害表现为突发局灶性或多灶性神经功能障碍,如脑神经麻痹、偏瘫或截瘫、感觉障碍、单侧或双侧锥体束征、共济失调、癫痫发作、脊髓受累,且多伴有意识障碍等。起病迅速、数日内达到高峰。另外,ADEM 较其他中枢神经系统脱髓鞘疾病更容易出现周围神经病,有研究显示,约43.6% 的 ADEM 患者伴周围神经病。有研究报道,在成人中 ADEM 合并脊髓病变大约为83%,脑和脊髓损害的临床特征常重叠出现,其间没有明确界限,因此,当患者在脑实质受累的基础上出现的脊髓定位症状、体征,包括呼吸衰竭、二便潴留、四肢瘫痪及感觉异常时等,需及时考虑 ADEM。本例患者由于起病初期以发热、头痛、双下肢无力、脑膜刺激征阳性等症状为主,结合影像学检查及脑脊液检查异常,同时定位于脑白质、脊髓病变,故考虑 ADEM 可能性较大。

影像学检查对明确 ADEM 诊断具有重要临床价值。典型的影像学改变如下。①病灶部位及分布:主要位于侧脑室周围及额、顶、颞、枕部白质区,部分累及皮质、丘脑、脑干、小脑白质和脊髓,病灶多发大小不等且分布不对称,界限模糊。②病灶形态及信号:多为斑点状或斑片状,少数为类圆形和椭圆形,表现为 T_1WI 低信号,T_2WI 及 FLAIR 高信号,至少有 1 个病灶直径>2 cm。③增强 MRI:ADEM 的病灶强化呈现一致性的特点,即所有病灶往往同时强化或均无强化。④脊髓病症主要位于颈胸髓内,表现为连续或节段性的长条形信号,长度可达 3 ~ 4 个脊柱节段,T_1WI 低信号,T_2WI 高信号,信号多较均匀,脊髓无增粗。⑤MR 复查:激素治疗或免疫抑制剂治疗后复查,异常信号的范围和数目会有不同程度缩小或吸收。ADEM 的影像学改变会随临床症状出现而出现,随症状好转而消失,但可以持续更长时间或永久存在,且影像学改变可以较临床表现延迟,在发病早期 MRI 可能正常。本病例患者磁共振提示双侧额颞顶叶、半卵圆中心、侧脑室枕角旁及右侧基底节、颈髓、胸髓多发异常信号,T_1WI 低信号,T_2WI 及 FLAIR 高信号,增强 MRI未见明显强化,经激素治疗后,复查影像学信号较前明显改善,考虑本患者影像学表现符合 ADEM。

目前 ADEM 尚无明确的治疗指南,除了目前最常用的大剂量糖皮质激素冲击治疗外,亦可静脉注射人血丙种球蛋白或行血浆置换疗法。研究指出,静脉滴注甲泼尼龙优于地塞米松,应用方法为:甲泼尼龙 10 ~ 30 mg/(kg·d) 静脉滴注(最高剂量可达1 000 mg/d),治疗 3 ~ 5 d 后改为泼尼松 1 mg/kg 口服 1 ~ 2 周,逐渐减量,直至 4 ~ 6 周停药。疗程需根据患者症状改善程度随时调整。本病例患者治疗上给予甲泼尼龙1 000 mg 冲击治疗,降阶梯递减,治疗 2 周后临床症状及影像学改变明显好转,嘱患者出院后继续口服激素 4 ~ 6 周后停药,患者预后良好,未再复发。

综上所述,ADEM 的临床表现多种多样,由于目前尚缺乏特异的生物学标志物,临床症状及影像学检查对其诊断起着至关重要的作用。因此,对于疑似 ADEM 的患者应尽早完善实验室及影像学检查,寻找多发炎性和脱髓鞘病灶的证据,全面而整体考虑整个疾病发展过程并综合分析、鉴别,避免误诊。

第七节 颅内结核合并继发性中枢神经系统血管炎

 临床资料

患者,女性,48 岁,主诉"上腹痛 10 d,发热伴头痛、恶心、呕吐 7 d"于 2017 年 7 月 28 日入院。患者 10 d 前无明显诱因出现上腹痛,以剑突下为主,阵发性隐痛,进食加重,未诊治。7 d 前出现发热,最高达 39 ℃,伴畏寒,无咳嗽、咳痰,就诊于当地医院治疗(具体不详)腹痛缓解,但出现头痛、恶心、呕吐,头痛位于后枕部为主,呈持续性钝痛,1 d 前就诊于北京某医院腹部彩超及 CT 示肝内血管瘤、盆腔内包块,给予抗感染治疗效果差,为进一步诊治来我院,门诊以"呕吐原因待查"收入消化内科。发病以来,体重下降约 1.5 kg。

个人史:长期在北京打工,从事蔬菜工作。

入院查体:T 38.2 ℃,P 72 次/min,R 18 次/min,BP 120/70 mmHg。意识清楚,精神差,言语流利,高级智能正常。脑神经查体阴性,四肢肌力、肌张力、腱反射正常,双侧巴宾斯基征阴性。颈软,克尼格征、布鲁津斯基征阴性。心肺听诊未见异常。腹软,右下腹可触及一直径约 6 cm 包块,质中等,有触痛,活动度差。

辅助检查:WBC 2.38×10^9/L,Hb 107 g/L。余血生化、ESR、C – RP、RF、ASO、ANCA、dsDNA、CCP、结明三项、Tsport、血液疟原虫、肿瘤标志物等未见明显异常。浅表淋巴结彩超:左侧锁骨上窝、双侧颈部、腹股沟区淋巴结肿大。胸部 CT:右中肺、左上肺下舌段及双下肺局部炎性病变。

入院诊断:呕吐原因待查,急性胆囊炎? 急性胃炎?

治疗经过:入院后给予抑酸、保护胃黏膜、抗感染、补液等支持、对症处理。

入院第 7 天患者出现意识模糊,伴发热、恶心、呕吐,请神经内科会诊,查体:意识模糊,脑神经阴性,四肢肌力 5 级,肌张力正常,双侧巴宾斯基征阴性,脑膜刺激征阳性。考虑颅内感染,完善腰椎穿刺提示脑脊液压力 250 mmH_2O,蛋白 306 mg/dL,氯化物 102 mmol/L,糖 2.1 mmol/L,ADA、结核分枝杆菌涂片、细菌培养、抗酸染色未见明显异常。入院第 7 天头颅 MRI+MRA 示(图 1-29A ~ D):右侧额叶、左侧半卵圆中心异常信号,血管未见狭窄。入院第 8 天再次恶心、呕吐后出现呼吸急促,SPO_2 下降 80%,查体示意识模糊,反应迟钝,右侧眼睑下垂,左眼闭合无力,左眼外展受限,双侧瞳孔不等大,右侧直径 3.5 mm,左侧直径 3.0 mm,光反射迟钝,左侧鼻唇沟浅,伸舌偏右,咽反射消失;左侧肢体肌力 3 级,右侧上肢肌力 4 级,右下肢肌力 2 级,四肢肌张力减低,腱反射(+),双侧巴宾斯基征阳性。脑膜刺激征阳性。急转入 NICU,复查脑脊液压力 400 mmH₂O,颜色呈淡黄色,病毒全套、自身免疫性脑炎抗体、AQP4 均阴性。CSF 二代测序提示结核分枝杆菌阳性。诊断考虑结核性脑膜炎,给予异烟肼、利福平、吡嗪酰胺、乙胺丁醇、链霉素联合应用,其间因肺部感染、呼吸衰竭给予气管切开、呼吸机辅助呼吸治疗,同时给予脱水降颅压、抗感染等治疗效果差,逐渐出现右侧肢体活动减弱。入院第 16 天头颅 MRI+颈髓 MRI+增强(图 1-29E~I):左侧颞、枕、顶叶异常信号影,存在占位效应,中线结构异位,头颅增强无明显强化,颈部 MRI 增强提示颅底及上颈髓可见软脑膜强化影,给予地塞米松注射液 10 mg/d 应用,患者昏迷程度逐渐加重,GCS 评分 10 分。入院第 28 天再次复查头颅 MRI+增强(图 1-29J~M):左侧颞、枕、顶叶异常信号影较前扩大,中线结构异位较前加重,头颅增强可见软脑膜点状强化;头颅 SWI(图 1-29N)未见出血。建议去骨瓣减压并病理活检,家属拒绝手术,继续抗结核治疗,停用地塞米松注射液,调整为甲强龙注射液 1 g/d 冲击治疗+异烟肼注射液+地塞米松注射液鞘内注射,同时加强脱水降颅压治疗,患者意识逐渐清楚,肢体无力症状逐渐好转,停用呼吸机辅助呼吸并成功拔管。入院第 45 天复查头颅 MRI 示(图 1-29O~Q):左侧颞、枕、顶叶异常信号影较前明显缩小,占位效应明显减轻。继续给予抗结核治疗+小剂量激素治疗,右侧肢体肌力逐渐恢复,能够经口进食,转康复科康复治疗。入院第 80 天复查头颅 MRI(图 1-29R~S):左侧颞、枕、顶叶异常信号影基本消失。患者发病 6 个月后面访:意识清楚,言语流利,高级智能基本正常,脑神经未见明显异常,四肢肌力 5 级,肌张力正常,腱反射正常,双侧巴宾斯基征阴性。1.5 年后抗结核药物已停用。

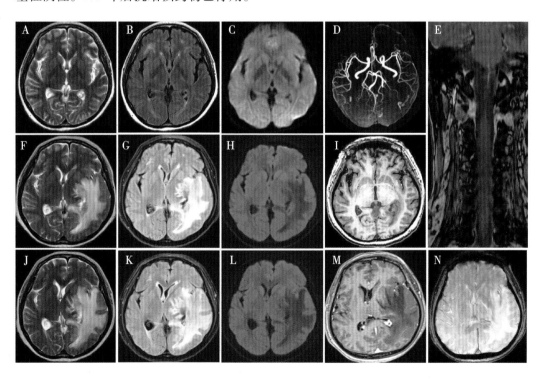

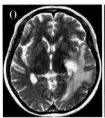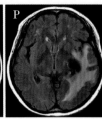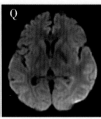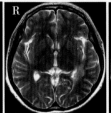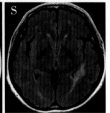

A~D. 入院第 7 天头颅 MRI+MRA 示右侧额叶、左侧半卵圆中心异常信号，颅内血管未见狭窄。E~I. 入院第 16 天头颅 MRI+颈髓 MRI+增强示左侧颞、枕、顶叶异常信号影，存在占位效应，中线结构异位，头颅增强无明显强化，颈部 MRI 增强提示颅底及上颈髓可见软脑膜强化影。J~M. 入院第 28 天再次复查头颅 MRI+增强示左侧颞、枕、顶叶异常信号影较前扩大，中线结构异位较前加重，头颅增强可见软脑膜点状强化；N. 头颅 SWI 未见出血。O~Q. 入院第 45 天复查头颅 MRI 示左侧颞、枕、顶叶异常信号影较前明显缩小，占位效应明显减轻。R~S. 入院第 80 天复查头颅 MRI 示左侧颞、枕、顶叶异常信号影基本消失。

图 1-29 头颅 MRI 半扫+增强+MRA+颈髓增强

 讨论及文献综述

该患者中年女性，急性起病，进行性加重；发热、头痛、恶心、呕吐、意识障碍等颅内压增高、脑积水，逐渐出现双侧动眼神经、左侧面神经、左侧外展神经、肢体瘫痪等多组脑神经及双侧锥体束受累体征，脑膜刺激征阳性；头颅 MRI 示左侧颞、枕、顶叶异常信号影，边界模糊，出现占位效应，增强可见软脑膜点状强化；颈髓 MRI 增强示颅底软脑膜强化影；腰椎穿刺脑脊液压力升高 400 mmH₂O，脑脊液淡黄色，蛋白显著升高，糖、氯化物明显下降。本例患者 TBM 临床症状不典型，无结核接触史，曾被误诊为消化道疾病，尽管影像学和脑脊液检查结果支持结核性脑膜炎（tuberculous meningtis，TBM），但抗结核药物治疗症状仍进行性加重，给确诊带来一定难度。最终 CSF 二代测序回示结核分枝杆菌阳性，并排除其他感染病原体，最终诊断：结核性脑膜炎并继发中枢神经系统血管炎。

结核性脑膜炎（tuberculous meningitis，TBM）是由结核分枝杆菌感染引起的肺外结核病。在肺外结核中有 5%~15% 的患者累及神经系统，其中又以 TBM 最为常见。结核分枝杆菌经血行播散后在软脑膜下种植，形成结核结节，结节破溃后大量结核分枝杆菌进入蛛网膜下腔引起 TBM。TBM 的主要病理改变为脑底处破裂的结核结节周围结核性渗出物在蛛网膜下腔中扩散至基底池和外侧裂。

中枢神经系统血管炎通常会影响大脑内的血管，渗出物经过的小动脉、中动脉，以及毛细血管和静脉被感染，形成结核性血管炎。慢性感染时，结核性渗出物可使基底池第四脑室流出通路阻塞，引起脑积水。结核蛋白破裂进入蛛网膜下腔引发细胞因子介导的炎症反应，这种炎症反应在脑底部最为明显。结核分枝杆菌侵入血管壁后继发扩散，随后淋巴细胞、浆细胞和巨噬细胞渗入，外膜和弹性纤维的断裂使炎症过程到达内膜，内膜下形成一层均匀的纤维蛋白样物质，该物质下的炎症细胞渗出导致血管管腔狭窄。最易受累血管是大脑底部的血管和环池周围的血管。血管炎发病机制主要是直接侵袭血管壁,其炎性基底液环绕 Willis 环,导致浸润性、增殖性和坏死性血管病变。此外,感染导致的微血管对细胞因子的反应性的变化也可能促进血管炎的发生。

结核性脑膜炎多隐匿起病,慢性病程,也可急性或亚急性起病,可缺乏结核接触史,症状往往轻重不一。临床表现包括结核中毒症状、脑膜刺激征和颅内压增高、脑积水、脑实质损害、继发中枢神经系统血管炎、脑神经损害、低钠血症等。在结核性脑膜炎的诊断中,脑脊液常规、生化的检测是最基本的方法。脑脊液多表现为颅内压增高,外观无色透明或微黄,细胞数轻、中度升高,蛋白升高,糖及氯化物降低。脑脊液二代测序(next-generation sequencing,NGS)能够显著提高中枢神经系统感染性疾病的诊断率。结核性脑膜炎的磁共振表现可见脑膜强化、脑神经受累、脑积水、结核瘤等。

颅内结核的治疗关键是遵循早期给药、合理选药、联合用药及系统治疗的原则。对于病情严重、颅内压增高明显、脑脊液蛋白浓度极高、椎管梗阻、并发血管炎和脑积水的患者,在糖皮质激素基础上联合鞘内注射,旨在提高脑脊液中抗结核药物的浓度,有效预防和治疗椎管粘连及梗阻,预防脑积水等并发症发生。本例患者早期在四联抗结核联合小剂量糖皮质激素治疗时症状进行性加重,其后给予大剂量糖皮质激素冲击+鞘内注射治疗,临床症状完全缓解,颅内病灶逐渐消失。

第八节　急性早幼粒细胞白血病合并继发性中枢神经系统血管炎

 临床资料

患者,女性,49 岁,主诉"发现皮肤瘀斑 10 d 余,牙龈出血 3 d,左侧肢体无力 12 h"于 2021 年 1 月 12 日收住我院血液内科,10 d 余前患者无明显诱因出现皮肤瘀斑,主要在腹部及上下肢,瘀斑反复出现,3 d 前出现牙龈出血,在当地诊所给予口服药物治疗(具体不详)后牙龈出血停止,未予以重视。12 h 前晨起刷牙时发现左侧肢体无力,上肢持物笨拙,下肢行走拖地,伴麻木,就诊于当地医院,查血常规(2021 年 1 月 12 日):WBC 0.66× 10^9/L,PLT 20×10^9/L,Hb 66 g/L。外周血细胞形态分析:幼稚细胞 22/50,中幼粒细胞 3/50,晚幼粒细胞 3/50。头颅 MRI:右侧大脑半球急性脑梗死。为求进一步诊治来我院就诊,急诊以"急性白血病、急性脑梗死"收住我院血液内科。患者自发病以来,神志清,精神差,饮食及睡眠可,大小便正常,体重减轻约 2 kg。既往体健。

体格检查:呼吸 20 次/min;脉搏 96 次/min;体温 36.5 ℃;血压 152/99 mmHg;中度贫血貌,腹部及双下肢可见瘀斑,呈暗紫色。心肺听诊未见异常。神经系统检查:意识清楚,言语流利,高级智能正常,双侧额纹对称,双侧瞳孔等大等圆,直径约 3.0 mm,对光反射灵敏,左侧鼻唇沟变浅,口角右歪,伸舌偏左,左上肢肌力 3 级,左下肢肌力 5-级,右侧肢体肌力 5 级,四肢肌张力正常,四肢腱反射对称存在,左侧巴宾斯基征阳性,左侧肢体痛觉减退。

治疗经过:血常规 WBC $0.94×10^9/L$,RBC $2×10^9/L$,PLT $17×10^9/L$,Hb 64 g/L,红细胞沉降率 32 mm/h,C 反应蛋白 27 mg/L,血钾 3.37 mmol/L,余生化检查未见明显异常。完善骨髓穿刺等相关检查,诊断为"急性早幼粒细胞白血病 中危",给予"维 A 酸、三氧化二砷、蒽环类化疗药物"等对症治疗。入院头颅 MRI:T_2WI(图 1 - 30A)、FLAIR(图 1-30B):右侧额叶、颞顶叶交界区可见异常信号影,DWI(图 1-30C)右侧额顶叶病灶呈高信号;MRA(图 1-30D):未见明显异常。按"脑梗死"给予依达拉奉右莰醇注射液、丁苯酞注射液、强化他汀等药物治疗,同时给予原发病治疗。治疗 14 d 后患者左侧肢体无力逐渐较前加重。查体:左上肢肌力 2 级,左下肢肌力 3 级,左侧肌张力增高,左侧腱反射(+ + +),左侧巴宾斯基征阳性。余神经系统查体同前。复查头颅 MRI(图 1-30E ~ I):T_2WI(图 1-30E)、FLAIR(图 1-30F)示右侧颞顶叶异常信号影较前显著扩大,病灶周围可见水肿区,DWI(图 1-30G):右侧颞顶叶高信号较前减弱,MRI 增强(图 1-30H ~ J):右侧颞顶叶可见斑片状不均匀强化。PWI(图 1 - 30K):右侧额颞顶叶低灌注。MRS(图 1-30L):右侧氨基酸峰(NAA)、肌酸峰(Cr)、胆碱峰(Cho)显著降低。脑脊液检查:压力 240 mmH_2O,潘氏试验弱阳性,蛋白 106.39 mg/dL,细胞学可见淋巴细胞增多,流式未发现白血病细胞,墨汁染色、抗酸染色、ADA 均阴性。脑脊液细菌二代测序检查未见异常。自身免疫性脑炎抗体均阴性。血抗心磷脂抗体、抗中性粒细胞胞质抗体(ANCA)、狼疮抗凝物、血清补体、冷沉淀球蛋白均为阴性。诊断考虑:急性早幼粒细胞白血病并继发性中枢神经系统血管炎。建议脑活检家属拒绝。给予甲强龙 500 mg×3 d,后逐渐减量为泼尼松 60 mg/d 维持治疗。联合静注入人丙种球蛋白 25 g/d×5 d 冲击治疗,患者症状较前明显好转。查体:左上肢肌力 4 级,左下肢肌力 5-级,左侧肌张力增高,左侧腱反射(+++),左侧巴宾斯基征阳性。复查头颅 MRI(图 1-30M T_2WI,图 1-30N FLAIR,图 1-30O DWI):右侧颞顶病灶较前明显缩小,占位效应明显减轻。MRI 增强(P):右侧顶叶强化影明显缩小。复查脑脊液:压力 150 mmH_2O,蛋白正常,潘氏试验阴性。患者出院随访至今,规律化疗+靶向治疗,目前白血病病情稳定。

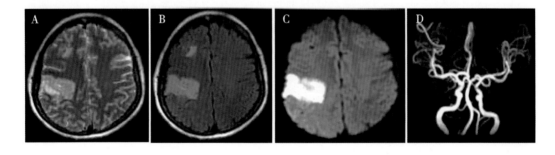

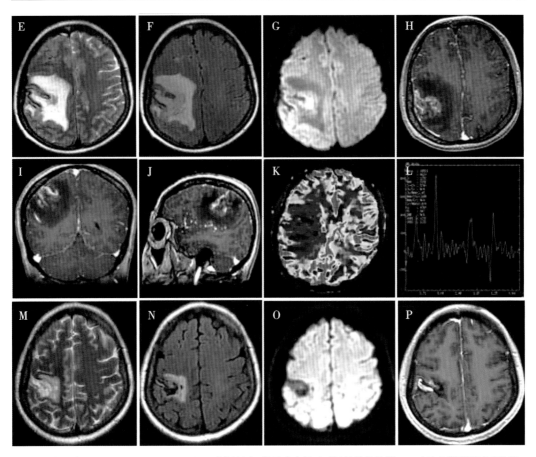

入院时头颅 MRI T_2WI(A)、FLAIR(B):右侧额叶、颞顶叶交界区可见异常信号影,DWI(C)右侧颞顶叶病灶呈高信号;MRA(D):未见明显异常。14 d 治疗后复查头颅 MRI:T_2WI(E)、FLAIR(F)示右侧颞顶叶异常信号影较前显著扩大,病灶周围可见水肿区,DWI(G)示右侧颞顶叶高信号较前减弱,MRI 增强(H~J)示右侧颞顶叶可见斑片状不均匀强化。PWI(K)示右侧额颞顶叶低灌注。MRS(L)示右侧氨基酸峰(NAA)、肌酸(Cr)、胆碱峰(Cho)显著降低。免疫治疗后复查头颅 MRI T_2WI(M)、FLAIR(N)、DWI(O)示右侧颞顶叶病灶较前明显缩小,占位效应明显减轻。MRI 增强(P)示右侧顶叶强化影明显缩小。

图 1-30 头颅 MRI

 讨论及文献综述

患者中年女性,急性起病,进行性加重。本次临床表现为类卒中样发病,有局灶性神经功能缺损的症状及体征,既往有急性早幼粒细胞白血病史,辅助检查提示红细胞沉降率、CRP 升高,头颅 MRI 右侧额叶、额顶叶交界区异常信号影,DWI 呈高信号,曾误诊为急性脑梗死,治疗上给予改善脑代谢、清除自由基、强化他汀及血液科对症处理后,血三系回升,但患者临床症状进一步加重,复查 MRI 示右侧颞顶叶病灶显著扩大伴局灶性水肿,且病灶不符合血管分布区,增强可见病灶沿脑回分布的线样强化,腰椎穿刺提示颅内压增高,蛋白升高,综合考虑患者急性早幼粒细胞白血病合并继发性中枢神经系统血管炎。给予激素+免疫球蛋白冲击治疗后,患者左侧肢体无力症状逐渐好转,复查头颅MRI:右侧颞顶病灶较前明显缩小,占位效应明显减轻。

中枢神经系统血管炎是一种罕见的疾病,根据神经系统内受累血管的大小和位置而呈现不同的神经系统表现。按病因可分为原发性和继发性中枢神经系统血管炎,原发性中枢神经系统血管炎主要局限于脑实质、脊髓和软脑膜的中小血管的罕见重度免疫炎性疾病。而继发性中枢神经系统血管炎(secondary central nervous system vasculitis,SCNSV)可由感染、过敏、全身自身免疫性疾病(如系统性红斑狼疮、神经白塞综合征、干燥综合征、Susac 综合征)、药物或恶性肿瘤引起。血液系统恶性肿瘤比实体恶性肿瘤更容易产生继发性血管炎。关于急性早幼粒细胞白血病继发血管炎的病理生理目前尚不清楚。在血管炎中,基本的组织病理学特征是血管壁的炎性改变,炎性浸润物主要为中性粒细胞(通常伴有白细胞破裂)、淋巴细胞性或肉芽肿,血管壁的坏死性改变(通常为纤维蛋白样型)可能存在或不存在。与其他类型白血病相比,APL 的细胞内及细胞表面膜联蛋白 A2(annexin A2)表达显著增加,A2 在炎症的不同阶段发挥多种作用,导致免疫失调和自身免疫性疾病,从而引发血管炎。本例患者既往有 APL,推测患者在疾病进展过程中出现细胞表面膜联蛋白 A2 表达增加,出现全身炎症反应,导致中枢神经系统血管炎的发生。

APL 继发中枢神经系统血管炎临床表现包括多发性单神经炎,它通常导致局灶性神经元性疼痛和感觉运动障碍的快速发展,脑神经疾病(通常影响动眼神经或前庭神经),以及中枢神经系统的表现,如局灶性神经功能障碍、脑病和癫痫。在疾病缓解期间,由于先前炎症部位的动脉粥样硬化性疾病,卒中可发生在早期,血管炎发生在疾病缓解期的晚期。本例患者临床表现为局灶性神经功能障碍,符合此病的临床表现。

该疾病的诊断具有挑战性,误诊比较常见。根据 Birnbaum 和 Hellmann 在 2009 年修改后的标准,明确诊断需要进行脑活检。但中型血管的血管炎在脑活检标本中可能无法检测到,且检查结果可出现假阳性或假阴性。临床中常用的血管检查包括头颅 MRA、CTA、DSA 和高分辨磁共振(high-vesolution magnetic vesonaun imaging)等,典型影像学改变可见血管狭窄、闭塞、串珠样改变及多发微动脉瘤等,HR-MRI 可以清晰地显示脑血管管壁的形态、厚度及其毗邻结构,其典型改变为病变血管呈长段,管壁均匀光滑、向心性增厚并伴强化,为诊断提供依据。遗憾的是该患者未行高分辨磁共振或者 DSA 检查,不能明确该患者颅内血管病变情况。有研究指出,90% 的继发性中枢神经系统血管炎的患者脑脊液蛋白异常升高伴淋巴细胞增多。本例患者脑脊液蛋白升高,细胞学提示淋巴细胞增多,符合其典型脑脊液表现。

此患者急性起病,进行性加重,出现局灶性神经功能缺损,影像学可见右侧颞顶叶异常信号影,需与以下疾病相鉴别。①可逆性脑血管收缩综合征(reversible cerebral vaso-constriction syndrome,RCVS):可表现为头痛和卒中样发作,55% 的患者后循环可显示梗死灶,该患者既往否认高血压病,病程中无血压波动,影像学不支持,且 RCVS 患者不能从免疫抑制治疗中获益,可排除此病。②中枢神经系统淋巴瘤:是指发生于脑、脊髓、软脑膜、脑脊液或眼内的一种中枢神经系统非霍奇金淋巴瘤,常进展缓慢,受累部位常累及脑室周围白质、深灰质核、胼胝体核浅层毗邻脑脊液间隙等部位,多发病灶高于单发,呈左右跨界,而该患者头颅 MRI 示右侧颞顶叶异常信号,周围可见不同程度的水肿,病灶单发,没有跨越中线,增强病灶可见斑片状强化,病灶进展迅速,免疫治疗后快速缓解,后期随诊无复发,故不支持。③白血病中枢神经系统浸润:白血病可通过直接侵犯神经系统或通过改变血液学因素间接引起神经功能障碍。当较高水平的白血病细胞阻塞血管通道时,可导致高黏滞综合征或卒中。本例患者经白血病化疗+靶向治疗,原发病逐渐缓解,但神经功能缺损症状及影像学逐渐加重,故不支持。

关于继发性中枢神经系统血管炎的治疗包括缓解治疗及维持治疗,缓解治疗包括大剂量糖皮质激素,通常伴随免疫抑制剂。静脉注射甲基强的松龙(500～1 000 mg/d)使用 3～5 d,维持治疗为口服糖皮质激素 1 mg/kg(不超过 80 mg/d)。免疫抑制剂包括环磷酰胺和利妥昔单抗,特别是利妥昔单抗已成功用于治疗系统性血管炎和中枢神经系统血管炎。维持治疗应在完成诱导治疗并达到缓解后开始,可使用硫唑嘌呤、甲氨蝶呤或霉酚酸酯等药物治疗。

综上所述,急性早幼粒细胞白血病合并中枢神经系统血管炎临床罕见,对于类卒中样发病,影像学病灶不符合血管分布区的患者,应提高对该类疾病的认识及鉴别诊断,有条件者可进一步完善脑活检,以免导致临床误诊。

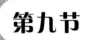

第九节　T 淋巴母细胞淋巴瘤/白血病合并脑脓肿

临床资料

患者,男性,35 岁,农民。主诉“眼睑水肿伴血肌酐升高 7 d”于 2020 年 3 月 10 日入住我院肾内科。既往慢性乙型病毒性肝炎病史。7 d 前(2020 年 3 月 3 日)因体检发现纵隔占位,至郑州某医院行“胸腔镜下纵隔占位摘除术”,术后略感胸闷伴眼睑水肿。至我院复查,彩超示双肾显著增大,肌酐 384 μmol/L,尿酸 549 μmol/L,后至我院肾内科住院,完善肾穿刺活检考虑淋巴瘤浸润,外院纵隔占位病理组化结果回示:符合 T 淋巴母细胞性淋巴瘤/白血病。

患者于 2020 年 3 月 15 转入血液内科继续治疗,完善诊断分期为:T 淋巴母细胞淋巴瘤/白血病-Ann Arbor 分期Ⅳ期-IPI 评分 3 分。给予化疗前预治疗(地塞米松 10 mg,每天 1 次,静脉注射,第 1～7 天),水化、碱化尿液,肾功能恢复正常后,于 2020 年 3 月 20 日开始给予 VDLP 方案化疗。患者于化疗第 24 天出现Ⅳ度骨髓抑制粒细胞缺乏伴腹腔感染、高热,考虑合并“脓毒血症”,调整抗生素为“美罗培南+大扶康+利奈唑胺”联合抗感染治疗。

于 2020 年 4 月 12 日突然出现高热伴意识模糊,行头颅 CT 检查示脑室出血(图 1-31A ~ E),于 4 月 13 日凌晨转入神经外科急诊行"脑室钻孔引流术+颅骨修补术",术后保持引流管通畅,局部应用尿激酶促进引流、抗感染等治疗,于 2020 年 4 月 14 日复查头颅 CT:示脑室系统出血并引流术后,脑室内积血量较前片略减少(图 1-31F ~ J)。病情稳定拔除脑室引流管后于 2020 年 4 月 20 日转回血液内科,其间患者仍间断出现发热,于 2020 年 4 月 28 日突发意识障碍、双下肢无力,急诊完善头颅 CT 提示双侧颞叶、左侧顶枕叶皮质下不规则低密度影(图 1-32),请神经内科会诊,查体:嗜睡,反应迟钝,言语欠流利,高级智能明显减退,四肢肌力 4 级,肌张力低下,腱反射低下,双侧巴宾斯基征阴性,脑膜刺激征阳性。完善头颅 MRI+增强 MRI 提示(2020 年 4 月 28 日):T_2 示双侧颞叶、左侧枕叶、顶叶可见多个斑片样长 T_2 信号影(图 1-33A ~ D);FLAIR 示双侧颞叶、左侧枕叶、顶叶高信号(图 1-33E ~ H);DWI 示双侧颞叶、左侧枕叶、顶叶呈略高信号(图 1-33I ~ K);MRA 示颅内血管正常(图 1-33L);增强示环形强化(图 1-33M ~ P)。脑脊液病原学 DNA/RNA-NGS、病毒性脑炎全套、寡克隆条带均阴性。诊断考虑多发脑脓肿,治疗上给予"美罗培南(2.0 g,每 8 h 1 次)+大扶康(0.6 g,每天 1 次)+利奈唑胺(0.6 g,每 12 h 1 次)+甲硝唑(0.5 g,每 8 h 1 次)"联合抗感染治疗,治疗 3 周后(2020 年 5 月 22 日)复查头颅增强 MRI 示:双侧颞叶、左侧枕叶、额叶多发环形强化影,病灶较前明显缩小(图 1-34)。继续给予上述抗感染药物治疗后,患者神志清,精神可,四肢肌力 5 级,肌张力正常,双侧巴宾斯基征阴性。脑膜刺激征阴性。于 2020 年 5 月 26 日好转出院。

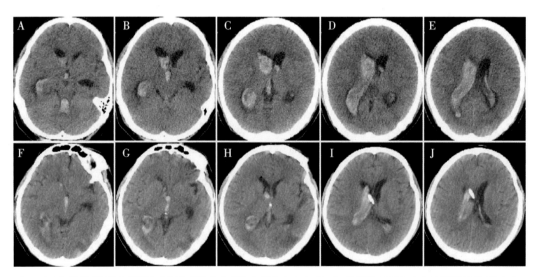

A ~ E. 头颅 CT 示右侧侧脑室下角旁脑出血并脑室系统内出血;F ~ J. CT 示脑室系统出血并引流术后,脑室内积血量较前略减少。

图 1-31　头颅 CT

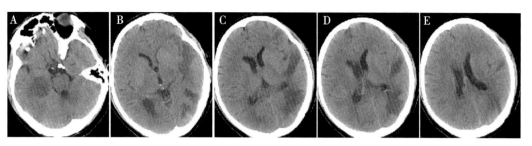

A~E. 双侧颞叶、枕叶、顶叶多发水肿样密度影。

图1-32　头颅CT

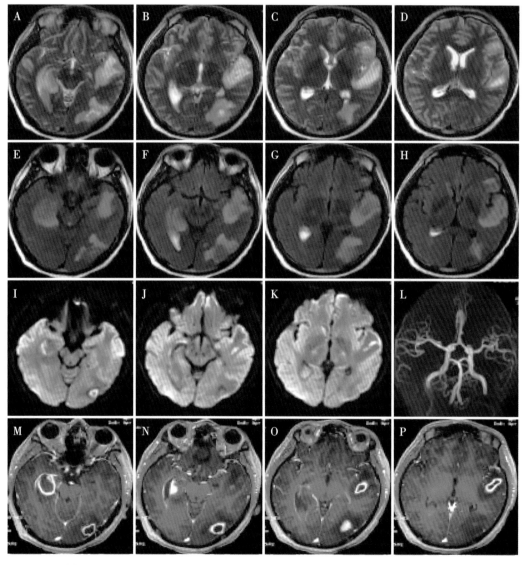

A~D. 头颅MRI T$_2$示双侧颞叶、左侧枕叶、顶叶可见多个斑片状T$_2$信号影；E~H. FLAIR示双侧颞叶、左侧枕叶、顶叶高信号；I~K. DWI示双侧颞叶、左侧枕叶、顶叶呈略高信号；L. MRA示颅内血管正常；M~P.增强示环形强化。

图1-33　头颅MRI+MRA

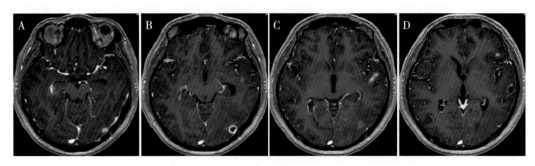

A~D. 双侧颞叶、左侧枕叶、额叶多发环形强化影,病灶明显缩小。

图1-34 头颅增强MRI

🔍 讨论及文献综述

患者嗜睡、反应迟钝、高级皮质功能明显减退,定位于脑干网状上行激活系统或双侧大脑皮质;双侧肢体中枢性瘫痪,定位于双侧皮质脑干束受累;脑膜刺激征阳性,定位于脑膜或脑脊液循环系统,故综合定位于脑膜、脑实质。患者青年男性,慢性起病,进行性加重,化疗后出现骨髓抑制粒细胞缺乏伴脓毒血症等并发症。住院第32天出现脑室出血,其间出现发热、脑实质及脑膜系统损伤的症状及体征,结合患者头颅MRI提示双侧颞叶、左侧枕叶、顶叶多发异常信号影,增强呈环形强化,临床诊断:T淋巴母细胞性淋巴瘤/白血病继发脑脓肿。

T淋巴母细胞淋巴瘤/急性淋巴细胞白血病(T lymphoblastic lymphoma/acute lymphocytic leukaemia,T-LBL/ALL)是来源于未成熟T细胞的侵袭性肿瘤,好发于儿童及青少年。T-LBL/ALL是T细胞系的淋巴母细胞肿瘤,经常累及骨髓和外周血(T淋巴母细胞白血病,T-acute lymphoblastic ieukemia,T-ALL),也可以主要表现为胸腺受累及淋巴结或结外器官受累(T淋巴母细胞淋巴瘤,T lymphoblastic lymphema,T-LBL)。当病变局限于肿块伴轻微外周血和骨髓侵犯时,可诊断为淋巴瘤,如果有广泛的骨髓和血液侵犯,则诊断为T淋巴母细胞白血病。患者表现为肿块,骨髓中又出现淋巴母细胞,则两者的界限并不清晰。结合本病例患者存在纵隔占位肿块,双肾肿大,病理活检可见多数淋巴瘤浸润,同时伴有外周血及骨髓侵犯,因此该患者诊断T淋巴母细胞淋巴瘤/白血病-Ann Arbor分期Ⅳ期明确。

20-LBL占淋巴母细胞淋巴瘤的85%~90%,青少年男性多见、成人也可发病。T-ALL占儿童急性淋巴细胞白血病的15%,其中男性发病率较高,青少年较儿童多见,约占成人急性淋巴细胞白血病的25%。其病因及发病机制为T-LBL和T-ALL来源于胸腺淋巴组织,属于同一肿瘤克隆,目前已从分子水平识别出多种基因异常,包括抗原受体基因、染色体异常,抑癌基因失活以及癌基因的激活等。

白血病患者由于长期使用免疫抑制剂,机体防御、造血功能以及免疫力下降,容易合并细菌及真菌感染。研究表明,T-LBL/ALL 最常见的中枢神经系统(CNS)并发症包括颅内出血、代谢性脑病和感染。CNS 感染的危险因素包括原发疾病、较长的骨髓抑制期和应用免疫抑制剂(激素等)。CNS 感染的诊断至少需满足以下条件中的 2 项:①尸体解剖或活组织检查证实;②典型的神经系统影像学图像;③对因治疗后影像学检查和临床症状改善;④血清学阳性反应。本病例患者确诊 T-LBL/ALL 后,给予 VDLP 方案第 24 天后,出现Ⅳ度骨髓抑制粒细胞缺乏伴腹腔感染、脓毒血症,继而出现脑室出血,行脑室钻孔引流术后再次继发脑内多发脓肿,考虑与患者使用免疫抑制剂及激素后出现免疫力低下、骨髓抑制,导致患者出现感染等并发症。在急性白血病的诱导缓解治疗中,感染往往是致命的并发症,造成感染的原因主要是化疗药物严重破坏了机体的免疫功能,包括体液免疫及细胞免疫功能,抗白血病药物在杀伤白血病细胞的同时,抑制骨髓造血,从而影响吞噬细胞的功能。本例患者发病期间间断发热、出现脓毒血症,治疗效果欠佳后出现意识障碍、肢体无力等神经功能缺损症状,完善头颅 MRI 平扫加增强后考虑出现颅内多发脑脓肿。

脑脓肿是起源于脑实质的局灶性感染,继而形成由血运良好的包膜包围的脓腔。所有颅内占位性病变中,脑脓肿所占比例在发达国家为 1%~2%,在发展中国家约为 8%。脑脓肿主要来自邻近部位感染(如慢性中耳炎、乳突炎、鼻窦炎、口腔感染和细菌性脑膜炎)、躯体其他部位的细菌性感染(如心脏瓣膜感染和肺部感染)及严重的头部创伤及神经外科手术之后的感染。神经外科手术后,发生脑脓肿的风险在 0.2%~0.6%。另外,除细菌性脑脓肿外,器官移植者和接受免疫抑制治疗的患者通常还会因真菌、诺卡氏菌、结核分枝杆菌引起脑脓肿。本病例患者确诊白血病给予化疗后,出现重症感染及脑室出血,同时给予神经外科手术,考虑此患者出现颅内多发脓肿与白血病患者免疫力低下及神经外科手术可能相关。

脑脓肿从出现症状到确诊平均时间为 8.3 d,临床症状包括发热、头痛、局灶性神经功能损伤、癫痫、精神异常等。脑脓肿可分为 4 期,即早期脑炎期、晚期脑炎期、包膜形成早期和包膜形成晚期。CT 增强典型表现为周边环状强化病灶,包括病灶中心及周围的低密度区(水肿)。CT 病灶大多位于额叶或颞叶。MRI 是诊断脑脓肿的首选检查手段。MRI 特征表现包括以下几点。①急性脑炎期:初期,病变小,位于皮质或皮髓质交界处,T_2WI 呈略高信号。病变进展,范围增大,T_1WI 呈低信号,T_2WI 呈高信号,占位效应明显。②化脓期和包膜形成期:脓腔和周围水肿 T_1WI 呈低信号,T_2WI 呈高信号,脓肿壁 T_1WI 呈等信号,T_2WI 呈等或低信号。增强脓肿壁显著强化,壁光滑、无结节。多房脓肿可有壁结节假象,少数脓肿亦可形成壁结节、花环状结构。因脓液黏稠,水分子扩散受限,脓腔 DWI 呈显著高信号,为脑脓肿特征性表现。本例患者头颅 CT 示双侧额叶、左侧颞叶、枕叶、顶叶多发水肿样低密度影,头颅 MRI 示双侧颞叶、顶叶、枕叶可见多个斑片状长 T_2 信号影,FLAIR 呈稍高信号,DWI 病灶呈稍高信号,周围可见片状水肿带影,增强呈环形强化,符合脑脓肿的典型影像学改变。

脑脓肿是具有致命风险的中枢神经系统感染性疾病,及时有效治疗至关重要。主要包括手术治疗和药物治疗。多个指南认为可以将脑脓肿直径大于 2.5 cm 作为外科手术的指征,其他手术指征包括即将出现的脑疝或有破裂风险的脑室周围脓肿。当脓肿浅表且位于非言语功能区域时,可考虑脓肿完全切除。单纯药物治疗适应于脓肿早期、脓肿较小(直径<2.5 cm)、颅内压无明显增高或占位效应不明显的多发性脑脓肿。应选择易透过血脑屏障的敏感抗菌药物。经验性治疗:可给予头孢噻肟/头孢曲松+甲硝唑或美罗培南。如果考虑感染的病原体可能是金黄色葡萄球菌,则加用万古霉素;对于因器官移植或其他原因使用免疫抑制剂的脑脓肿患者,应在标准方案中添加伏立康唑(针对真菌性脑脓肿),以及甲氧苄啶/磺胺甲噁唑或磺胺嘧啶(针对弓形体和诺卡菌脑脓肿)。利奈唑胺可以有效通过血脑屏障,在一线治疗失败的情况下,可以考虑使用利奈唑胺治疗多重耐药的中枢神经系统革兰氏阳性菌感染,使用抗生素时间通常持续 6～8 周。本例白血病患者使用免疫制剂后出现多发脑脓肿,治疗上给予美罗培南+大扶康+利奈唑胺+甲硝唑四联抗感染治疗,临床症状明显改善,并且治疗 3 周后复查头颅 MRI 提示病灶明显改善。

综上所述,T 淋巴母细胞性淋巴瘤/白血病在接受化疗等治疗后常常会出现骨髓抑制,合并脑部单发或多发脓肿、脑出血、脑梗死及脑积水等并发症。脑脓肿是一种严重的颅内感染性疾病,若患者无明显感染症状,起初症状隐匿或卒中样起病,在包膜未形成期可能会误诊。在临床工作中,需根据患者临床症状、影像学检查和真菌培养,做到早期识别、早期诊断、早期治疗,改善患者预后。

第十节　Creutzfeldt-Jakob 病

 临床资料

患者,女性,65 岁,农民,文盲。主诉"记忆力减退 20 d,加重 3 d"于 2018 年 2 月 12 日入院。入院 20 d 前(2018 年 1 月 22 日)无明显诱因出现记忆力、计算力减退,表现为不知道家庭住址、不知道所用物品及所吃食物、所做事情,无发热、头晕、头痛,无肢体震颤,无饮水呛咳、吞咽困难,无视物旋转、视物成双,无肢体麻木、无力,无大小便失禁,无四肢抽搐,意识障碍等,3 d 前(2018 年 2 月 8 日)出现人格异常、时有幻觉、答非所问、步态不稳,为求进一步诊治,遂来我院。患者发病以来,患者神志清,饮食睡眠不佳,大小便正常,体力差,体重无明显减轻。既往史、个人史、家族史无特殊。

入院查体:T 36.2 ℃,R 19 次/min,P 76 次/min,BP 146/100 mmHg,意识清楚,精神差。不完全运动性失语,远记忆力、瞬时记忆力、近记忆力、理解力、定向力均明显减退。双侧额纹对称,双侧瞳孔等大等圆,直径约 2.0 mm,对光反射灵敏,双侧咽反射迟钝,洼田饮水试验 I 级,余脑神经(-)。共济失调步态,四肢肌力 5-级,四肢肌张力增高,踝阵挛阳性。四肢腱反射(+++),双侧巴宾斯基征阳性。深浅感觉系统检查不合作。指鼻试验、跟膝胫试验欠稳准,龙贝格征睁、闭眼均不稳。颈软,克尼格征、布鲁津斯基征阴性。MMSE 12 分;MOCA 8 分;CDR 0.5 分;ADI 9 分。

辅助检查:血细胞分析示 HCT 34.9%,淋巴细胞数 4.07×10^9/L,淋巴细胞比率 59.2%,中性粒细胞比率 32.0%。余生化、肿瘤标志物、免疫全套未见异常。脑脊液压力 190 mmH$_2$O,脑脊液常规、生化、墨汁染色、抗酸染色、ADA 均正常。脑脊液病毒相关抗体、副肿瘤抗体、自身免疫性脑炎相关抗体、寡克隆区带均正常。肌电图:四肢所检神经未见异常。头颅 MRI+增强(图 1-35):双侧额颞顶枕叶、岛叶及海马皮质区广泛异常信号,多考虑克-雅病(CJD)可能性大。脑电图(图 1-36):重度异常脑电图,可见三相波。入院后给予改善脑代谢、改善认知功能等对症治疗,其间脑脊液 14-3-3 蛋白(国家疾病预防控制中心):阳性。2018 年 4 月 2 日复诊:谵妄状态,不言语,吞咽困难,饮水呛咳,四肢肌力约 4-级,四肢肌张力增高,踝阵挛、髌阵挛阳性。双侧巴宾斯基征阳性。余神经系统查体不合作。复查头颅 MRI+增强(图 1-37):双侧大脑半球皮质对称性异常信号较前加重,考虑克雅病。2018 年 5 月 2 日电话随访家属诉出现意识不清、鼻饲、肢体不能活动(无动性缄默?)。2018 年 5 月 21 日患者在家死亡。

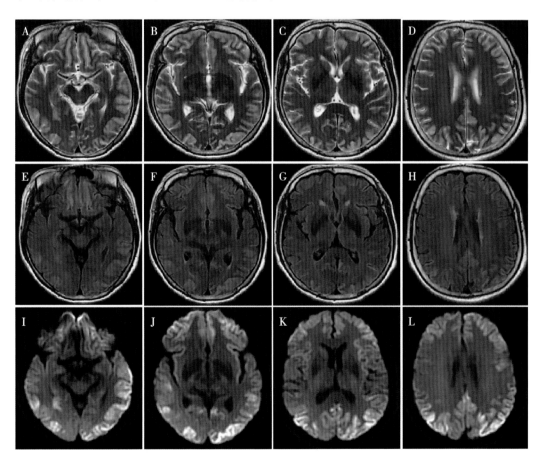

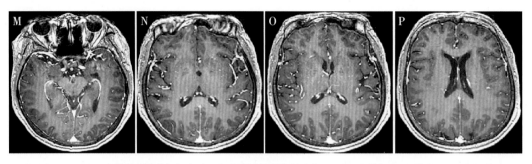

A ～ D. MRI T$_2$ 示双侧额颞顶枕叶、岛叶及海马皮质区见广泛多发脑回状、飘带状长 T$_2$ 信号影,边缘较清;E ～ H. MRI FLAIR 呈略高信号;I ～ L. MRI DWI 呈高信号;M ～ P. 增强未见明显强化。

图 1-35　头颅 MRI+增强

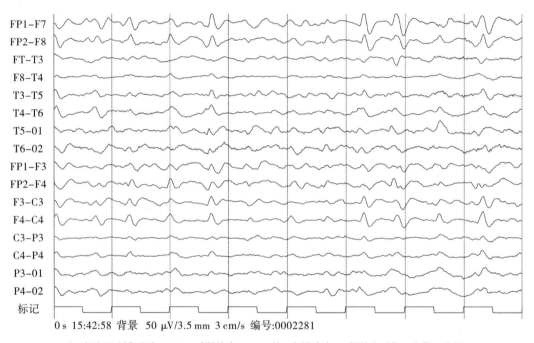

中-高波幅、周期约为 0.7 Hz、时限约为 300 ms 的三相波为主,双侧基本对称。未见 α 节律。

图 1-36　脑电图

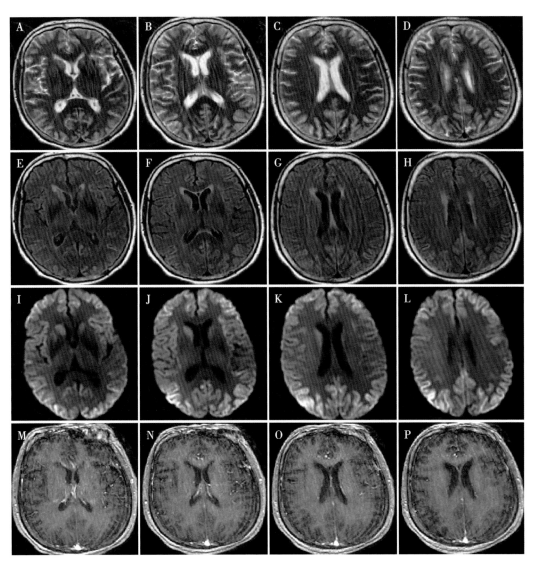

A～L. 头颅 MRI 提示双侧大脑半球对称,双侧额颞顶叶、枕叶皮质、尾状核头、豆状核对称性异常信号较前加重。M～P. 头颅增强未见明显强化。

图 1-37 复查头颅 MRI+增强

🔍 讨论及文献综述

患者快速进展性认知功能障碍、精神、行为异常,提示大脑皮质或边缘系统受累;四肢上运动神经元性瘫痪、踝阵挛,提示双侧锥体束受累,共济失调,提示小脑半球或蚓部受累。患者老年女性,亚急性起病,快速进展性痴呆,头颅 DWI 双侧顶枕叶皮质高信号,脑电图广泛周期性三相波,CSF 14-3-3 蛋白阳性,根据克雅病的诊断标准,临床诊断:克雅病(Creutzfeldt-Jakob 病,CJD)。

克雅病又称为皮质–纹状体–脊髓变性、亚急性海绵状脑病或传染性海绵状脑病,最早由 Creutzfeld 和 Jakob 先后报道,是一种由内源性或外源性朊蛋白(PrP)感染所致的可传染的快速进展性致死性的中枢神经系统变性疾病,具有病程短、进展迅速、致死性和无法医治的特点,是最常见的人类朊蛋白病(prion disease),是成人快速进展性痴呆的原因之一。CJD 呈全球分布,无季节性和性别差异,患者多为中老年人。根据我国的 CJD 监测发现,发病以散发型 CJD 为主,发病年龄多在 40 ~ 80 岁,中国每年的 CJD 发病率为 0.9‰,本病预后较差,早期时发现较困难,通常一旦发病病情进展迅速,大多数在 1 ~ 2 年内死亡,病死率 100%。

临床上常将 CJD 分为散发型(sporadic CJD,sCJD)、遗传型、医源型以及变异型 CJD (variant CJD,vCJD)。经典的克雅病分 3 种类型(散发型、遗传型、医源型):散发型约占经典克雅病的 85% ~90%,其传染途径原因多样;遗传或家族型占 10% ~15%,是由 *PrP* 基因突变引起;医源型约占 5%,是由因角膜、硬脑膜移植以及注射人脑垂体提取的生长激素或性腺激素以及接触污染的医疗器械等引发的感染。

临床特征通常表现为持续进行性痴呆,常伴有进行性加重的神经和精神症状,该病起病隐匿、进展迅速、临床表现复杂多样,病理组织学特征表现为脑海绵状改变。早期临床症状可表现为疲劳、记忆力减退、失眠、眩晕、烦躁易怒、注意力不集中等症状。随着病程的进展,则可出现大脑皮质、锥体束、锥体外系等受损的症状交替或相继出现,如大脑皮质受损表现为进行性痴呆、人格障碍,可伴有失语等;锥体束征、锥体外系表现为手足徐动、舞蹈样动作或者动作缓慢,肌强直、震颤等不自主运动,约 2/3 患者出现肌阵挛。到疾病晚期则可出现大小便失禁、无动性缄默、昏迷或去皮质强直状态。进行性痴呆为最常见的首发症状,绝大多数病例表现痴呆呈进行性加重或死亡;最终死亡往往为继发性感染。

为了提高早期诊断,2009 年欧洲磁共振–克雅病联盟发布很可能的 CJD 的诊断标准:具备以下 3 项,且常规检查未提示其他诊断:①进行性痴呆。②至少有下列临床表现中的两种:肌阵挛、视觉障碍或小脑障碍、锥体束征或锥体外系功能障碍、无动性缄默。③具有以下检查中至少一项阳性:a. 典型脑电图表现,即每秒出现 1 ~2 次典型的三相波;b. 脑脊液检查 14–3–3 蛋白阳性,且临床病程短于 2 年;c. MRI 检查 DWI 像或者 FLAIR 像存在尾状核和(或)壳核异常信号。本例患者符合诊断标准①、②、③a、b、c。

当前脑组织病理检测阳性是确诊克雅氏病的唯一指标,通过脑组织免疫组化检测出的 PrPSc 蛋白是确诊 CJD 病例的最佳指标,但是目前基于国人对死亡尊重的传统,现实中几乎不可能得到家属同意采集死亡患者的脑组织样本,因此绝大多数患者只能作为临床诊断病例。随访对于确诊有非常重要的意义,如果患者初次诊断为临床诊断病例,但随访发现其存活 2 年以上,可能前期的临床诊断是不正确的。本病例患者未做活检,根据诊断标准高度疑似 CJD。

颅脑 MRI 是早期诊断 CJD 的有效方法,尤其是 DWI 在 CJD 的早期诊断中具有重要的临床价值,其敏感性为 91%,特异性为 95%,比 EEG 的周期性尖波复合波(PSWC)和

CSF 14-3-3 蛋白更敏感。典型的 MRI 特征是 DWI 序列沿皮质走行的"飘带征"和(或)双侧基底节区高信号,受累部位以单纯皮质为主,少部分可同时累及基底节,个别可累及岛叶,未见单纯基底节受累者。病程长者可见广泛脑萎缩。DWI 阳性出现时间较 $T_1/T_2/$ FLAIR 等序列早。从发病到 MRI 发生改变时间最短 3 周,最长可达 1 年以上,平均 5 个月左右。因此,MRI 尤其是 DWI 序列是诊断 CJD 首选检查项目,并定期随访 DWI 的变化。

脑电图作为 CJD 重要的临床诊断标准之一,有重要诊断价值。病程早期常表现为局灶性或弥漫性慢波,但其特征性表现为周期性尖慢复合波(PSWC),PSWC 为同步的、周期性的电释放,间隔 0.5~2.0 s 重复 1 次,通常周期为 100~600 ms 的高幅尖波或慢波背景上出现广泛的双相或三相 PSWC。但是 PSWC 在疾病早期可不出现,EEG 与临床症状密切相关,患者在中晚期表现出典型的 PSWC 和肌阵挛的临床特征。研究发现,CJD 患者 PSWC 释放的病程区间因人而异,最早可以发生在病程第 5 周,最晚在病程的第 11 个月,该结果提示了反复监测脑电图对诊断 CJD 的重要性。PSWC 阳性率与 *PRNP* 基因的多态性有关,主要出现于散发型 CJD 的 MM1 和 MV1 中,VV 亚型中 PSWC 阳性率仅 4%。PSWC 是 CJD 重要诊断标准之一,但也可见于痴呆和线粒体脑肌病等,因此必须与临床表现相结合才有实际意义。

正常神经细胞内含有 14-3-3 信号蛋白,由于 CJD 患者神经元大量死亡时会释放出 14-3-3 蛋白,从而导致 CSF 中 14-3-3 蛋白水平升高,因此 CSF 14-3-3 蛋白阳性对 CJD 临床确诊有重要意义。CSF 14-3-3 对 CJD 的敏感性为 94%,特异性为 84%。因 CSF 14-3-3 蛋白阳性率偏低是否与病程相关尚需进一步研究,故对可疑 CJD 患者应进行 CSF 14-3-3 蛋白水平动态监测。

临床诊断为 CJD 前应首先排除脑炎或慢性脑病等可治疗的疾病。主要包括以下几个方面的疾病。①神经变性病:阿尔茨海默病、路易体痴呆、皮质基底节变性、神经元核内包涵体病和其他朊蛋白病。②血管因素引起的病变:需要筛查脑血管造影、颈动脉超声、超声心动图,另外还需要实验室检查评价患者的凝血功能。③感染因素引起的病变:病毒性脑炎、真菌感染、莱姆病、梅毒、HIV 痴呆、进行性多灶性白质脑病和亚急性硬化性全脑炎。④代谢性疾病:代谢异常(甲状腺、甲状旁腺、肾上腺疾病),钙、镁、磷等电解质紊乱,叶酸和维生素 B_{12} 缺乏,尿毒症,肝性脑病,卟啉病,铅和汞等重金属中毒等。⑤自身免疫性疾病:桥本脑病、边缘叶脑炎、狼疮脑病等。⑥肿瘤转移:非自身免疫性副肿瘤综合征。⑦医源性:药物中毒等。

根据中国 CJD 病例监测显示,病程平均时间为 7.13 个月(1.00~23.34 个月),78.52% 的患者在发病 1 年内死亡;据记载日本 855 例患者平均病程为 7.41 个月,46% 患者在发病后 1 年内死亡;根据欧洲 CJD 监测网络对 2 451 病例进行分析,结果显示其平均病程为 5 个月,85.81% 的患者在发病 1 年内死亡。上述文献分析说明,通过积极的对症治疗和支持疗法,可以为 CJD 患者提供延长生命的救治效果。

综上所述,CJD 患者早期临床表现特异性差,对于临床上出现典型的三主症:进行性痴呆、肌阵挛和脑电图周期性尖慢复合波,应尽早行颅脑 MRI、EEG 和 CSF 14-3-3 蛋白检查,并进行动态监测以提高确诊率。如有可能行脑活检进一步明确诊断,尽早明确诊断,减少疾病的传播,最大程度地减少此病对我国公共卫生造成的威胁。

第十一节 散发性致死性失眠症

 临床资料

患者,男性,58 岁,初中文化,以"睡眠中异常行为 1 年"为代主诉于 2022 年 4 月就诊。2021 年 4 月无明显诱因出现睡眠中异常行为,主要表现为梦语、肢体活动(具体表现不详),未出现坠床,未伤及同床者及自己,醒后对睡眠中出现的异常行为活动无记忆,每晚出现 3~5 次,无明显日间思睡,偶有疲乏感;上述睡眠中行为异常发作频率逐渐增加,入睡即可出现;先后就诊于多家医院,完善头颅 MRI+MRA:双侧大脑半球可见散在点状白质异常信号,脑 MRA 可见动脉硬化改变。多导睡眠图诊断:睡眠呼吸暂停低通气综合征(中度,以低通气为主),睡眠连续性差,睡眠效率低,睡眠结构紊乱;考虑"阻塞性睡眠呼吸暂停低通气综合征",行鼻咽部手术并佩戴夜间无创呼吸机、口服抗抑郁焦虑药物治疗均无效,患者情绪不稳、烦躁更加明显,坐卧不安,并出现头晕、言语不清、饮水呛咳,步态不稳,平卧时头晕缓解,站立、行走时明显,无肢体麻木无力、跌倒,无视物旋转、恶心呕吐、头痛等不适,整个病程中,患者无嗅觉减退、行动迟缓、肢体震颤,无视幻觉,无睡瘫、猝倒。现患者为进一步明确诊断,门诊以"睡眠障碍"收入我院。既往史:高血压病史半年,最高血压 180/130 mmHg,现口服左氨氯地平片 2.5 mg 每早 1 次,血压控制在 140/90 mmHg 左右。家族史、个人史无特殊。

入院查体:T 36 ℃,P 110 次/min,R 24 次/min,BP 170/114 mmHg,颈围 39 cm,卧位血压:左侧 145/102 mmHg,右侧 134/92 mmHg,右侧立位即刻血压 150/111 mmHg,1 min 血压 165/108 mmHg,3 min 血压 141/104 mmHg。马氏分级 2 级。意识清楚,高级智能减退(MMSE 21 分,MOCA 15 分),构音障碍,右眼呈外展位,双眼各向运动充分,复视,可见水平眼震。右侧眼裂稍小,右侧额部稍有少汗,余脑神经系统查体未见明显异常。四肢肌力 5 级,肌张力正常,四肢腱反射(++),双侧霍夫曼征阴性,巴宾斯基征阴性,躯体深浅感觉对称正常。右侧指鼻欠稳准、轮替试验稍笨拙,双侧跟膝胫试验欠稳准。龙贝格征睁闭眼均不稳。脑膜刺激征阴性。

辅助检查:血生化、肿瘤标志物、风湿免疫抗体全套、自身免疫性脑炎相关抗体、副肿瘤相关抗体未见明显异常。SEP:未见明显异常。脑电图:正常。黑质超声未见明显异常。TCCD:颅内动脉超声未见明显异常。彩超:双侧颈动脉内-中膜不均增厚伴斑块。

颅压:105 mmH$_2$O,14-3-3 蛋白阳性。脑脊液生化、蛋白、寡克隆区带、自身免疫性脑炎相关抗体、副肿瘤相关抗体未见异常。头颅 MRI(图 1-38):双侧额顶叶皮质下点状缺血灶,轻度脑萎缩。PECT(图 1-39):双侧额叶、颞叶局部葡萄糖代谢减低,左侧额叶为著;脑白质变性;脑萎缩。24 h PSG(图 1-40):24 h 昼夜节律紊乱,睡眠效率8.5%,睡眠总时间 118.5 min。皮肤活检:可见朊蛋白病毒;基因检测:PRNP 基因未发现致病位点。

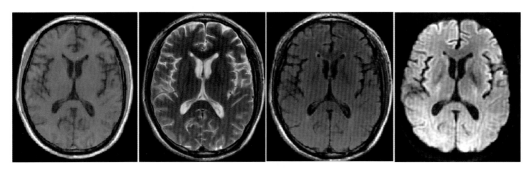

图 1-38　头颅 MRI 示双侧额顶叶皮质下点状缺血灶,轻度脑萎缩

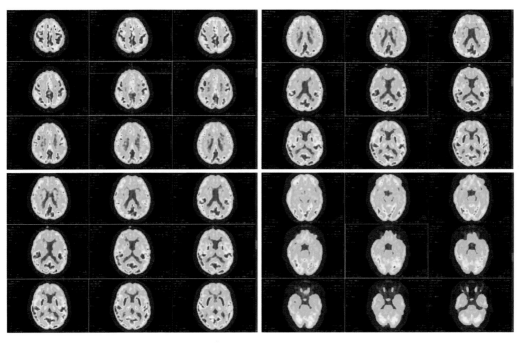

图 1-39　双侧额叶、颞叶局部葡萄糖代谢降低,左侧额叶为著;脑白质变性;脑萎缩

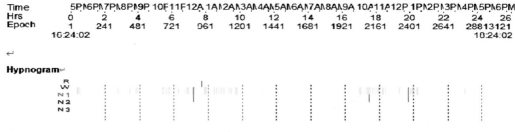

图 1-40　24 h 昼夜节律紊乱,睡眠效率 8.5%,睡眠总时间 118.5 min

🔍 讨论及文献综述

患者中年男性,亚急性起病,进行性加重;病前无发热、感冒、腹泻、毒物药物接触史;以睡眠障碍、梦样动作、认知功能减退、小脑性共济失调、自主神经功能受累为主要临床表现。辅助检查:14-3-3 蛋白阳性。PSG 提示睡眠总效率低,昼夜节律丧失,片段化睡眠,以Ⅰ期睡眠为主,少量的Ⅱ期、R 期睡眠,无Ⅲ期睡眠,考虑激越性失眠;PECT:双侧额叶、颞叶局部葡萄糖代谢降低,左侧额叶为著;皮肤活检:可见朊蛋白病毒;基因检测:*PRNP* 基因未发现致病位点。结合患者症状体征,诊断考虑散发性致死性失眠症(sporadic family fatali somnia,sFFI)。

致死性家族性失眠症(fatal familial insomnia,FFI)是一种罕见的致命的遗传性朊蛋白病,其特征是由于中枢系统内致病型朊蛋白(scrapie prion protein,PrPSc)异常沉积导致神经系统退行性改变,Lugaresi 等于 1986 年首次描述。中国的第一例 FFI 患者报道源于 2005 年。sFFI 报道更少,目前诊断标准参考 FFI 的诊断标准(表 1-4)。

表 1-4　FFI 新诊断标准

项目	内容
持续时间一般<2年的核心临床特征	(a)可能的器质性睡眠相关症状:顽固性失眠、兴奋性焦虑症、伴有/不伴有喉鸣、睡眠相关的呼吸暂停/低通气和(或)不自主运动。 (b)神经精神症状:快速进行性痴呆,精神症状包括幻觉、妄想、性格改变和行为异常。 (c)进行性交感神经症状:高血压、心动过速、呼吸不规则、体温过高、出汗和(或)体重减轻。
支持标准	可能有器质性失眠相关症状的阳性家族史,可能的器质性失眠(昼夜节律丧失、睡眠碎片化、总睡眠时间减少、睡眠-觉醒周期紊乱、睡眠纺锤体、K 复合波、三角波和慢波睡眠的早期永久性和渐进性减少)伴有/不伴有睡眠相关视频多导睡眠图显示呼吸暂停/低通气、喉鸣和不自主运动。 通过 PET 或 SPECT 成像在丘脑中选择性地低葡萄糖摄取或低灌注。

续表1-4

项目	内容
排除标准	(a)EEG 上的周期性尖波复合体(三相波)。 (b)DWI 或 FLAIR 序列中尾状核和壳核或至少两个皮质区域(颞-顶-枕)可见高信号。 (c)临床症状可以用其他医学疾病来解释。
确诊标准	*PRNP* 基因:*D178N-129M* 突变
使用标准进行诊断	可能的 FFI:显示 3 个核心临床特征中的两个,没有排除标准。 很可能的 FFI:满足可能的 FFI 的标准+1 个或多个支持标准,没有排除标准。 明确的 FFI:满足 3 个核心临床特征中的两个+确诊标准。

FFI 的病理特征是严重的神经元丢失和致病性朊蛋白在神经元和非神经细胞中异常聚集,并伴有胶质细胞增生,选择性丘脑变性是最突出的病理特征,以丘脑腹前核和背内侧核受累最严重,可见神经元丢失,严重者超过 95%。研究证实尸检出现丘脑严重萎缩的神经病理学改变,尤其是丘脑前核和背内侧核以及下橄榄核。病理研究发现,FFI 患者也可出现皮质和基底节区中度萎缩。此外,延下橄榄核、小脑皮质有时也可有神经元脱失及胶质细胞增生,小脑浦肯野细胞轻度减少。大脑灰质改变取决于病程的长短,部分患者有大脑皮质海绵状变性、老年斑,对于病程短的病例可能为轻中度,甚至不存在。一般而言,中枢系统其他部位,如基底节区、脑干、脊髓不被侵犯。

FFI 的临床主要表现如下。①睡眠障碍:睡眠障碍是本病发现最早,也是最突出的症状,而且贯穿整个病程的始终。常有睡眠中的自动行为,也可伴有复杂的幻觉和内容生动的梦境。睡眠中可以出现四肢的不自主运动和体位的频繁改变,伴有喉鸣和呼吸困难。这种严重失眠伴肢体不自主运动增加,可以是简单临床表现肢体活动,也可以是复杂有目的的肢体活动,如吃饭、喝水和穿衣等,称为激越性失眠。②认知障碍:几乎所有患者都会出现快速进展性痴呆和精神症状。可能存在记忆减退、空间定向障碍和视幻觉。也可能表现出性格的变化,包括抑郁、焦虑、攻击、淡漠、脱抑制等。幻觉、妄想和人格改变/行为异常在内的精神症状在 FFI 中的发生频率高于其他疾病。③自主功能障碍:包括发热、血压高、出汗、心动过速、不规则呼吸造成的呼吸困难/暂停。进行性交感神经过敏症状是 FFI 特有的,尤其是出汗和体重减轻。体重减轻是 FFI 患者最常见的交感神经症状,如在过去 6 个月内体重下降>10 kg 有助于早期 FFI 诊断。④运动症状:FFI 患者可伴有锥体束/锥体外系损害,包括发音困难、语言障碍、共济失调、肌阵挛、步态异常等。少数患者可出现神经眼科功能障碍包括视觉障碍和眼球运动障碍。

FFI 影像学检查中,MRI 多无特异性改变,可见大脑皮质萎缩和脑室扩大,PCT 或 SEPCT 显示丘脑葡萄糖代谢减退;丘脑和后扣带回代谢减低可以作为 FFI 诊断特定的表现。脑电图一般提示轻-中度异常,无典型癫痫样放电及周期性尖波复合体(三相波)的出现,如出现三相波可排除 FFI。脑脊液检验中常规、生化多为正常,脑蛋白可有轻度升高,14-3-3 蛋白多为阴性,但 14-3-3 蛋白阳性不是 FFI 的排除标准。进行多导睡眠监测(PSG)可显示 FFI 早期可出现睡眠纺锤体和 K 复合体减少或消失,睡眠效率降低,睡眠潜伏期延长,总睡眠时间减少,睡眠觉醒次数增多,觉醒时间延长,随着病情发展可出现慢波睡眠减少或消失、睡眠碎片化、非快速眼动 1 期(N1)睡眠持续存在,而快速眼动(REM)睡眠无法持续,可出现短暂的 R 期睡眠,或者在 N1 期睡眠中插入短暂的 R 期,甚至 R 期的缺失。

此患者存在快速进展的认知障碍、高血压及共济失调的临床症状,并有通过 PSG 证实激越性失眠,而脑电图、头颅磁共振未见特异性改变,皮肤活检提示朊蛋白病毒感染,对照 FFI 诊断标准,考虑很可能的 FFI,但患者基因检测:PRNP 基因未发现致病位点,故考虑为散发性致死性失眠症(sFFI)。此病进展较快,目前尚无明确有效的治疗药物,预后差,患者存活期短。

此病为罕见病,本病例旨在提高对这一类疾病的认识。但本病例仍有不足:患者未行眼科专科检查,尚不明确眼部症状是否为 sFFI 的临床表现。曾有报道 CJD 患者可能会出现眼震但具体机制不详,尚无 SFFI 患者累及眼睛的报道,需进一步观察及研究。

第十二节　EB 病毒感染相关噬血细胞综合征

 临床资料

患者,女性,30 岁,农民。以"间断发热 5 个月余,意识障碍 1 d"为代主诉于 2020 年 8 月 1 日收入我院血液科。患者 5 个月余前无明显诱因出现发热,最高体温 39.0 ℃,伴出汗、乏力,无畏寒、寒战,无咽痛、咳嗽、咳痰,无腹痛、腹泻,无尿频、尿急、尿痛等。就诊于当地中医院,予以中药治疗效果差。上述症状间断出现,发热多在下午 13—14 时。遂就诊于安徽省某医院,查血常规:白细胞 $2.49 \times 10^9/L$,血红蛋白 92 g/L,血小板 $38 \times 10^9/L$,示全血细胞减少,随后就诊于周口市某医院,血常规仍示全血细胞减少,肝功能损伤,EB 病毒定量检测:2.71×10^7copies/mL;免疫抗体全套均阴性;腹部 CT 示脾大。骨髓穿刺涂片和骨髓活检未见噬血现象,未见幼稚细胞增多,巨核细胞未见明显病态造血,流式细胞学检查提示 NK 细胞比例增高,综合考虑"慢性 NK 细胞淋巴增殖性疾病? 肺部感染",给予抗感染等对症治疗,体温降至正常,血常规有所改善。1 个月余前患者无明显诱因再次出现发热,体温最高 38.7 ℃,伴出汗、乏力,血常规提示中度贫血、血小板Ⅱ度减少,纤维蛋白原<1.5 g/L,铁蛋白>500 ng/mL,骨髓见吞噬现象,查体见可触及的脾大,结合反复体温大于 38.5 ℃>1 周,诊断为"噬血细胞综合征";结合 EB 病毒拷贝数增高,考虑为"慢性活动性 EB 病毒感染",给予"地塞米松"10 mg/d 治疗,并辅以保肝等治疗后体温正常稳定,血细胞回升至正常,铁蛋白、肝功能好转出院,院外持续口服"地塞米松片 5 mg/d"维持治疗,病情稳定。入院 1 d 前患者突发意识模糊,反应迟钝,行走不能,伴发热,最高达 38.2 ℃,小便失禁,为进一步诊治,急诊以"①颅内感染?②慢性活动性 EB 病毒感染?③噬血细胞综合征"收住我院血液内科。患者发病以来,意识模糊,反应迟钝,近 2 d 进食量明显减少,大便正常,小便失禁,体力下降,体重减轻 4 kg。

入院查体:T 38.9 ℃,R 21 次/min,P 119 次/min,BP 103/83 mmHg;全身皮肤未见皮疹和出血点,左锁骨上窝和双侧腋窝淋巴结可触及,粗测直径 1 cm;口腔黏液黏稠,舌体双侧边缘可见白色黏膜,咽后壁充血,咽腔充血,双侧扁桃体检查不能配合;心肺查体未见明显异常。神经系统查体:意识模糊,精神差,反应迟钝,远、近记忆力、理解力、定向力、计算力均明显减退,言语欠流利。双侧额纹对称,双侧瞳孔等大等圆,直径约 2.0 mm,光反射迟钝,余脑神经(−)。右下肢肌力 4 级,余肢体肌力 5 级,肌张力正常,四肢腱反射对称存在,右侧巴宾斯基征阳性。颈颌下三横指,克尼格征、布鲁津斯基征阴性。

辅助检查:结果如下。EB 病毒拷贝数:3.21×106 copies/mL。血常规:白细胞 1.65× 10^9/L,中性粒细胞计数 0.7×10^9/L,血红蛋白 139 g/L,血小板 22×10^9/L,网织红细胞百分比 1.77%,未成熟网织红细胞比率 19.8%,C 反应蛋白 37.71 mg/L。血生化:血 β_2 微球蛋白 5.1 mg/L,总蛋白 53.2 g/L,白蛋白 30.3 g/L,总胆红素 39.0 μmol/L,直接胆红素 19.1 μmol/L,间接胆红素 19.9 μmol/L,碱性磷酸酶 186 U/L,谷氨酰转肽酶 388 U/L,谷丙转氨酶 88 U/L,谷草转氨酶 130 U/L,乳酸脱氢酶 978 U/L,肌酸酶同工酶 47 U/L,α-羟丁酸脱氢酶 735 U/L,甘油三酯 6.36 mmol/L,随机葡萄糖 22.90 mmol/L,钾 2.97 mmol/L,钠 127.6 mmol/L,氯 93.0 mmol/L,钙 3.09 mmol/L,免疫球蛋白 G 7.54 g/L,免疫球蛋白 M 0.39 g/L;补体 C4 41.6 mg/dL。降钙素原 0.214 ng/mL。铁蛋白 2 992.40 ng/mL。甲状腺功能:游离三碘甲状原氨酸 2.64 pmol/L;促红细胞生成素 63.95 mIU/mL。D-二聚体 11 509.63 μg/L,纤维蛋白降解产物 35 662.44 μg/L。脑脊液压力 240 mmH$_2$O,氯化物 119.00 mmol/L,脑脊液常规、墨汁染色、ADA、抗酸染色未见异常。脑脊液 NGS 和病毒脑炎全套均检出 EB 病毒。血培养:屎肠球菌。鼻咽拭子细菌培养未见异常。粪便隐血试验(+++)。细胞因子:IL-2 10.79 pg/mL,IL-6 120.31 pg/mL,IL-10 258.84 pg/mL,IL-4 9.63 pg/mL,TNF-α 33.23 pg/mL,IFN-γ 1 318.08 pg/mL。淋巴细胞计数:T 淋巴细胞 42.0%,辅助性 T 淋巴细胞 12%,NK 淋巴细胞 50%,辅助/抑制淋巴细胞比值 0.44,辅助性 T 淋巴细胞绝对计数 303/μL,NK 淋巴细胞绝对计数 1 263/μL。头颅 MRI 平扫+增强(图 1-41):示双侧额顶枕叶、左侧基底节区、胼胝体压部右侧可见散在点状、斑点状、小片状异常信号影,DWI 呈高信号。增强 MRI:部分脑膜强化。

入院诊断:噬血细胞综合征,给予激素、免疫抑制剂、抗病毒、输注血小板、血浆、营养等对症、支持治疗应用,同时给予"甲氨蝶呤、地塞米松"鞘内注射治疗。其间患者与其姐、弟、表兄均配型失败,与母亲配型结果亦不理想。患者病情逐渐加重并出现浅昏迷状态,复查头颅 MRI(图 1-42):双侧额顶枕颞叶、左侧基底节区、胼胝体压部右侧、双侧小脑半球可见散在点状、斑点状、小片状异常信号影同前无明显变化,腰椎穿刺脑脊液压力

320 mmH$_2$O，NGS 提示 EB 病毒抗体阳性。患者家属要求自动出院。出院诊断：①EB 病毒感染相关噬血细胞综合征；②病毒性脑炎；③脓毒血症；④肺部感染；⑤消化道出血；⑥呼吸、循环衰竭。

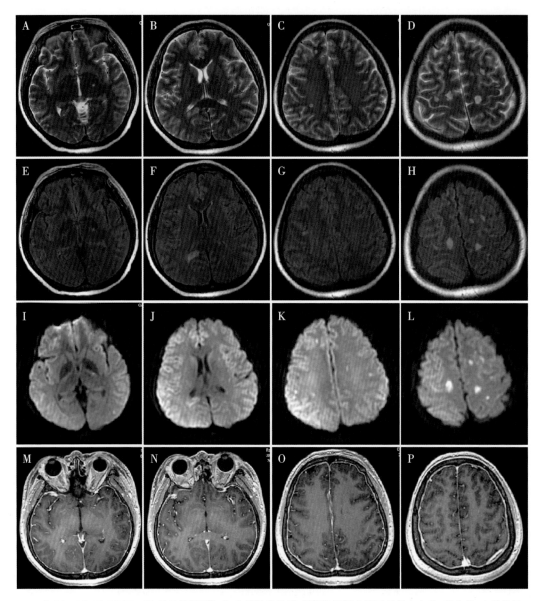

　　T$_2$(A～D)、FLAIR(E～H)示双侧额顶枕叶、左侧基底节区、胼胝体压部右侧可见散在点状、斑点状、小片状异常信号影，DWI(I～L)呈高信号。MRI 增强(M～P)部分脑膜强化。

图 1-41　头颅 MRI 平扫+增强

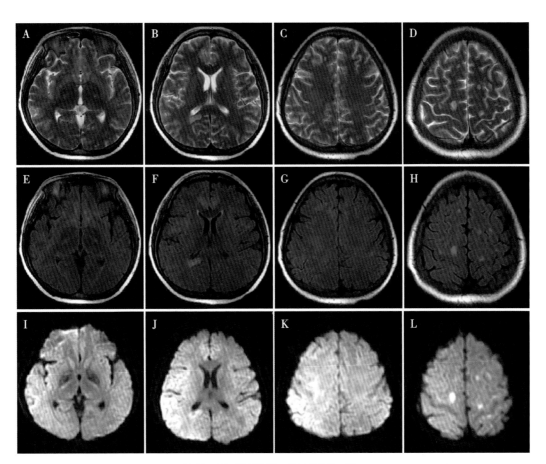

T_2(A~D)、FLAIR(E~H)、DWI(I~L)。

双侧额顶枕颞叶、左侧基底节区、胼胝体压部右侧、双侧小脑半球可见散在点状、斑点状、小片状异常信号影同前无明显变化。

图 1-42　复查头颅 MRI

讨论及文献综述

患者青年女性,慢性进展性病程,间断发热,纤维蛋白原<1.5 g/L,铁蛋白>500 ng/mL,骨髓见吞噬现象,查体见可触及的脾大,结合全血细胞减少,肝功能损伤,反复体温>38.5 ℃,持续>1 周,"噬血细胞综合征"诊断成立,患者存在浅昏迷,颅内压增高,头颅MRI+增强:示双侧额顶枕叶、左侧基底节区、胼胝体压部右侧多发异常信号,脑脊液病原学 NGS 检测和病毒性脑炎组套均检出 EB 病毒,考虑 EB 病毒感染相关噬血细胞综合征。

噬血细胞综合征(hemophagocytic syndrome,HPS)又名噬血细胞性淋巴组织细胞增生症(hemophagocytic lymphohistiocytosis),是一种可能累及多个器官(包括淋巴结、皮肤、肺、肝和脾)的多系统疾病,但以骨髓受累为主,是一种罕见的危及生命的血液系统疾病,1979 年首先由 Risdall 等报道。HPS 是一类由原发或继发性免疫异常导致机体无效免疫所引发的过度炎症反应综合征。

HPS 可分为原发性和继发性，原发性 HPS 大多具有遗传性，致病因素多为遗传缺陷或基因突变。继发性 HPS 为多种疾病的并发症，致病因素包括致病菌感染（病毒、细菌、真菌和寄生虫等）、肿瘤、自身免疫性疾病及炎症性疾病、药物、妊娠等；其中多为 EB 病毒感染为主。HPS 的发病机制可能与各种因素引起自然杀伤细胞功能调节障碍有关，继而引起淋巴细胞或组织细胞的活化和增生，使不受控制的噬血细胞和细胞因子生成过度，从而诱发严重的全身炎症反应。

临床表现以持续发热、全血细胞减少、肝脾大以及骨髓、肝、脾、淋巴结组织发现噬血现象为主要特征。国内尚无 HPS 统一的诊断标准，美国组织细胞协会（HPS-2004）诊断标准符合以下 2 条之一即可诊断 HPS：①符合 HPS 的分子诊断。②符合 HPS 的诊断标准（以下 8 条指标中的 5 条）。发热：体温>38.5 ℃，持续>7 d。脾大。血细胞减少（累及外周血两系或三系）：血红蛋白<90 g/L（新生儿：血红蛋白<100 g/L），血小板<100×10^9/L，中性粒细胞<1.0×10^9/L 且非骨髓造血功能减低所致。高三酰甘油血症和（或）低纤维蛋白原血症：三酰甘油≥3 mmol/L，纤维蛋白原 ≤1.5 g/L。在骨髓、脾、肝或淋巴结中找到噬血细胞且排除无恶性肿瘤。血清铁蛋白≥500 μg/L。NK 细胞活性降低或缺如。sCD25（可溶性白细胞介素-2 受体）升高≥2 400 U/mL。

2009 年美国血液病学会在 HPS-2004 诊断标准的基础上做了修订，诊断标准如下。①分子生物学诊断符合 HPS 或 X-连锁淋巴组织增生综合征（XLP）。②以下指标 4 条中至少符合 3 条：发热；脾大；血细胞减少（外周血中三系中至少有两系以上减少）；有肝炎表现。③以下指标 4 条中至少符合 1 条：骨髓、脾或淋巴结中发现噬血现象；血清铁蛋白升高；可溶性 IL-2 受体（sCD25）水平升高（有年龄相关性）；NK 细胞活性减低或缺失。④其他可支持 HPS 诊断的指标：高甘油三酯血症；低纤维蛋白原血症；低钠血症。Blood-2009 诊断意见与 HPS-2004 诊断标准相比：突出了临床表现，如发热、脾大、血细胞减少等在诊断中的重要性，弱化了实验室指标，尤其是 sCD25 以及 NK 细胞活性对诊断的意义。

HPS 多见于儿童，成年人发病率较低，尤其以中枢神经系统为首发表现的成人噬血细胞综合征在临床中更为少见，但都提示 CNS 受累率较高。有研究者提出中枢神经系统受累主要是因为异常免疫反应、炎症反应，透过血脑屏障影响中枢神经系统所导致，相对儿童来说，血脑屏障的发育尚未健全，所以发生率更高，并且有研究指出 EBV 病毒感染的 HPS 更易合并中枢神经系统受累。CNS-HPS 的临床诊断目前也暂无明确的标准，而 CNS-HPS 临床诊断标准主要依据噬血细胞综合征诊治中国专家共识：①神经和（或）精神症状，如易激惹、惊厥、癫痫、脑膜刺激征、意识改变、共济失调、偏瘫等；②CNS 影像学异常，头颅 MRI 提示脑实质或脑膜异常改变；③脑脊液（cerebrospinal fluid，CSF）异常，CSF 细胞>5 个/μL 和或蛋白质升高>350 mg/L（排除电解质紊乱、心脏疾病），出现上述标准之一即可认为有中枢神经系统受累。

尸检发现其神经病理学改变并进行分期。Ⅰ期：局限性的脑膜淋巴细胞和巨噬细胞浸润,偶尔可见到血管周围浸润。Ⅱ期:淋巴细胞和巨噬细胞在脑膜和血管周围显著浸润及脑实质的轻度浸润。Ⅲ期:脑实质的广泛浸润及多灶性坏死、脱髓鞘,伴有病变周围胶质细胞的增生,偶可见钙化。影像学可表现为脑沟加深、增宽,脑萎缩、灰白质分界模糊、异常信号、出血等,与病理学上脑组织不同程度受浸润从而导致组织坏死、神经元缺失、脱髓鞘、胶质增生等改变有关。脑脊液检查显示淋巴细胞增多、单核细胞激活以及噬红细胞现象等。

HPS累及CNS时往往提示全身炎症反应程度重,患者预后差、病死率高。多项研究结果显示有CNS受累患者OS率显著低于无CNS受累患者,且多因素分析结果显示CNS受累是患者预后的独立危险因素。EBV-HPS患者早期死亡率高,病情凶险,初诊EBV-DNA拷贝数高水平与预后不良相关,LDH水平≥600 U/L、Plt计数<20×10^9/L及治疗方案是影响患者预后的独立危险因素。此外,有研究表明CNS受累如果得不到有效治疗,会持续进展,是导致HPS患者死亡的直接原因,死因包括脑死亡、颅内出血、癫痫持续状态等。部分CNS受累存活患者会遗留严重的神经系统后遗症。

研究认为,EBV主要感染EBV-HPS患者的NK/T细胞,导致其清除EB病毒能力下降,而持续刺激和活化T细胞和巨噬细胞,早期应用依托泊苷可明显改善EBV-HPS患者预后。HPS-2004治疗方案能有效改善患者生存情况,化疗方案中除地塞米松能透过血脑屏障外,其他药物不易透过血脑屏障。当HPS累及CNS时,颅内病变不易控制,静脉应用地塞米松的同时鞘内注射地塞米松+甲氨蝶呤应能更好地控制颅内炎症反应,获得包括CNS在内的全身缓解。因此,早期识别EBV-HPS,尽早阻断EBV感染淋巴细胞后大量复制有利于减少早期死亡率,改善患者预后。芦可替尼作为一种JAK1/JAK2选择性抑制剂,近年研究证实对HPS治疗有明显的效益。

第十三节　人类免疫缺陷病毒合并隐球菌脑膜脑炎

临床资料

患者,女性,39岁,农民。主诉"头痛、发热15 d,右侧肢体无力3 d"于2017年6月28日收入我院。入院15 d前患者受凉后出现头痛,表现为全脑胀痛,伴有发热,体温37.5 ℃,无咳嗽、咳痰,无意识障碍、肢体抽搐,无大、小便失禁等,遂至当地医院就诊,考虑"病毒性脑炎",给予抗病毒及对症治疗后(具体治疗不详)头痛症状加重,伴恶心、呕吐,为喷射性呕吐,最高体温39.6 ℃。3 d前患者出现右侧肢体无力,上肢不能持物,下肢不能抬起,为进一步诊治急诊来我院,以"颅内感染"收住入院。既往患"获得性免疫缺陷综合征"3年,平素规律服用抗病毒药物。家族史无特殊。

入院查体:T 37.9 ℃,P 90次/min,R 22/min,BP 160/70 mmHg,疼痛4分。意识清

楚,精神差,构音障碍,高级智能稍减退。双侧额纹对称,双侧瞳孔等大等圆,直径约2.0 mm,对光反射存在,右侧鼻唇沟浅,伸舌偏右。右侧肢体肌力2级,肌张力正常,腱反射(-),右侧巴宾斯基征阳性。深浅感觉、共济运动未见异常。脑膜刺激征阳性。心肺听诊未见明显异常。

辅助检查:血常规示白细胞数 $12.3 \times 10^9/L$,中性粒细胞比例73.40%。红细胞沉降率80 mm/h。传染病八项:HIV抗体阳性(+)。余常规、生化、免疫全项未见明显异常。腰椎穿刺术检查:脑脊液压力350 mmH$_2$O。CSF常规:无色清亮,白细胞数 $80 \times 10^6/L$,潘氏实验(+)。生化:蛋白0.79 g/L,糖2.7 mmol/L,氯化物115 mmol/L。脑脊液涂片:可见真菌孢子;脑脊液培养:可见新型隐球菌。脑脊液隐球菌荚膜多糖抗原检测:阳性。病毒二代测序均阴性。结核分枝杆菌涂片、抗酸染色、AQP-4、自身免疫性脑炎六项均阴性。头颅 MRI+增强+MRA(图1-43):示右侧枕叶、颞叶、双侧基底节区异常信号;磁共振增强示脑膜及右侧基底节区病灶稍强化;MRA示右侧大脑中动脉闭塞。入院后给予抗真菌、脱水降颅压、止痛、补液及对症支持治疗,患者头痛好转后转当地医院治疗。

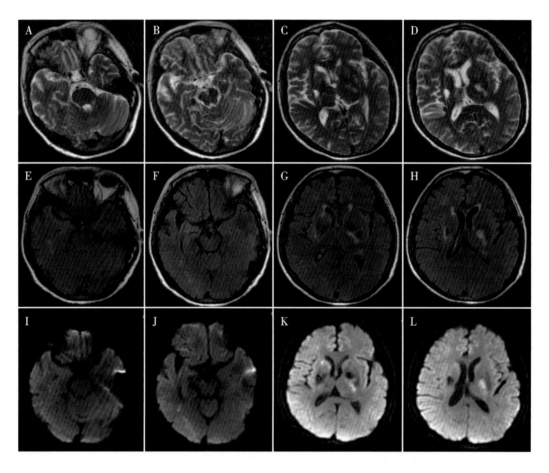

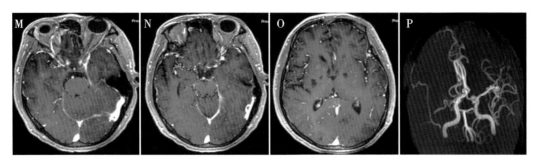

A～D. 头颅 MRI T_2WI 示右侧枕叶、颞叶、双侧基底节区长 T_2 信号；E～H. MRI FLAIR 示右侧枕叶、颞叶、双侧基底节区高信号；I～L. MRI DWI 示右侧枕叶、颞叶、双侧基底节区高信号；M～O. MRI 增强示脑膜及右侧基底节区病灶稍强化；P. MRA 示右侧大脑中动脉闭塞。

图1-43　头颅 MRI+增强+MRA

讨论及文献综述

患者青年女性，急性起病，发热病程；既往有艾滋病等免疫缺陷性疾病史；有头痛、恶心、呕吐等高颅压及局灶性神经功能缺损症状、体征；头颅 MRI 示右侧枕叶、颞叶、双侧基底节区异常信号；增强示脑膜及右侧基底节区病灶强化。CSF 涂片：可见真菌孢子。CSF 培养：新型隐球菌(+)。CSF 隐球菌荚膜多糖抗原检测：(+)，故定性人类免疫缺陷病毒合并隐球菌脑膜脑炎。

新型隐球菌是一种存在于土壤和鸽粪中的致病菌，可随尘埃一起被吸入呼吸道后感染肺部，再经肺入血，最终突破血脑屏障的防御到达脑实质。艾滋病是人类因感染人类免疫缺陷病毒(HIV)后导致免疫缺陷，所以常易合并各种致命性的机会感染。新型隐球菌性脑膜炎是 AIDS 患者中枢神经系统常见的机会性感染，部分人类免疫缺陷病毒(HIV)患者可以隐球菌性脑膜炎为首发表现。该患者既往有 HIV 病史，存在免疫功能缺陷，脑脊液涂片可见真菌孢子；脑脊液培养新型隐球菌(+)，脑脊液隐球菌荚膜多糖抗原检测(+)，考虑新型隐球菌感染为机会致病菌导致。

新型隐球菌性脑膜脑炎主要临床表现为发热（低热和中等程度发热）、渐进性头痛、呕吐、精神和神经系统受累症状，病情进展时可能累及脑神经出现神经麻痹和视神经乳头水肿，可导致患者视、听力功能障碍。脑实质受累可出现运动、感觉障碍、癫痫发作和痴呆等临床表现。急性颅内高压可导致脑疝，是导致患者死亡的主要原因。本病例出现局灶性神经功能缺损症状，头颅 MRI 示颅内多发异常信号，考虑与新型隐球菌导致脑实质损伤有关。

脑脊液墨汁染色镜检是诊断隐球菌感染的简便方法，但阳性率较低，需要反复多次检查才能找到隐球菌。对疑诊患者应反复多次做脑脊液墨汁染色查找隐球菌。研究表明，乳胶凝集试验检测新型隐球菌荚膜多糖抗原是一种简便、快速、有效诊断隐球菌感染的实验方法,在早期快速诊断中明显优于传统的培养法和镜检法,但不可避免地存在假阳性和假阴性。以二代测序为基础的宏基因组测序技术作为新的检测技术,具有高通量、高灵敏度等特点,在微生物检测方面具有显著的优势。有研究表明,脑脊液隐球菌荚膜抗原检测阳性率最高,mNGS 次之,墨汁染色和培养阳性率最低。mNGS 作为隐球菌性脑膜脑炎/脑膜炎早期诊断的补充手段可提高新型隐球菌性脑膜脑炎诊断时效性。此外,mNGS 还能进行菌种亚型鉴定,发现新的病原体,有助于新型隐球菌性脑膜脑炎的诊治方案选择及并发症管理。

新型隐球菌性脑膜脑炎影像学表现多样,缺乏特异性,主要表现包括:早期 MRI 平扫脑实质内可未见明确异常,增强扫描脑沟及脑池呈线状强化表现;两侧大脑皮质下、深部白质、基底节区、中脑及小脑半球多发斑片状或片状长 T_1 长 T_2 信号,增强后病变呈点片状强化或无明显强化,其病理基础系新型隐球菌所致脑动脉内膜炎症引起的管腔狭窄及血栓形成、局灶性脑软化等;细胞毒性水肿;脑积水,脑血管周围间隙扩大、胶样假囊形为新型隐球菌性脑膜脑炎特征性的影像学表现,提示大量的隐球菌醇母细胞聚集于血管周围间隙或者部分阻滞了脑脊液的流出,但免疫功能不全患者因免疫抑制以及无免疫活性的多糖荚膜,故假性囊肿、肉芽肿或脑膜强化相对少见。

中枢神经系统隐球菌病的鉴别诊断包括腔隙性脑梗死、结核性脑膜炎、脑囊虫病等。腔隙性脑梗死好发于老年患者基底节区,往往非对称非连续层面发生。结核性脑膜炎通常伴发有全身结核中毒症状,增强后脑膜强化以脑底部最明显,且脑积水常发生于疾病的早期。囊虫病的感染也可表现为脑组织多发小囊状病灶,早期病灶 T_1WI 呈低信号,T_2WI 呈高信号,但头节在 T_2WI 呈低信号,增强扫描囊壁和头节可强化,周围无明显水肿,后期可见多发点状钙化。

根据 IDSA 隐球菌病治疗临床实践指南,治疗关键在于有效、足量抗真菌治疗及颅内压的控制,依据患者基础疾病制定个性化的治疗方案。高颅压的处理以药物治疗为主(如甘露醇、利尿药、甘油果糖等),对于药物治疗效果不佳或脑脊液压力≥250 mmH$_2$O,排除伴肉芽肿和阻塞性脑积水等禁忌证,亦可应用腰椎穿刺间断引流、腰椎置管引流、脑室腹腔分流等方法。

综上所述,随着广谱抗生素、激素、免疫抑制药的广泛或不适当应用以及免疫缺陷性疾病及器官移植患者的增加,新型隐球菌脑膜炎的发病率呈上升趋势。1 年病死率为25%～30%。对于任何伴有发热、头痛以及中枢神经系统相关症状或体征的免疫功能受损患者,或表现出亚急性或慢性脑膜炎的免疫异常个体,均应考虑新型隐球菌脑膜脑炎的可能,进一步行腰椎穿刺检查及影像学检查评估明确诊断。

第十四节 流行性乙型脑炎

 临床资料

患者,女性,5 岁。主诉"发热 3 d,右侧肢体运动障碍 1 d"于 2020 年 9 月 19 日收入我院。入院 3 d 前无明显诱因出现发热,热峰 38.7 ℃,无肢体抽搐,无鼻塞、流涕、咳嗽、咳痰,无腹痛、腹泻、呕吐,无皮疹等。1 d 前出现右侧肢体运动障碍,上肢不能持物,下肢不能行走,就诊于当地医院,完善头颅 CT 及脑电图等相关检查(具体不详),3 h 前出现恶心、呕吐,呕吐物为胃内容物,呈喷射状,为进一步诊治来我院,急诊以"颅内感染"收入院。出生至今未进行流行性乙型脑炎疫苗接种。

入院查体:T 38.2 ℃,P 122 次/min,R 20 次/min,BP 103/85 mmHg。神志清,双侧额纹对称,双侧眼球向各方向运动充分,双侧瞳孔等大等圆,直径约 2.5 mm,对光反射灵敏,双侧鼻唇沟对称,伸舌居中。右上肢肌力 4 级,右下肢肌力 3 级,左侧肢体肌力 5 级,双侧肌张力正常,右侧巴宾斯基征阳性。浅感觉对称存在。颈稍抵抗,克尼格征、布鲁津斯基征阴性。

辅助检查:血常规示白细胞 22.12×10⁹/L,中性粒细胞百分比 91.7%,C 反应蛋白 20.81 mg/L。降钙素原 0.782 ng/mL,红细胞沉降率测定(ESR)40.0 mm/h。D-二聚体 590 μg/L。甲状腺功能:三碘甲腺原氨酸 0.98 nmol/L,促甲状腺激素 0.10 mIU/L。脑利钠肽 1 064 pg/mL。腰椎穿刺术检查:脑脊液压力 280 mmH₂O。CSF 常规:无色清亮,潘氏试验阴性;白细胞数 130×10⁶/L,单个核细胞数百分比 33.8%,多形核细胞数百分比 66.2%。生化:蛋白 0.2 g/L,糖 4.23 mmol/L,氯化物 117 mmol/L。脑脊液涂片、抗酸、墨汁染色未见异常。病毒二代测序未见明显异常。脑脊液及血清流行性乙型脑炎抗体阳性(河南省疾病控制中心)。头颅 MRI+增强核磁共振+ MRA+MRV(图 1-44):MRI 示左侧丘脑、左侧顶叶皮质区长 T₂ 信号影、FLAIR 序列呈等或稍高信号影、DWI 序列呈高信号影;增强扫描未见明显强化;MRV 示左侧横窦发育纤细;MRA 示颅内血管未见明显异常。

治疗经过:入院后患者意识水平进行性加重至昏迷状态,并逐渐出现呼吸、循环衰竭,脓毒血症,给予抗病毒、抗感染、脱水降颅压、激素及丙种球蛋白冲击、强心、利尿、呼吸机辅助通气、营养支持等综合治疗后患者意识转清,四肢肌力明显好转并出院。

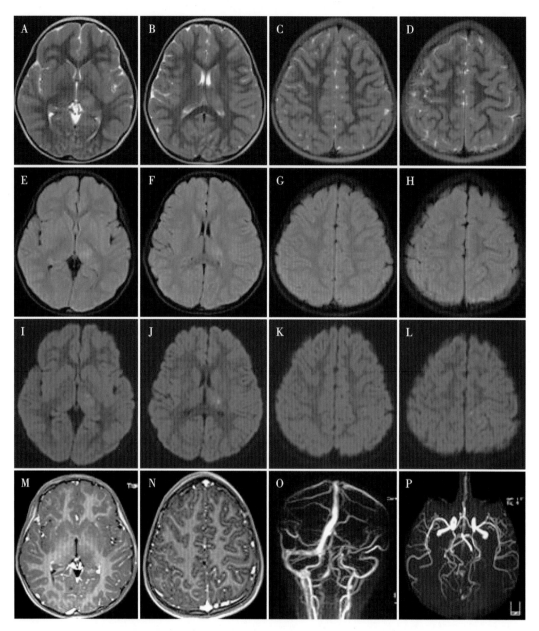

A～L. 头颅 MRI 示左侧丘脑、左侧顶叶皮质可见长 T_2 信号影，FLAIR 序列呈稍高信号影、DWI 序列呈高信号影；M～N. 增强扫描未见明显强化；O. MRV 示左侧横窦发育纤细；P. MRA 示颅内血管未见明显异常。

图 1-44　头颅 MRI+增强核磁共振+MRA+MRV

🔍 讨论及文献综述

　　患者脑膜刺激征阳性，提示脑膜受累，右侧中枢神经肢体瘫痪，提示右侧皮质脊髓束受累，患者意识障碍，提示大脑皮质及脑干网状激活系统受累，故以上定位双侧大脑半球、脑膜及脑脊液循环系统。急性起病,逐渐进展,发热病程;9 月为发病高峰性,既往未接种流行性乙型脑炎疫苗;影像学表现左侧顶叶、左侧丘脑异常信号;血清及脑脊液乙脑抗体阳性。临床诊断:重症流行性乙型脑炎。

流行性乙型脑炎简称乙脑,乙脑是由乙脑病毒引起的以中枢神经系统损害为主的急性流行性传染病,该病主要分布在亚洲及太平洋地区,我国以贵州、重庆、四川为重,主要集中在农村。其流行有明显的季节性,好发于夏、秋季,以 7—9 月为发病的最高峰。猪为主要传染源,三带喙库蚊为乙脑病毒的主要传播媒介。其发病年龄大多在 2 ~ 10 岁,本病病死率可高达 25%,存活者近半数留有不同程度的神经精神后遗症。

乙脑病毒感染人体后是否发病及病情轻重取决于乙脑病毒的毒力及数量,更重要的是取决于机体的免疫状态。一方面为乙脑病毒本身的直接致病作用造成神经细胞变性、肿胀、坏死、炎症细胞浸润及胶质细胞增生。另一方面机体对感染的免疫应答亦参与发病,特异性抗体产生及形成的免疫复合物沉积在脑组织及血管壁上,同时由于补体及细胞免疫的激活,导致脑组织炎症坏死、血管壁病变及形成的附壁血栓、血管内淤血,可加重脑组织的缺血、坏死。被感染者机体免疫力强时,只形成短暂的病毒血症,病毒很快被清除,不侵入中枢神经系统,临床上表现为隐匿性感染或轻型病例,并可获得终身免疫力。被感染者如果免疫力很弱,而感染的病毒数量大及毒性强,则病毒可侵入中枢系统,引起脑实质病变。

流行性乙型脑炎按照严重程度可分为 4 类。轻度:体温在 39 ℃以下,神志清楚,可有头痛、轻度嗜睡,一般无癫痫发作,高颅压症状不明显,往往依赖脑脊液和血清抗体检查确诊。普通型:体温在 39 ~ 40 ℃,有意识障碍,如昏睡或者浅昏迷,头痛、呕吐等高颅压表现,偶有抽搐,病理征阳性,病程 7 ~ 14 d。重型:体温持续在 40 ℃以上,昏迷、反复或持续抽搐、瞳孔缩小、浅反射消失、深反射先亢进继而消失,病理征阳性。常有神经系统定位体征和症状,可有肢体瘫痪和呼吸衰竭,病程多在 2 周以上,常有恢复期症状,部分患者留有不同程度后遗症。极重型(暴发性):起病急骤,体温在 1 ~ 2 d 升到 40 ℃以上,反复或持续性强烈抽搐,伴有深昏迷,迅速出现中枢性呼吸衰竭以及脑疝,病死率高,幸存者常留有严重后遗症。本病例患者高热、昏迷,存在神经系统定位体征和症状,出现肢体瘫痪和呼吸衰竭、心肌抑制,经过脑脊液和血清抗体检查确诊,符合重型流行性乙型脑炎标准。

典型的重症乙脑,其病变累及部位主要为双侧丘脑、大脑脚及颞叶内侧,并可有颞叶、额叶及基底节的受累,临床有相应的症状与体征,MRI 表现相应的病灶特点。部分病例以单侧丘脑为特征。本病例为重症乙脑,影像学检查提示左侧额叶、单侧丘脑损伤,与典型重症乙脑表现基本一致。临床上以高热、意识障碍、抽搐、病理反射及脑膜刺激征为特征,而部分患者以肌张力障碍为明显表现,同时可引起全身广泛性损伤,其中心脏、肝脏为其常侵犯的脏器,重症者伴呼吸衰竭。即使在恢复期,患者均遗留意识障碍和四肢瘫痪等严重的神经损伤后遗症。

流行性乙型脑炎目前没有特效的药物,主要是对症治疗。有证据显示,持续高热、抽搐、呼吸衰竭、颅内压升高是乙脑预后不良的重要因素。持续高热可加重脑水肿、脑缺氧诱发抽搐,因此降温很重要,采用药物及物理降温,争取把体温控制在 38.5 ℃ 以下。抽搐和意识障碍是患者病情危重的指标,抽搐可诱发高热,加重意识障碍,因此应定时使用镇静解痉药物。呼吸衰竭是导致死亡的首位原因,因此呼吸衰竭的抢救是挽救生命的重中之重。在发病早期应用干扰素及利巴韦林抗病毒可取得一定疗效,不仅可以缩短病程、减轻症状,还可降低死亡率。本病例经过抗病毒、脱水降颅压、激素及丙种球蛋白冲击、强心、利尿、经口气管插管、呼吸机辅助通气、营养支持等对症支持治疗后病情逐渐稳定。

综上所述,轻型和普通型流行性乙型脑炎患者,经过有效规范的治疗均可治愈。重型患者病死率仍在 20% 以上,大多发生在极期,多为幼儿和老年人。重型存活者有 5% ~20% 发生后遗症。消灭蚊子、改善居住环境、接种乙脑疫苗是减少乙脑发病的主要措施,由于普遍接种疫苗,近年乙脑发病率已明显下降。但因本病多发于儿童,且病死率、致残率仍较高,因此及时正确诊治很重要。

第十五节　神经梅毒

 临床资料

患者,男性,58 岁,农民,小学文化。主诉"双眼视物模糊 2 d,言语不清、饮水呛咳 13 h"于 2022 年 6 月 26 日入院。患者入院 2 d 前走路时出现双眼视物模糊,自诉仅存光感,持续 10 余分钟后好转,但仍有视物模糊,无肢体无力、麻木,无发热、头痛、头晕,无视物旋转、无饮水呛咳、吞咽困难,无大小便失禁,无四肢抽搐,意识障碍等,未诊治,13 h 前跑步后视物模糊加重,仅存光感,持续约 20 min 左右症状未完全缓解,伴言语不清、饮水呛咳,遂至许昌市某医院就诊,头颅 MRI 示:左侧枕叶及丘脑、右侧基底节区急性脑梗死;为进一步诊治来我院,急诊以"脑梗死"收入院。

既往史:患"肺结核"30 余年,已治愈。患"高血压病"2 年,平素未服用药物。2022 年 2 月及 4 月患"脑梗死"2 次,遗留左侧肢体力弱,现服用"阿司匹林肠溶片 100 mg/d,阿托伐他汀钙片 20 mg/d"。

个人史:吸烟 30 年,20 支/d。10 余年前"不洁性生活史"。

入院查体:BP 150/80 mmHg。意识清楚,精神差。构音障碍,高级智能正常。双侧额纹对称,双侧瞳孔等大等圆,直径约 2.5 mm,对光反射灵敏。双眼向各方向运动充分,无眼震,粗测双眼视力下降,视野无缺损。左侧鼻唇沟变浅,口角歪向右侧,伸舌偏左,悬雍垂偏右,咽反射减弱,饮水呛咳,吞咽困难。右侧肢体肌力 5 级,左侧肢体肌力 4 级,四肢肌张力正常,四肢腱反射对称存在,左侧巴宾斯基征阳性。深浅感觉正常,指鼻试验、跟膝胫试验稳准。颈软,克尼格征、布鲁津斯基征阴性。NIHSS 评分:4 分[构音:1 分,左侧面瘫:1 分,左肢体:2 分(遗留)]。

　　辅助检查:尿酸 454 μmol/L。术前八项:梅毒螺旋体抗体 47.67 S/CO,梅毒快速血浆反应素试验(定性)阳性。血清梅毒四项:梅毒螺旋体抗体 41.81 S/CO,梅毒快速血浆反应素试验(+),梅毒螺旋体特异性抗体(+),梅毒快速血浆反应素试验(半定量)1∶8(+)。腰椎穿刺脑脊液检查:压力 145 mmH$_2$O,无色透明,脑脊液蛋白 66.38 mg/dL,潘氏试验+,有核细胞总数 0.207×10^9/L,单个核细胞计数 0.200×10^9/L,多个核细胞计数 0.007×10^9/L。脑脊液梅毒四项:梅毒螺旋体颗粒凝集试验(+),梅毒快速血浆反应素试验(定性)(+),梅毒螺旋体特异性抗体(+),梅毒快速血浆反应素试验 1∶1(+)。出院时复查头颅 MRI(图 1-45)示:左侧枕叶及丘脑、右侧基底节区脑梗死。头颈联合 CTA(图 1-46):左侧大脑前动脉 A2 段管腔局部重度狭窄;右侧 M3～4 段管腔局部中重度狭窄;左侧大脑后动脉 P3～4 段管腔次全闭塞-闭塞;右侧 P3～4 段管腔局部重度狭窄。

　　临床诊断:①神经梅毒(血管型);②高血压病 1 级,极高危分层;③高尿酸血症。

　　治疗经过:患者入院后给予青霉素 2 400 万 U/d 静脉滴注(400 万 U,每 4 h 时1 次),连续 14 d;出院后继以苄星青霉素每周 240 万 U 肌内注射,共 3 次。同时给予抗血小板聚集、他汀、控制血压等二级预防。出院随访至今,未诉不适,恢复正常工作。

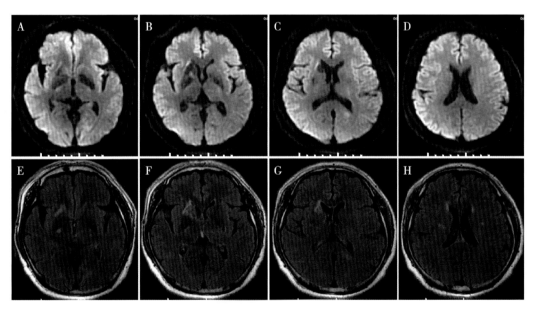

　　A～D. DWI 示左侧枕叶及丘脑、右侧基底节区稍高信号影;E～H. FLAIR 示左侧枕叶及丘脑、右侧基底节区稍高信号影。

图 1-45　出院前复查头颅 MRI

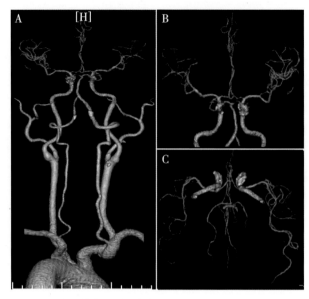

A. 颈部血管未见明显狭窄；B. 左侧大脑前动 A2 段管腔局部重度狭窄、右侧 M3～4 段管腔局部中重度狭窄；C. 左侧大脑后动脉 P3～4 段管腔次全闭塞-闭塞、右侧 P3～4 段管腔局部中重度狭窄。

图 1-46　头颈联合 CTA

 ## 讨论及文献综述

患者双眼视物模糊，提示枕叶受累；构音障碍，咽反射减弱，饮水呛咳，吞咽困难，提示疑核、舌咽神经受累；左侧中枢性面舌瘫，提示右侧皮质脑干束受累；左侧肢体中枢性瘫痪，提示右侧皮质脊髓束受累；以上为左侧大脑后动脉、右侧大脑中动脉供血区，结合头颅 MRI 及头颈部 CTA 多发阶段性狭窄，故定位椎基底动脉、颈内动脉系统；患者中年男性，急性动态起病；反复脑梗死，积极二级预防效差；头颈联合 CTA：左侧大脑前动脉 A2 段管腔局部重度狭窄；右侧 M3～4 段管腔局部中重度狭窄；左侧大脑后动脉 P3～4 段管腔次全闭塞-闭塞；右侧 P3～4 段管腔局部重度狭窄，为非动脉粥样硬化好发部位。血及脑脊液梅毒四项均阳性。故定性：神经梅毒（血管型）。

神经梅毒是由苍白密螺旋体侵犯神经系统出现脑膜、大脑、血管或脊髓等损害的一组临床综合征，可发生于梅毒病程的各个阶段，往往是因为早期梅毒未经彻底治疗，常为晚期（Ⅲ期）梅毒全身性损害的重要表现。中年男性为神经梅毒的高危人群，男性患者为女性患者的 4～7 倍，平均发病年龄为 48.1 岁。约 20% 未经治疗的梅毒患者可发展为无症状神经梅毒，后者中 10% 可进展为有症状神经梅毒，并随时间延长其比例呈增长趋势。近年神经梅毒的潜伏期较既往明显缩短，经不规范治疗的梅毒患者，麻痹性痴呆的发病时间较未经治疗的患者缩短 4 年，考虑同抗生素的不规范使用有关。

神经梅毒依据病理改变可分为间质型神经梅毒和实质型神经梅毒。梅毒早期病理改变是脑膜炎,表现为脑膜血管周围淋巴细胞、单核细胞浸润。颅底脑膜炎可侵犯脑神经,容易出现Ⅲ(动眼N)、Ⅵ(外展N)及Ⅷ(前庭蜗N)对脑神经麻痹症状。炎症波及脑膜小动脉可引起动脉炎性闭塞及脑或脊髓局灶性缺血坏死。在脑膜炎后,炎症细胞进一步向脑皮质及皮质小血管迁移,导致皮质神经元缺失和胶质细胞增生,此时可在患者脑皮质中检测到梅毒螺旋体。

在临床工作中,典型的神经梅毒主要分为以下5类:无症状神经梅毒、梅毒性脑膜炎、血管型梅毒、脊髓痨、麻痹性痴呆。其他表现如梅毒性树胶肿、Erb氏梅毒性痉挛截瘫等少见。眼梅毒及耳梅毒同时也包括在神经梅毒范围内。早期神经梅毒包括梅毒性脑膜炎和血管型梅毒,晚期神经梅毒包括麻痹性痴呆、脊髓痨等。早晚期神经梅毒并无明确时间划分点,不同神经梅毒分型为疾病不同时间段的表现,常有部分重叠。本例患者左侧枕叶及丘脑、右侧基底节区受累,同时CTA多发节段性狭窄,提示血管型梅毒。血管型梅毒潜伏期多为5~12年。脑血管型梅毒发病前数周或数个月可出现前驱症状,如人格改变、情绪不稳、头晕、失眠、癫痫发作等,多为缺血性卒中,主要累及大脑中动脉供血区,出现偏瘫、失语、偏身感觉障碍等表现。

神经梅毒尚无诊断金标准,其诊断依赖于对血清学试验、脑脊液试验、神经症状和体征进行综合分析。目前国内外指南对于神经梅毒的诊断存在较大差异。2015年美国疾病控制与预防中心性传播疾病(梅毒)治疗指南指出,梅毒患者有神经症状或体征,脑脊液只要满足以下一项即可诊断神经梅毒:①VDRL/RPR阳性;②蛋白升高(>0.45 g/L);③细胞数升高(>5×10^6/L);若TPPA/FTB–ABS阴性则排除神经梅毒。脑脊液存在炎症反应或脑脊液血清学试验阳性即可诊断,提高了诊断神经梅毒的敏感性,降低漏诊概率,有利于早期治疗。中国《梅毒、淋病和生殖道沙眼衣原体感染诊疗指南(2020年)》中的神经梅毒诊断标准:①非梅毒螺旋体血清学试验阳性:极少数晚期患者可阴性。②梅毒螺旋体血清学试验阳性。③脑脊液检查有异常发现:常规检查中,白细胞计数≥5×10^6/L(合并HIV感染者,白细胞计数常>20×10^6/L),蛋白量>500 mg/L,且无其他引起这些异常的原因;脑脊液荧光螺旋体抗体吸收试验(FTA–ABS)和(或)性病研究实验室试验(VDRL)阳性。在没有条件做荧光螺旋体抗体吸收试验和VDRL的情况下,可以用梅毒螺旋体颗粒凝集试验(TPPA)和快速血浆反应素试验(RPR)/甲苯胺红不加热血清学试验(TRUST)替代。研究显示,脑脊液中趋化因子CXCL13升高可以作为神经梅毒的参考诊断依据。

大剂量水剂青霉素仍然是各国指南中推荐的一线治疗药物。水剂青霉素2 400万U/d静脉滴注,给药方式为每4 h静脉滴注1次,一次400万U,连续治疗14 d。疗程结束后再给予长效青霉素针240万U,每周1次,共3周。疗程结束后给予3周的长效青霉素针肌内注射。头孢曲松针治疗神经梅毒效果确切,我国和美国已将头孢曲松针作为青霉素过敏患者的替代治疗,用法为每天2 g静脉滴注或肌内注射,疗程14 d,然后给予长效青霉素针肌内注射3周。此外,对青霉素过敏的患者,还可以口服多西环素一次0.1 g,每天2次口服,疗程30 d。

梅毒经足量规则治疗后,应定期随访观察,包括全身体检和复查非梅毒螺旋体血清学试验滴度。早期梅毒建议随访 2～3 年,第 1 次治疗后隔 3 个月复查,以后每 3 个月复查 1 次,1 年后每半年复查 1 次。少数患者在正规抗梅治疗后,非梅毒螺旋体抗体滴度下降至一定程度即不再下降,且长期维持在某一滴度范围(甚至终生),即为血清固定现象,其机制尚不清楚,对于血清固定者首先要排除再感染可能,其次应进行全面体检。晚期梅毒需随访 3 年或更长,第 1 年每 3 个月 1 次,以后每半年 1 次。神经梅毒治疗后每3～6 个月做 1 次检查,包括血清学及脑脊液检查。梅毒患者的所有性伴侣都应通知,进行相应的检查和治疗。对于一期梅毒患者应该通知其近 3 个月内的性伴侣;对二期梅毒患者应通知其近 6 个月内的性伴侣;对早期潜伏梅毒患者应通知其近 1 年内的性伴侣;对晚期潜伏梅毒患者应通知其配偶或过去数年的所有性伴侣;对胎传梅毒患者应对其生母及后者的性伴侣进行检查。

综上所述,在临床工作中,对于性混乱、艾滋病患者或先天性梅毒感染患者,合并神经系统受损的临床表现,应积极完善血清和脑脊液梅毒试验,避免漏诊。大多数神经梅毒经积极治疗和监测,均能得到较好转归。

第十六节　HIV 相关脑病

临床资料

患者,女性,25 岁,农民工。主诉"头晕 14 d,加重伴步态不稳 7 d"于 2020 年 8 月 14 日入院。14 d 前无明显诱因出现头晕,与体位改变有关,表现为站立时头晕,坐位及卧位症状缓解。无发热、头痛,无饮水呛咳、吞咽困难,无视物晃动、视物成双,无耳鸣、听力减退及耳聋,无大小便失禁,无四肢抽搐、意识障碍等。就诊于上海同济医院,头颅 MRI 示:双侧基底节区、丘脑、左侧半卵圆中心、左侧侧脑室后脚及小脑半球异常信号,考虑"多发性硬化",未用药治疗,症状持续无缓解,7 d 前上述症状加重,伴步态不稳,为进一步诊治来我院,门诊以"多发性硬化?"收入院。

既往史:患"面部软疣"2 个月余,口服"胸腺肽 15 mg 2 次/d"。患者出生 4 d 患"溶血性贫血"在当地县医院输血治疗(通过黑市买血)。否认冶游史。

入院查体:T 36.5 ℃,P 76/min,R 18 次/min,BP 106/72 mmHg。意识清楚,言语流利,高级智能正常。双侧眼球运动充分,可见向左侧水平眼震,双侧瞳孔等大等圆,直径约 2.5 mm,对光反射灵敏。双侧额纹、鼻唇沟对称。伸舌居中。四肢肌力、肌张力正常。腱反射(+++),双侧巴宾斯基征阴性。深浅感觉系统未见异常。左侧指鼻试验、跟膝胫试验欠稳准,Romberg 征睁眼、闭眼均不稳。颈软,克尼格征、布鲁津斯基征阴性。心肺腹部查体未见异常。全身皮肤黏膜未见异常。

辅助检查:WBC 1.97×10^9/L,Hb 105 g/L。传染病八项:艾滋病抗体初筛试验阳性。确认试验阳性(传染病医院)。淋巴细胞亚群检测:抑制性 T 淋巴细胞 60.6%,辅助性 T 淋巴细胞 8.31%,辅助/抑制淋巴细胞比值 0.14,辅助性 T 淋巴细胞绝对计数 80.88/μL,总淋巴细胞绝对计数 1 025.23/μL,抑制性 T 淋巴细胞 61.8%,辅助性 T 淋巴细胞 8.06%,辅助/抑制淋巴细胞比值 0.13。免疫球蛋白:免疫球蛋白 A 7.19 g/L,免疫球蛋白 G 19.94 g/L。腰椎穿刺脑脊液:颅内压 170 mmH$_2$O,脑脊液糖 2.47 mmol/L。寡克隆电泳阳性。IgG 生成指数 1.96,24 h 脑脊液 IgG 合成率 40.93。病毒全套、NGS、自身免疫性脑炎抗体、AQP4 抗体均阴性。余生化未见异常。心脏彩超、腹部彩超、颈部及双下肢血管彩超未见明显异常。头颅 CT(图 1-47)示:左侧桥小脑角、双侧侧脑室旁、右侧基底节区可见低密度影。头颅 MRI 平扫+增强+MRA(图 1-48)示:左侧桥小脑脚、双侧放射冠、岛叶、基底节区、左侧额顶叶、半卵圆中心可见多发斑片状长 T$_1$ 长 T$_2$ 信号,FLAIR 序列呈高信号,DWI 呈等或稍高信号;增强扫描未见异常强化;颅脑 MRA 未见异常。入院确诊后转入传染病医院进一步诊治。

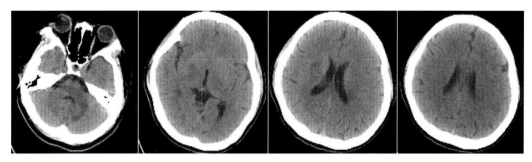

图 1-47　头颅 CT 示左侧桥小脑角、双侧侧脑室旁、右侧基底节区可见低密度影

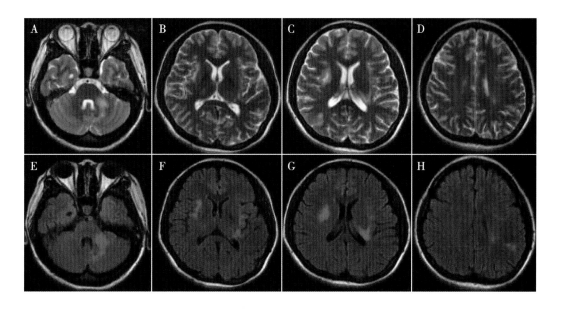

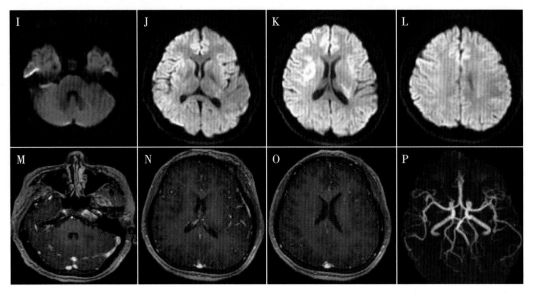

A～D. MRI T₂WI 示左侧桥小脑脚、双侧放射冠、岛叶、基底节区、左侧额顶叶、半卵圆中心可见多发斑片状高信号；E～H. MRI FLAIR 示上述病灶高信号；I～L. MRI DWI 示病灶呈等或稍高信号；M～O. 头颅 MRI 增强示未见病灶异常强化；P. 头颅 MRA 示未见异常。

图 1-48　头颅 MRI 平扫+增强+MRA

讨论及文献综述

　　患者青年女性，急性起病，进行性加重；既往有不良输血治疗史；主要表现为头晕及步态不稳；头颅 MRI 示左侧桥小脑脚、双侧放射冠、岛叶、基底节区、左侧额顶叶、半卵圆中心可见多发斑片状异常信号，增强未见异常强化；艾滋病抗体初筛试验及确认试验均阳性；淋巴细胞亚群检测示 CD4/CD8 比值降低；脑脊液检查排除其他疾病。诊断考虑HIV 相关脑病。

　　艾滋病即获得性免疫缺陷综合征（acquired immune deficiency syndrome，AIDS），是由人类免疫缺陷病毒（HIV）引起。HIV 是嗜神经性病毒，可以通过血-脑脊液屏障进入脑组织，具有高度的神经侵袭性。在感染初期就可侵犯神经系统，进入脑部感染小胶质细胞和星形胶质细胞。基底神经节、脑干和深部白质受影响明显，还可能通过释放炎症细胞因子引起毒性反应。HIV 还可加速其他神经退行性疾病。40% 以上 AIDS 患者病程中可出现神经系统症状，在死于 AIDS 的患者中90% 以上尸检有神经病理异常。有 10% 患者的神经症状是 AIDS 的首发症状。可累及脑、脊髓、周围神经和肌肉，其中绝大多数因感染引起，包括 HIV 病毒直接入侵中枢神经系统，或者因免疫缺陷出现的机会性感染。后者包括继发于 AIDS 的细菌、病毒、真菌和寄生虫的各种感染，多数发生感染与 CD4+T细胞计数呈正相关，包括弓形虫感染、巨细胞病毒感染、进行性多灶性白质脑病（JC 病毒）、结核感染、隐球菌感染、梅毒感染等。该患者 CD4+T 细胞计数明显降低，CD4/CD8

比值降低,提示存在明显免疫缺陷,尽管入院实验室检查未见感染,仍需高度警惕机会致病菌感染。

HIV 相关脑病为 HIV 直接感染引起的中枢神经系统损害,是艾滋病神经系统受累最常见并最重要的表现形式。HIV 相关脑病是年轻人(20~45 岁)最常见引起痴呆的原因,其中智能减退程度较重者又称艾滋病痴呆综合征或 HIV 相关痴呆。据不完全统计,临床上约有10%艾滋病患者(AIDS)发展为 HIV 脑病,2.8%的成人和5.3%的儿童以 HIV 脑病的表现起病。HIV 脑病在 AIDS 患者中每年的发生率为7%~14%,AIDS 死亡时有1/3表现为痴呆。HIV 感染者是否早期就有较轻程度的认知障碍问题,目前仍有争论。本病例青年女性,主要表现为头晕及步态不稳等非特异性症状,入院高级智能筛查未见认知障碍,可能与颅脑损伤部位有关。

HIV 相关脑病的病理改变是以脑沟增宽、脑室扩大为特征的脑萎缩,也会出现脑膜纤维化。组织病理由细胞融合的多核巨细胞,此种细胞虽具特征性,但仅在50%的患者中出现。而组织学上最常见且具有鉴别诊断意义的是白质变灰,伴有星状细胞增生性反应,见于周围血管分布区域。在脑室周围和白质中央也可见髓磷脂改变。白质苍白现象虽常见于脱髓鞘病变,但血脑屏障受损后血浆蛋白外渗时也可见到。其他显微镜下改变有小神经胶质细胞结节、弥漫性星形胶质细胞增生和血管周围炎性单核细胞浸润等。

HIV 相关脑病不同阶段有不同的表现。1 期:表现为记忆障碍、记忆能力下降、头晕、头痛等,由于患者不在意轻微的改变,此期常常被忽视。2 期:紊乱期,记忆障碍继续加重,同时出现进行性认知功能减退、注意力不集中、记忆力减退、时间及空间定向障碍、运动功能减弱、行为异常,由于共济失调及震颤使步履困难、书写不能、平衡功能障碍等,如脊髓受累时,可出现肌张力增高、腱反射亢进、感觉障碍,不能适应社会生活。3 期:痴呆期,出现大小便失控、行为改变如淡漠、缺乏兴趣、消沉、缄默等,随着病情发展,最终可因出现全身系统的并发症,如肺炎、尿路感染和器官功能衰竭等。随着高效抗反转录病毒治疗的普及,严重的 HIV 脑病发病率在下降,但仍有一小部分即使已经用药的感染者会出现 HIV 相关轻度认知障碍。

HIV 相关脑病影像学最常见表现为弥漫的脑萎缩,进行性发展,痴呆的患者更明显。病灶常位于脑室旁、半卵圆中心、基底节、小脑和脑干,病灶可延伸至灰白质交界处;脑萎缩,双侧弥漫云雾状白质异常;T_1 增强病灶无强化,如出现强化,需考虑合并机会性感染等其他原因。病变区弥散升高并皮质下白质不受累。典型的病例,半球呈云朵样改变并可穿过胼胝体。MRS 中 NAA 峰降低,Cho 峰和 Cr 峰升高;慢性期,代谢均降低,病变区呈相对低灌注。本例患者头颅 MRI 可见左侧额顶叶、半卵圆中心、顶叶、双侧放射冠、岛叶、基底节区、半卵圆中心异常信号,增强无强化和占位效应,脑脊液检查未见机会致病菌感染,与 HIV 相关脑病无颅内感染影像学相符。此外,影像学未见明显脑萎缩,结合患者无进行性认知障碍,综合考虑与病程短有关。

HIV 相关脑病需要与以下疾病鉴别:脑小血管病(脑白质疏松症),放射、化疗引起的白质脑病,多发性硬化,可逆性后部脑病综合征,进行性多灶性白质脑病等。HIV 相关脑病临床表现复杂多样,缺乏特异性症候群及特征性影像学表现,对于存在神经系统症候群或诊断不明的患者,应完善传染病筛查,做到早期诊断、早期治疗。

参考文献

［1］WINGERCHUK D M,BANWELL B,BENNETT J L,et al. International panel for NMO diagnosis. International consensus diagnostic criteria for neuromyelitis optica spectrum disorders［J］. Neurology,2015,85(2):177−189.

［2］CHARLIER C, PERRODEAUÉ, LECLERCQ A, et al. Clinical features and prognostic factors of listeriosis:the MONALISA national prospective cohort study［J］. Lancet Infect Dis,2017,17(5):510−519.

［3］TENEMBAUM S,CHITNIS T,NESS J,et al. Acute disseminated encephalomyelitis ［J］. Neurology,2007,68(16 Suppl 2):S23−S36.

［4］RADA A, BIRNBACHER R, GOBBI C, et al. Seizures associated with antibodies against cell surface antigens are acute symptomatic and not indicative of epilepsy:insights from long−term data［J］. J Neurol,2021,268(3):1059−1069.

［5］AKPINAR Y,YALCIN U K. Rhupus syndrome:a case report［J］. Acta dermatovenerologica Alpina,Pannonica,ct Adriatica,2017,26(3):77−79.

［6］PERMEZEL F, BOROJEVIC B, LAU S, et al. Acute disseminated encephalomyelitis (ADEM) following recent Oxford/AstraZeneca COVID−19 vaccination［J］. Forensic Sci Med Pathol,2022,18(1):74−79.

［7］CHU P,CHANG Y,ZHANG X,et al. Epidemiology of extrapulmonary tuberculosis among pediatric inpatients in mainland China:a descriptive, multicenter study ［J］. Emerg Microbes Infect,2022,11(1):1090−1102.

［8］HECKER C, WELPONER T, HEROLD M, et al. Update on treatment strategies for vasculitis affecting the central nervous system ［J］. Drug Discov Today, 2022, 27 (4): 1142−1155.

［9］ShARMA S,SAINI J,KHANNA G,et al. Varied imaging and clinical presentations of acute bacterial cerebritis［J］. Emerg Radiol,2022,29(4):791−799.

［10］LINS S J, SANCHEZ − JUAN P, MASTERS C L, et al. Determinants of diagnostic investigation sensitivities across the clinical spectrum of sporadic Creutzfeldt − Jakob disease［J］. Brain,2006,129(Pt9):2278−2287.

［11］MIN C, KEXIN X, JING Z, et al. Proposal of new diagnostic criteria for fatal familial insomnia［J］. Journal of Neurology,2022,269(9):4909−4919.

［12］DONNELLY J P,CHEN S C,KAUFFMAN C A,et al. Revision and update of the consensus definitions of invasive fungal disease from the European organization for research and treatment of cancer and the mycoses study group education and research consortium［J］.

Clin Infect Dis,2020,71(6):1367-1376.

[13]ASHRAF U,DING Z,DENG S,et al. Pathogenicity and virulence of Japanese encephalitis virus：Neuroinflammation and neuronal cell damage［J］. Virulence, 2021, 12 (1)：968-980.

[14]CHOW F. Neurosyphilis［J］. Continuum（Minncap Minn）,2021,27(4):1018-1039.

[15]WANG Y,LIU M,LU Q,et al. Global prevalence and burden of HIV-associated neuro-cognitive disorder：a meta-analysis［J］. Neurology,2020,95(19):e2610-e2621.

第二章

脑血管疾病

第一节 1型神经纤维瘤病导致颅内动静脉畸形合并动脉瘤

 临床资料

患者,男性,34岁,本科文化,主诉"突发头痛、恶心、呕吐135 min"于2021年9月13日收入我院。患者于2021年9月13日上午8点(入院135 min前)在家看电脑时突发头痛,呈爆破样头痛,位于后枕部,呈持续性,伴恶心、呕吐,呕吐物为咖啡色胃内容物,无发热,无四肢无力、四肢抽搐等,遂至我院就诊。既往患"神经纤维瘤病"16年,间断头痛10年。否认"高血压、2型糖尿病"史。

家族史:外祖母患有"神经纤维瘤病",外祖母和外祖父为近亲结婚,母亲24岁患"神经纤维瘤病"(图2-1)。

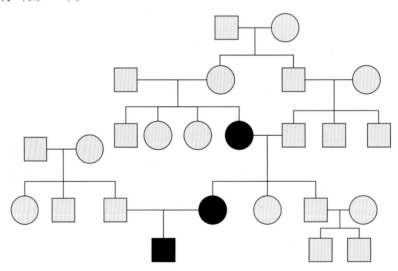

图2-1　患者家系图示外祖母和外祖父为近亲结婚,外祖母、母亲、患者均患有"神经纤维瘤病"

入院查体:BP 140/90 mmHg。疼痛评分 5 分。神志清,精神差,高级智能正常,双侧额纹对称,双侧瞳孔等大等圆,直径约 3.0 mm,对光反射灵敏,双侧眼球向各方向运动充分。四肢肌力 5 级,四肢肌张力正常,四肢腱反射对称,双侧巴宾斯基征阴性。肢体痛温觉对称存在。颈强直,克尼格征、布鲁津斯基征阳性。心肺听诊未见异常。躯干及四肢散在分布椭圆形或圆形褐色至淡褐色咖啡斑,其间有雀斑样色素沉着,右小腿胫前 1 枚约 3 cm×4 cm 大小的褐色斑片(图 2-2A～D)。Hunt-Hess 评分:2 级。Fisher 分级:3 级。

辅助检查:HCY 64.7 μmol/L,叶酸 1.36 ng/mL。甲状腺功能:T_3 4.22 pmol/L,T_4 11.87 pmol/L,TSH 8.03 mIU/L。余常规、生化、风湿免疫全套、肿瘤标志物、传染病八项均未见异常。头颅 CT 示(图 2-2E):双侧脑室脑池系统、大脑镰、小脑幕见线状、斑片状高密度影,蛛网膜下腔出血。头颈联合 CTA 示(图 2-2F):右侧大脑前动脉 A2 段见囊样凸起,大小约 3 mm×4 mm,余 A2 段管腔未见明显显影,A3 段以远管腔显影较浅淡,管腔不均匀狭窄,考虑右侧大脑前动脉 A2 段动脉瘤合并脑血管痉挛。患者于 2021 年 9 月 13 日 15:15 行全脑 DSA 示(图 2-2G):右侧大脑前动脉管径偏细,前交通动脉分支血管延迟期可见动脉瘤显影,大小约 3.5 mm×2.8 mm×3.0 mm,动脉瘤瘤径较窄,载瘤动脉细小,局部血管迂曲、分支增多,考虑动静脉畸形合并动脉瘤。术中因血管迂曲明显,载瘤动脉细小,无法行动脉瘤栓塞术,术后逐渐出现意识模糊,复查头颅 CT 示(图 2-2H):蛛网膜下腔出血显著增加。于 2021 年 9 月 13 日 21:30 行"颅内动脉瘤夹闭术+去骨瓣减压术",术中可见前交通动脉周围呈簇状畸形血管团(图 2-2I),分离其近端畸形团块,暴露动脉瘤体,见动脉瘤体周围多发炎性粘连,动脉瘤呈多发子瘤,取 FT712T 动脉瘤夹沿瘤颈处夹闭动脉瘤,留取部分瘤壁送病理活检。病理活检示:(颅内动脉瘤壁)血栓周围局部被覆纤维组织囊壁,未见明确被覆上皮(图 2-2K～L)。

术后诊断:①蛛网膜下腔出血,前交通动脉瘤夹闭术后;②1 型神经纤维瘤病导致前交通动脉瘤合并动静脉畸形。

治疗经过:患者术后出现发热、感染指标升高、电解质紊乱(高钠血症、低钾血症)、癫痫发作给予腰大池引流、防治脑血管痉挛、抗感染、脱水降颅压、抗癫痫、维持电解质平衡等对症治疗。于 2021 年 9 月 28 日 15 点患者出现骨窗压力增高,呼吸急促,血氧饱和度下降,给予气管插管呼吸机辅助呼吸。2021 年 9 月 29 日患者出现昏迷、呼吸衰竭,脑脊液蛋白 736.61 mg/dL,有核细胞总数 $31.258×10^9$/L 增高,脑脊液培养、痰培养均提示耐碳青霉烯类肺炎克雷伯菌感染,考虑患者存在颅内感染、肺部感染,给予美罗培南+头孢他啶阿维巴坦+多黏菌素联合抗感染治疗。2021 年 10 月 5 日家属放弃治疗,去除呼吸机,宣告死亡。

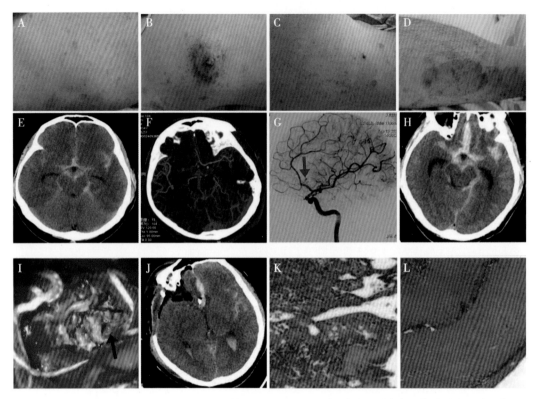

A ~ D. 躯干及四肢散在分布椭圆形或圆形褐色至淡褐色咖啡斑,其间有雀斑样色素沉着,右小腿胫前1枚约
3 cm×4 cm大小的褐色斑片;E. 入院头颅CT示双侧脑室脑池系统、大脑镰、小脑幕见线状、斑片状高密度影;
F. CTA示右侧大脑前动脉A2段囊样凸起,考虑动脉瘤;G. DSA示右侧大脑前动脉管径偏细,前交通动脉分支血管
延迟期可见动脉瘤显影,载瘤动脉细小;H. 全脑DSA造影术后复查头颅CT示蛛网膜下腔出血较前显著增加;I. 前
交通动脉周围呈簇状畸形血管团,暴露动脉瘤体,周围多发炎性粘连,可见多发子瘤;J. 开颅术后复查CT示右侧大
脑前动脉动脉瘤术后改变,右侧颅骨不连续,局部少量渗血及积气,纵裂池蛛网膜下腔出血较前减少;K、L. 颅内动
脉瘤壁病理见血栓周围局部被覆纤维组织囊壁,未见明确被覆上皮。

图2-2　头颅影像检查

🔍 讨论及文献综述

　　神经纤维瘤病(neurofibromatosis,NF)是一种起源于神经嵴细胞分化异常而导致多系
统损害的常染色体显性遗传病,常累及神经、肌肉、骨骼、内脏、皮肤的一种先天性发育不
良性疾病,主要包括NF1、NF2、神经鞘瘤3种分型。NF1是一种多器官常染色体显性遗
传病,主要影响皮肤和神经系统,是最常见的神经系统皮肤疾病。诊断标准:具有7项中
的2项或2项以上者可诊断为NF1:①≥6处咖啡牛奶斑;②≥1处丛状的神经纤维瘤或
≥2处任何部位的神经纤维瘤;③≥2个虹膜色素错构瘤(Lisch结节);④腋窝和腹股沟
区雀斑;⑤视神经胶质瘤或其他脑实质胶质瘤;⑥一级亲属(父母、子女和兄弟姐妹)患
NF1;⑦≥1处特征性骨缺陷(如蝶骨大翼发育不全、假关节、长骨骨质缺损或骨皮质变

薄）。结合此诊断标准，该患者符合其中的①②④⑥项标准，考虑此患者诊断 NF1 明确。

脑血管疾病是 NF1 的一种罕见临床表现。NF1 相关的脑血管病变可能会增加青年患者的死亡率。NF1 引起血管病变的主要病理机制可能是由于血管壁异常细胞过度增生导致的纤维增生、平滑肌消失，进而发生细胞的纤维变性和平滑肌结节的增生。目前认为血管内皮细胞及平滑肌细胞中均含有神经纤维瘤蛋白，为初级血管平滑肌细胞 Ras-诱导信号通路的一个新的负调控因子，Ras 是一种 GTP 酶，负责 MAPK 通路上调，从而通过调节 MEK/ERK 和磷脂酰肌醇 3-激酶促进细胞增殖、分化和迁移，进而对 Ras 信号通路的抑制作用减弱，使 Ras 蛋白活性增强，导致神经纤维蛋白编码基因的二次突变，最终导致 NF1 及血管病变的发生。多项回顾性影像学研究发现 NF1 可导致各种颅内血管畸形，包括血管扩张、脑动静脉畸形、动脉瘤、发育不全、血管狭窄和烟雾病等。

本例患者因蛛网膜下腔出血就诊，行 DSA 明确颅内前交通动脉瘤合并动静脉畸形，开颅手术提示前交通动脉周围呈簇状畸形血管团，动脉瘤体周围多发炎性粘连，给予动脉瘤夹闭术治疗。结合患者既往头痛 10 年病史，术中动脉瘤体周围多发炎性粘连，不能排除患者颅内动脉瘤存在慢性间断渗血的可能，考虑该患者同时合并存在脑动静脉畸形、动脉瘤均与其原发病 NF1 密切相关。文献报道，脑动脉畸形（brain arteriovenous malformation，BAVM）和颅内动脉瘤（intracranial aneurysm，IA）并存的患者在 5 年内每年的出血率高达 7%，而单独的 BAVM 患者的每年出血率仅为 1.7%。基于血流动力学、病理解剖及影像学将 BAVM 合并 IA 分为 3 型。①Ⅰ型为无关型，IA 与 BAVM 无关。②Ⅱ型血流相关型动脉瘤：Ⅱa 型 IA 位于 BAVM 供血动脉近端，多为囊状动脉瘤；Ⅱb 型 IA 位于 BAVM 供血动脉远端，与 BAVM 的血流相关，为末梢型血流相关型动脉瘤。③Ⅲ型：团内型，IA 位于畸形血管团内。关于 BAVM 合并 IA 的发病机制包括以下 3 种理论。①共存理论：BAVM 与 IA 同时发生是偶发的。②先天理论：先天性、遗传性的血管病变。③血流动力学理论：由于 BAVM 的高血流量改变局部血管，使得供血动脉管壁在异常剪切力作用下导致动脉瘤形成。目前发现 IA 和 BAVM 位置存在显著相关性。且大多数 BAVM 合并 IA 的患者动脉瘤的破裂会导致出血风险显著增加。因此，相关 IA 被认为是 BAVM 破裂出血的可能来源。合并远端血流相关动脉瘤破裂出血的风险显著高于合并近端血流相关动脉瘤。本病例患者行 DSA 及开颅术均可见前交通动静脉畸形合并动脉瘤，考虑此患者符合Ⅱb 型或Ⅲ型团内型。

综上所述，脑血管病是 NF1 的一种罕见表现，常常表现为狭窄/闭塞性疾病、动脉瘤或动静脉畸形。本例患者因 NF1 导致颅内动静脉畸形同时合并动脉瘤比较罕见，通过对上述病例的学习需加深我们对 NF1 伴发血管性疾病的认识，临床医生应意识到 NF1 可能会增加脑卒中的风险。

第二节　重症动脉瘤性蛛网膜下腔出血

 临床资料

患者,女性,70 岁,退休教师。以"突发呼吸骤停 20 min"为代主诉于 2021 年 12 月 7 日入我院。入院 20 min 前排便时突然出现呼吸骤停,家属自行"心脏按压",同时急呼120,5 min 后急救医师到达后查体呼吸音消失,颈动脉搏动可触及,立即予以气管插管、呼吸机辅助呼吸、心电监护,建立静脉通路,急查心电图示窦性心律,ST-T 改变,其间患者突发心搏骤停,予以心肺复苏约 3 min 后患者心跳恢复,但仍无自主呼吸,持续呼吸机应用,为求进一步治疗,急诊以"心肺复苏术后"收住急诊重症监护室。

入院查体:P 139 次/min;血压 121/79 mmHg,SPO₂ 76%;气管插管,呼吸机辅助呼吸(模式 A/C,氧浓度 100%,潮气量 450 mL,呼吸频率 14 次/min,PEEP 5H₂O),深昏迷状态,双侧瞳孔等大等圆,直径约 2 mm。四肢肌力 0 级,疼痛刺激无反应,四肢肌张力低下,四肢腱反射消失,双侧巴宾斯基征未引出。颈强直,克尼格征、布鲁津斯基征阴性。NIHSS 评分 35 分;GCS 评分 3 分(E1V1M1)。

实验室检查:白细胞 29.47 ×10⁹/L,BNP 1 082 pg/mL,超敏肌钙蛋白 6.413 0 ng/mL,血清肌红蛋白 218.7 ng/mL,乳酸脱氢 420 U/L,肌酸激酶 735 U/L,钾 1.96 mmol/L,钠173.2 mmol/L,D-二聚体 12 269.71 μg/L,纤维蛋白降解产物 26 396.44 μg/L。

请心内科会诊,排除急性冠脉综合征及恶性心律失常导致呼吸骤停可能。请神经内科会诊,考虑急性脑血管病可能,呼吸机辅助呼吸下行头颅 CT 提示四脑室、三脑室、侧脑室铸型、双侧外侧裂、脑沟弥漫性高密度影。头颅 CTA 示基底动脉尖部动脉瘤,长径约7.4 mm(图 2-3)。Fisher 分级 4 级;HUNT-HESS 分级Ⅳ级。入院后持续气管插管、呼吸机辅助呼吸,诊断为重症动脉瘤性蛛网膜下腔出血,急诊行"双侧侧脑室穿刺引流术",同时请介入科会诊无动脉瘤栓塞指征,后给予脱水降颅压、预防脑血管痉挛、维持内环境平衡、抗感染、镇静、镇痛等对症支持治疗效果差,逐渐出现多脏器功能衰竭,患者家属放弃治疗要求出院。

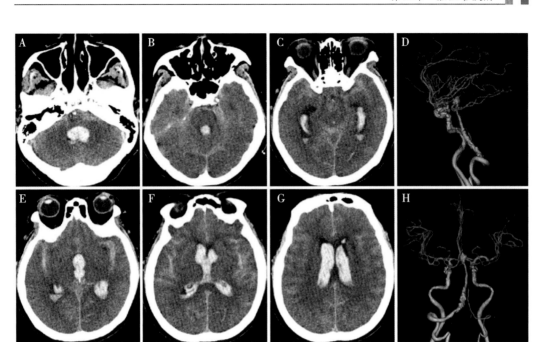

A～C、E～G. 头颅 CT 示四脑室、三脑室、侧脑室铸型,双侧外侧裂、脑沟弥漫性高密度影;D、H. 头颅 CTA 示基底动脉尖部动脉瘤,形状不规则,长径约 7.4 mm。

图 2-3　头颅 CT+CTA

 讨论及文献综述

　　患者老年女性,急性动态起病,突发呼吸骤停;查体处于深昏迷状态,脑膜刺激征阳性。NIHSS 评分 35 分;GCS 评分 3 分(E1V1M1);Fisher 分级 4 级;HUNT-HESS 分级 Ⅳ级。头颅 CT 示四脑室、三脑室、侧脑室铸型,双侧外侧裂、脑沟弥漫性高密度影。CTA 示基底动脉尖部动脉瘤,形状不规则。临床诊断:重症动脉瘤性蛛网膜下腔出血。

　　蛛网膜下腔出血(subarachnoid hemorrhage,SAH)是指由各种原因引起出血后,血液流入蛛网膜下腔的统称,临床上可分自发性 SAH 与外伤性 SAH 两类,是常见脑血管疾病,发病高峰期在 40～60 岁,女性与男性比例为 3∶2,10%～15% 患者院前死亡,即使在得到救治情况下,院内死亡率仍高达 20%～30%,在众多死因当中,出血瞬间造成的心搏骤停是其死亡的重要原因之一,3%～11% 在院前阶段经历心搏骤停。自发性蛛网膜下腔出血的主要原因是脑动脉瘤破裂,占蛛网膜下腔出血的 75%～80%,称为颅内动脉瘤性蛛网膜下腔出血(aneurysmal subarachnoid hemorrhage,aSAH)。临床通常采用 Hunt-Hess 分级法,对 aSAH 患者的严重程度进行分级,分级越高,病情越严重,并且与预后相关,Ⅳ级以上的患者,由于意识障碍程度及脑损伤严重,治疗方法及预后与Ⅰ、Ⅱ级的患者有较大差别,虽经积极救治,其病死率仍高达 30.5%～35.0%,通常称之为高分级 aSAH 或 SaSAH 重症动脉瘤性蛛网膜下腔出血(severe aneurysmal subarachnoid hemorrhage,SaSAH)。

引起 SaSAH 死亡的主要原因就是颅内压升高导致的脑疝引起呼吸、心搏骤停。颅内压增高的患者常伴有心律失常,轻度颅内压增高以窦性心律失常为主,例如窦性心律不齐、窦房内游走节律、窦性静止及窦性停搏;中度颅内压增高时除窦性心律失常明显增多外,并可有交界处逸搏,偶有室性期前收缩;而重度颅内压增高,心律失常以各种室性心律失常为主,室性期前收缩频繁且多源,最后常因心室颤动而致死。SAH 发生后产生自主神经功能紊乱,急性颅内压增高时这些紊乱更易发生,神经末端产生大量儿茶酚胺,并释放到组织和血液中,作用于冠状动脉后致其收缩痉挛,冠状动脉的异常导致心肌的收缩异常,或者是儿茶酚胺直接作用于心肌致心肌收缩运动异常,从而造成广泛的心肌缺血,同时,冠状动脉的痉挛增加心肌耗氧量,导致严重的心脏并发症,引发心律失常甚至出现心源性猝死。一些专家认为 SAH 是心律失常和神经源性心肌损伤的原因,这两种情况可表现为突发循环衰竭,颅内压骤然升高继而脑灌注压下降和下丘脑及脑干缩血管中枢的原发损伤,被认为是导致心搏骤停级联反应的关键因素。10% ~30% 的 SAH 患者因 SAH 后产生的儿茶酚胺风暴,会产生神经源性心肌顿抑形式的心肌功能失调,从而引发心搏骤停。

SAH 临床常表现为突发的性质不确定的剧烈头痛,可伴有或不伴有短暂的意识丧失、恶心、呕吐、神经系统功能障碍(包括脑神经麻痹)和颈项强直。单侧眼眶或球后痛伴动眼神经麻痹是常见的先兆;头痛频率、持续时间或强度改变往往也是动脉瘤破裂先兆,剧烈头痛是最为常见的症状,占所有 SAH 患者中的 97%,表现为骤发劈裂般剧痛,遍及全头或前额、枕部,再延及颈、肩腰背和下肢等,Willis 环前部动脉瘤破裂引起的头痛可局限在同侧额部和眼眶。约 3/4 的患者在发病后出现头痛、恶心和呕吐,半数以上患者,可短暂意识模糊至深度昏迷,17% 的患者在就诊时已处于昏迷状态。SaSAH 患者大多发病突然,表现为突发剧烈头痛,颈后部疼痛,随即出现意识障碍,甚至出现心搏呼吸骤停。该患者起病急骤,短时间内陷入昏迷,在就医过程中出现心搏呼吸骤停。

对于具有典型临床症状、疑似为蛛网膜下腔出血的患者可行头颅 CT 检查,CT 阴性可谨慎行腰椎穿刺检查明确诊断,而对于 SaSAH 患者,就诊时临床症状较重,尤其是出现呼吸、心搏骤停的患者,容易被误诊为心血管疾病及呼吸系统疾病,因此在病情允许下应尽早行 CT 检查,这是诊断 SaSAH 的基本检查,其敏感性近 100%,但由于脑疝风险很高,不推荐对 SaSAH 患者行腰椎穿刺。头部 CT 扫描能显示 SaSAH 出血的部位及程度,出血部位对病因诊断具有指导性意义。若病情允许,SaSAH 患者均需行病因学诊断,DSA 可明确病因,不能行 DSA 者可行磁共振血管成像和 CT 血管成像技术,经颅多普勒超声也可作为诊断和监测的手段。

动脉瘤一旦发生破裂出血,容易发生再次破裂出血,24 h 内再出血发生率为(4.0% ~13.6%),发生再出血的患者 80% 以上预后不良,且再出血发生得越早,预后就越差。SaSAH 患者一旦合并呼吸心搏骤停,首先需要采取 CPR 高级生命支持及呼吸机应用等。对于 SaSAH 常须采取以下措施:①保持床头抬高 30°;②持续冰毯、冰帽物理降温,保持脑温在 37 ℃ 以下;③持续呼吸机辅助呼吸、保持气道通畅、监测血气分析,维持正常的二氧化碳分压;④持续深度镇痛、镇静;⑤抗纤溶、抗癫痫治疗;⑥持续脑室颅内压监测,间断释放脑脊液(当 ICP>30 mmHg);⑦维持 50 mmHg<CPP<60 mmHg,必要时应用血管活性药物;⑧3% 高渗盐水配合甘露醇脱水,合并脑室内出血或脑积水者可行脑室外引流;⑨预防及控制感染、控制血压、血糖。对于 SaSAH 来说,出现心搏骤停是灾难性的临床事件,具有显著死亡风险,研究表明,自发性 SAH 患者中大约 3% 出现心搏骤停,经历心搏骤停的 SAH 患者较单纯 SAH 患者具有更高死亡率,尽管如此,该类患者中的 18% 仍然能够期待存活,需要进一步研究以开发 SaSAH 患者更好的救治策略。

第三节　硬脑膜动静脉瘘合并静脉高压性脑病

 临床资料

患者,男性,46 岁,工人,以"发作性肢体抽搐 10 年,认知功能减退 3 个月,再发抽搐 1 h"为代主诉于 2021 年 8 月 5 日入住 NICU。患者 10 年前无明显诱因出现四肢抽搐,表现为意识障碍,双眼上翻,口唇发绀,口吐白沫,双上肢屈曲,双下肢强直,持续 2~3 min 缓解,就诊于当地医院诊断为"癫痫",长期服用丙戊酸钠片治疗,每年发作 2~3 次。3 个月前无明显诱因逐渐出现记忆力减退,经常将日常所做的事情和常用的物品遗忘,伴计算力减退,不知道按时吃饭,日常生活需要照理,无大小便障碍,未诊治。1 h 前无明显诱因再次出现四肢抽搐,伴意识障碍,症状持续不缓解,家属急呼我院 120 接诊入院,急诊以"癫痫持续状态全面强直-阵挛发作"收入 NICU,经过抗癫痫等治疗后患者四肢抽搐缓解,但意识障碍未再恢复。

入院查体:T 36.3 ℃,P 90 次/min,T 18 次/min,BP 130/85 mmHg,浅昏迷状态,双侧瞳孔等大等圆,直径约 3.0 mm,对光反射灵敏,双侧鼻唇沟对称,四肢活动尚可,肌张力正常,腱反射(++),双侧巴宾斯基征阳性。颈软,克尼格征、布鲁津斯基征阴性。GCS 评分 5 分,E1V1M3。

辅助检查:头颅 CT(图 2-4):右侧颞顶叶、侧脑室前角旁可见不规则低密度影及蚓状稍高密度影,伴多发斑点状钙化,考虑血管畸形。头颅 MRI+MRA+MRV(图 2-5):右侧颞顶叶、侧脑室旁、双侧半卵圆中心可见斑片状异常信号,右侧颞顶叶可见多发迂曲、粗细不等血管流空影;右侧颈内动脉虹吸段、大脑中动脉、大脑前动脉、大脑后动脉增粗、扩张,远端可见异常血管团影;右侧枕顶叶异常血管可见汇入上矢状窦,大脑大静脉扩张,左侧乙状窦显示不清。脑电图:弥漫性慢活动。脑脊液压力 260 mmH$_2$O,脑脊液常规+生化检查、结核分枝杆菌涂片、细菌培养、抗酸染色均正常。血清、脑脊液病毒全套、自身免疫性脑炎抗体均为阴性。血氨正常。高敏 C 反应蛋白 14.5 mg/L。红细胞沉降率 21.8 mm/h。降钙素原 0.51 ng/mL。余常规、生化未见异常。

治疗经过:结合患者症状、体征、腰椎穿刺及头颅MRI检查,诊断考虑"硬脑膜动静脉瘘并静脉高压性脑病、癫痫持续状态",给予生命体征监护、吸氧、建立静脉通道、抗癫痫、脱水降颅压、改善脑代谢、维持水和电解质平衡等对症治疗,患者昏迷逐渐加重,于2021年8月10日家属放弃治疗,自行出院。

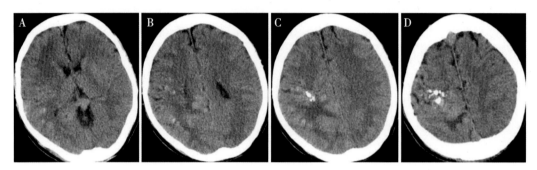

A~D.右侧颞顶叶可见不均密度影,内见不规则团块状低密度影及蚓状稍高密度影,伴多发点状及斑片状钙化。

图2-4 头颅CT

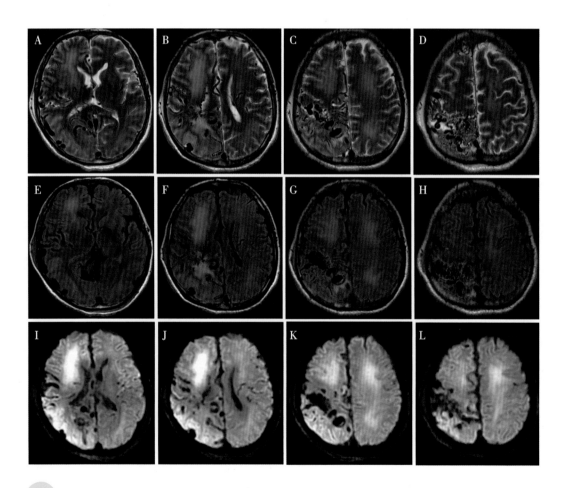

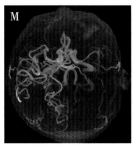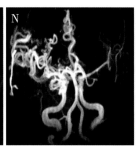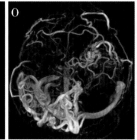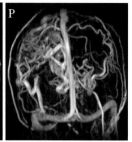

A～D(T_2)、E～H(FLAIR)、I～L(DWI).头颅 MR 示右侧颞顶叶、侧脑室旁、双侧半卵圆中心可见斑片状异常信号,右侧颞顶叶可见多发迂曲、粗细不等血管流空影。M～P.MRA+MRV 示右侧颈内动脉虹吸段、大脑中动脉、大脑前动脉、大脑后动脉增粗、扩张,远端可见异常血管团影;右侧枕顶叶异常血管可见汇入上矢状窦,大脑大静脉扩张,左侧乙状窦显示不清。

图 2-5 头颅 MRI+MRA+MRV

 讨论及文献综述

该患者中年男性,慢性病程,长期发作性癫痫,认知功能障碍,本次表现为癫痫持续状态及高颅压表现,结合头部 CT+头部 MRI+MRA+MRV 影像学特点,脑脊液检查排除感染、免疫介导相关脑炎等疾病,临床诊断:硬脑膜动静脉瘘合并静脉高压性脑病。

硬脑膜动静脉瘘(durai arteriovenous fistula,DAVF)是海绵窦、矢状窦、侧窦等硬膜窦及其附近动静脉间的异常交通,为颅内外供血动脉与颅内静脉窦沟通。DAVF 是临床上相对少见的一种脑血管病变,发生率占脑血管畸形的 10%～15%。DAVF 可发生于硬脑膜的任何部位,以海绵窦、横窦及上矢状窦较为多见,各年龄段均可发病,以 40～60 岁较为常见。DAVF 是由先天因素所引发的颅内血管畸形,但缺乏相关的证据。研究表明颅脑损伤、静脉窦炎症、静脉窦血栓形成、颅内肿瘤、高凝状态、体内雌激素改变(流产、分娩、更年期)等均可导致 DAVF 的发生,提示 DAVF 是一种获得性疾病。由于 DAVF 患者的动脉血液直接流入静脉窦而导致静脉窦内血液动脉化及静脉窦内的压力增高,从而使得脑静脉回流障碍甚至逆流,从而导致颅内静脉血管压力升高。然而,对于静脉压升高如何导致 DAVF 的发生机制还不清楚。研究发现,与正常人相比脑血管病畸形患者血浆中血管内皮生长因子(vascular endothelial growth factor,VEGF)的水平较高,研究者推测VEGF 可能在 DAVF 的形成过程中起重要作用。有研究表明由于硬脑膜血管生成减少,血管内皮生长因子受体(vascular endothelial growth factor receptor,VEGFR)拮抗剂显著降低了由静脉高压引起的 DAVF 诱导率。VEGF 及其受体可能在静脉高压诱导的DAVF 的形成中起重要作用。

DAVF 的临床表现多种多样,主要与皮质静脉引流的方向、流速、引流量的大小、供血动脉以及瘘口所处的位置有关,DAVF 的主要临床表现包括以下几点。①颅内出血:以脑内出血和蛛网膜下腔出血最为常见,还可能发生硬膜下腔出血,约有 20% 以上的患者首发症状为蛛网膜下腔出血。②头晕、头痛。③颅内血管杂音及耳鸣。④颅内压增高。⑤中枢神经系统局灶性功能障碍。⑥脊髓功能障碍。⑦其他如眩晕、视力障碍、复视、听力下降、头皮静脉扩张、精神错乱、幻觉、痴呆等。

静脉高压性脑病(venous hypertensive encephalopathy,VHE)是由Sachs在1931年首次提出,由于各种原因导致颅内静脉压力增高,造成不同程度的颅内静脉回流受阻或逆流,进而导致静脉高压性脑病,产生颅内压升高或脑水肿等表现。其常见的病因有DAVF、Galen静脉畸形、静脉窦闭塞,以及引起颅内静脉回流障碍的其他原因所致。影像学检查不仅能够为DAVF患者的临床诊断提供可靠的信息,而且还可以显示一些颅内继发性的改变。例如,头颅CT平扫虽然极少能显示DAVF本身病变,但能较好地显示DAVF的继发性改变,如蛛网膜下腔出血、脑出血、脑积水、血管曲张、脑水肿和钙化等。伴有皮质静脉引流的DAVF患者容易发生钙化,CT平扫可在脑沟底、皮髓质交界等部位出现高密度的钙化灶。另一方面,头部MRI及MRA能够清晰地显示静脉瘘口紧邻硬脑膜部位有明显的流空信号,在大脑半球或小脑的表面可见异常血管影像,包括皮质血管增多、脑膜或髓质血管及静脉窦扩张并可见增强、血管流空,但没有明显集中的畸形血管团。另外,DSA是DAVF诊断和分类的金标准,DSA能够确定瘘口所在位置,明确所有的供血动脉、皮质静脉及引流静脉窦,为下一步治疗方法的选择提供可靠的依据。

DAVF的治疗原则是闭塞硬脑膜静脉窦壁上的瘘口。在干预之前,需要对瘘管血管结构有一个完整的了解,包括供血动脉、瘘管连接点、静脉引流路径和静脉流动方向。治疗方法主要包括颈动脉压迫、血管内栓塞治疗、外科手术切除和立体定向放射治疗。血管内治疗通常是DAVF的一线治疗方法,大部分DAVF患者可以通过血管内栓塞治疗得以根治,并且血管内治疗后可以明显减少再出血及复发的风险。但瘘管复发与液体栓塞剂未充分渗透到不可见的低压系统中有关,根据瘘管的位置和解剖结构从动脉、静脉或联合途径进行血管内治疗,但立体定向放射外科手术(stereotactic radiosurgery,SRS)仍然作为替代治疗选择,用于脑DAVF的伽玛刀放射外科手术(gamma knife radiosurgery,GKRS)在大多数患者中实现了闭塞并避免了永久性并发症,有海绵状颈动脉位置且没有静脉扩张的患者在放射外科手术后更容易发生瘘管闭塞。对于不适合手术或血管内单药治疗的DAVF,立体定向放射外科联合或不联合栓塞是一种有效的治疗方法。更适用于无皮质静脉引流(CVD)的病变和海绵状DAVF。然而,放射外科手术后逐渐消除DAVF可以避免加重静脉高压或梗死的直接风险,这有时会使血管内栓塞和手术复杂化。

综上所述,硬脑膜动静脉瘘合并静脉高压性脑病在临床中较为罕见,如DAVF、Galen静脉畸形、静脉窦闭塞等患者合并脑白质病变或高颅压症状时,应考虑到这一疾病,虽然其临床表现多样、治疗方法复杂,但是随着介入神经放射的快速发展,其临床治愈率将会进一步地提高。同时,在临床治疗患者之前,应充分分析患者的临床表现及影像学资料,制定可靠的治疗方案,提高患者的治愈率。

第四节　双侧对称性小脑中脚及小脑梗死

 临床资料

　　患者,男性,51 岁,主诉"突发眩晕、步态不稳 7 d,加重伴饮食不能 6 h"于 2015 年 2 月 19 日入院。患者入院 7 d 前生气时突然出现眩晕、步态不稳,伴恶心、呕吐 5 次,呕吐物为胃内容物,随后出现言语不利、饮水呛咳、吞咽困难,就诊于当地某医院,行头颅 CT(图 2-6A)示双侧小脑中脚、小脑半球梗死,给予抗血小板聚集、强化他汀及改善循环、降压等治疗,6 h 前站立时突然出现眩晕、视物旋转较前加重,并出现不能饮食,言语不清,双侧耳鸣、听力明显减退,不能行走、坐立困难,为求进一步诊治急诊转入我院。

　　既往史:长期大量吸烟 30 年,40 支/d,酗酒 30 年,500 mL/d,患"高血压病"10 年,最高血压 180/120 mmHg,间断服用硝苯地平缓释片 20 mg/d 治疗,血压控制不佳。患"脂代谢紊乱,高胆固醇血症"10 年。患"右侧锁骨下动脉重度狭窄"4 年,在郑州某医院给予支架植入治疗,长期口服"拜阿司匹林片 100 mg/d、阿托伐他汀钙片 20 mg/d"治疗。患"发作性眩晕、步态不稳、言语不利"1 年,共发作 6 ~ 7 次,每次持续 5 ~ 10 min 缓解。否认"冠心病 2 型糖尿病,肾病"等病史。

　　个人史:长期大量吸烟 30 年,40 支/d,酗酒 30 年,500 mL/d。

　　入院查体:右上肢血压 105/60 mmHg,左上肢血压 150/90 mmHg,意识清楚,精神差。重度构音障碍(呻吟样语言),高级智能检查不合作。双侧额纹浅,闭目力弱,双侧瞳孔等大等圆,直径约 3.0 mm,对光反射灵敏。双眼向各方向运动充分,可见粗大眼球震颤。双耳听力明显减退,双侧鼻唇沟变浅,伸舌不能,悬雍垂明显下垂,双侧咽反射消失,饮水呛咳,吞咽困难。四肢肌力 5-级,四肢肌张力减低,四肢腱反射对称低下,双侧巴宾斯基征阳性。双侧指鼻试验、快速轮替试验、跟膝胫试验阳性,龙贝格不合作,深浅感觉系统未见明显异常。颈软,克尼格征、布鲁津斯基征阴性。

　　辅助检查:入院后头颅 MRI 示双侧小脑中脚对称性椭圆形高信号,双侧小脑半球略高信号(图 2-6B、C),DWI 示双侧小脑中脚、小脑半球对称性高信号(图 2-6D、E)。颅脑 PWI 示:双侧小脑中脚、小脑半球对称性低灌注(图 2-6F)。头颈部 CTA:示双侧侧椎动脉 V4 段、基底动脉、大脑后动脉闭塞可能大,右侧锁骨下动脉远端闭塞,双侧颈内动脉虹吸部中度狭窄(图 2-6G ~ J)。脑干听觉诱发电位提示中枢性损害。生化检查:甘油三酯 3.42 mmol/L,总胆固醇 6.65 mmol/L,低密度脂蛋白胆固醇 3.1 mmol/L;糖化血红蛋白 7.8%,空腹血糖 8.2 mmol/L;高敏 C 反应蛋白 5.9 mg/L;同型半胱氨酸 30.15 μmol/L。余生化未见明显异常。颈动脉彩超:双侧颈动脉起始部内膜增厚。TCD:双侧椎动脉远端、基底动脉、双侧大脑后动脉均未探及血流信号,双侧颈内动脉虹吸部中度狭窄。心脏超声：左室舒张功能减退。动态心电图：下壁 ST-T 改变。

治疗经过：入院后停用降压药物，头低位卧床休息，羟乙基淀粉注射液 500 mL，1 次/d，扩容保持脑灌注，给予阿司匹林 100 mg+氯吡格雷 75 mg/d，双重抗血小板聚集治疗，阿托伐他汀钙片 60 mg/d，高强度他汀治疗，同时给予改善微循环、清除自由基、康复、控制高危因素等治疗。住院期间家属拒绝介入诊疗。患者治疗 1 个月后出院，出院时鼻饲饮食，仍有头晕、构音障碍，可自行坐立，但不能行走，眼球震颤基本消失，出院后转入当地医院康复科治疗。1 年后随访，患者遗留构音障碍，偶有饮水呛咳，行走时头晕，需人搀扶。

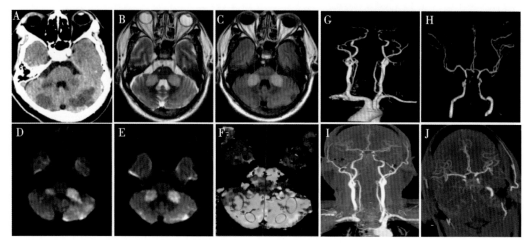

A. 头颅 CT 示双侧小脑中脚、小脑半球椭圆形低密度影。B（T_2WI）、C（FLAIR）. 头颅 MRI 示双侧小脑中脚对称性椭圆形高信号，双侧小脑半球略高信号。D、E. DWI 示双侧小脑中脚、小脑半球对称性高信号。F. PWI 示双侧小脑中脚、小脑半球低灌注。G～J. 头颈部 CTA 示双侧椎动脉 V4 段、基底动脉、大脑后动脉闭塞可能大，右侧锁骨下动脉远端闭塞，双侧颈内动脉虹吸部中度狭窄。

图 2-6　头颅影像检查

 讨论及文献综述

小脑中脚（middle cerebellar peduncle，MCP）位于脑桥外侧被盖部，是联系小脑与脑桥的纤维，为额桥-顶枕-小脑纤维通路。MCP 主要血液供应由小脑前下动脉（anterior inferior cerebellar artery，AICA）供应，小脑上动脉（superior cerebellar artery，SCA）也参与部分血液供应，而 AICA 主要供血范围为脑桥外侧、小脑中脚以及小脑前下侧。因此，MCP 属于 AICA 与 SCA 的分水岭区，由此可以认为 MCP 是上述两支血管供应的分水岭区，且这两支血管容易受到缺血性损伤。当椎基底动脉闭塞或严重狭窄时，可出现代偿性的后交通动脉扩张及侧支循环开放。而桥臂位于分水岭区，血流代偿不足，故出现选择性的双侧桥臂受累。动脉粥样硬化所致椎基底动脉系统严重狭窄或闭塞是双侧 MCP 梗死的共同病理生理机制。双侧 MCP 梗死的最可能机制为基底动脉粥样硬化或血栓形成堵塞双侧 AICA 起始部。双侧 MCP 梗死可能机制有以下两点。①AICA 与 SCA 的分水岭区梗死：一侧椎动脉完全闭塞和另外一侧椎动脉重度狭窄、双侧椎动脉重度狭窄或闭塞。②动脉-动脉栓塞：易损斑块或心源性栓子脱落至双侧 AICA。

本例患者起病呈进展性，发病前存在情绪激动等触发因素，首发症状表现为眩晕、听力障碍和小脑性共济失调，发病初期头颅 CT 示双侧 MCP 梗死，伴小脑半球多发梗死，发病机制考虑动脉-动脉栓塞。经过降压等治疗后病情加重，后行头颅 MRI+DWI 示双侧 MCP 梗死体积较前扩大，与双侧小脑半球梗死信号不均，诊断为双侧 MCP、小脑梗死明确。该例患者头颈部 CTA 示双侧椎动脉 V4 段、基底动脉、大脑后动脉闭塞，TCD 评估未见侧支循环代偿，引起双侧 AICA 和 SCA 供应的分水岭区低灌注，最终形成双侧 MCP 对称性梗死扩大。该患者考虑动脉-动脉栓塞和大动脉病变导致低灌注的复合发病机制，预示着这一发病机制成为双侧 MCP 梗死的一种新的可能。但双侧 MCP 对称病变应与以下疾病鉴别，如脑桥梗死或出血引起的沃勒变性、脱髓鞘和炎性病变、代谢性脑病、肿瘤、多系统萎缩、中毒性白质脑病、肿瘤与副肿瘤综合征等。当存在双侧 MCP 病变时，应根据病史、临床特征及不同序列影像学特点进行鉴别。

综上所述，临床上双侧对称性的 MCP 梗死十分罕见，其病因及发病机制仍不十分清楚，需要精准化诊疗及大样本研究，笔者认为本例患者病因可能为大动脉粥样硬化性，发病机制考虑动脉-动脉栓塞与低灌注共同参与所致。但遗憾的是本患者未行 DSA 全脑血管造影检查及必要时介入治疗，加之早期血管评估不充分、发病机制不明确，导致过度降压等治疗，可能是导致预后较差的主要原因。

第五节　双侧脑桥梗死

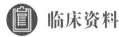 临床资料

患者，男性，63 岁，退休工人，高中文化。主诉"突发眩晕、恶心、呕吐 15 h"于 2021 年 8 月 19 日收入我院。患者 15 h 前活动时突然出现眩晕，伴恶心、呕吐，眩晕在卧位时减轻，坐起后加重伴步态不稳，测血压 200/110 mmHg，无发热、头痛，无耳鸣、耳闷、听力减退，无肢体麻木无力，无意识障碍，无肢体抽搐及大小便障碍等，就诊于郑州某医院，完善头颅 MRI 提示急性脑梗死，为求进一步诊疗来我院，急诊以"脑梗死"收入院。

既往史：患"高血压病"7 年，血压最高 200/110 mmHg，平素口服"硝苯地平缓释片、琥珀酸美托洛尔缓释片、培哚普利叔丁胺片（具体规格及用法不详）"，血压控制在 150/90 mmHg 左右。患"脑梗死"2 个月，已治愈，长期服用"阿司匹林肠溶片 0.1 g/d+氯吡格雷片 75 mg/d、瑞舒伐他汀钙片 20 mg/d"。

入院查体：BP 180/90 mmHg。意识清楚，构音障碍，高级智能稍减退。粗测视力、视

野均正常,双侧眼球运动充分,无眼偏斜,双侧瞳孔等大等圆,直径约 2.5 mm,对光反射灵敏。双侧额纹对称,双侧鼻唇沟对称,双侧听力正常,Weber 试验居中,Rinne 试验气导>骨导,伸舌居中,双咽反射迟钝。四肢肌力 5 级,肌张力正常,腱反射(++),双侧巴宾斯基征阴性。左侧面部痛觉减退,余深浅感觉系统未见异常。左侧指鼻试验、跟膝胫试验欠稳准,Romberg 征睁眼、闭眼均不稳。颈软,克尼格征、布鲁津斯基征阴性。NIHSS 评分:4 分(感觉:1 分,共济:2 分;构音:1 分);ADL 评分:100 分;改良 Rankin 量表:1 分;洼田饮水试验:2 分。

辅助检查:甲状腺功能示促甲状腺激素 0.27 mIU/L,游离甲状腺素 17.42 pmol/L。红细胞沉降率 27 mm/h。HCY 25.4 μmol/L。肝功能:总蛋白 63.8 g/L,白蛋白 36 g/L。甘油三酯 2.18 mmol/L,总胆固醇 6.19 mmol/L,低密度脂蛋白胆固醇 4.16 mmol/L。尿常规:蛋白 3+,隐血+。头颅 MRI(图 2-7):双侧脑桥对称性长 T_2 信号影,FLAIR 呈高信号,DWI 呈高信号影,ADC 呈明显低信号。头颈部 CTA+管壁成像:右侧椎动脉优势,基底动脉中段闭塞,右侧椎动脉 V5 段轻度狭窄;左侧椎动脉 V5 段闭塞可能。

治疗经过:入院后给予双重抗血小板聚集、高强度他汀、改善循环、清除自由基、康复、控制高危因素等支持、对症治疗,好转出院。

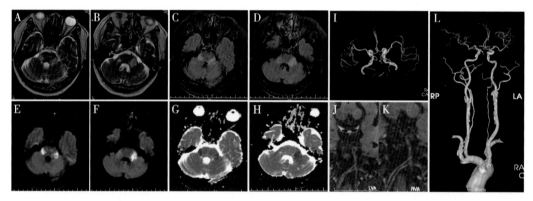

A、B. MRI T_2 示双侧脑桥对称性长 T_2 信号影;C、D. MRI FLAIR 示呈高信号;E、F. MRI DWI 示呈高信号影;G、H. MRI ADC 呈明显低信号。I~L. 头颈部 CTA+管壁成像示右侧椎动脉优势,基底动脉中段闭塞,右侧椎动脉 V5 段轻度狭窄,左侧椎动脉 V5 段闭塞可能。

图 2-7　头颅 MRI+头颈部 CTA+管壁成像

 讨论及文献综述

患者眩晕、步态不稳,提示前庭小脑神经核及其联络纤维受累;构音障碍、双侧咽反射迟钝,提示疑核,舌咽迷走神经受累,左侧面部痛觉减退,提示右侧皮质脑干束受累,以上为椎基底动脉供血,故定位椎基底动脉系统。患者中年男性,急性动态起病,既往有高血压病、脑梗死等高危因素,有神经系统缺损的症状及体征。头颅 MRI:双侧脑桥对称性梗死,头颈部 CTA+磁共振管壁成像:右侧椎动脉优势,基底动脉中段闭塞,右侧椎动脉

V5 段轻度狭窄;左侧椎动脉 V5 段闭塞可能。临床诊断:双侧脑桥梗死。

脑桥梗死为临床常见的一种后循环梗死类型,其主要病因多为穿支动脉病变,与脑桥旁中央动脉、长旋动脉及短旋动脉病变有关,双侧脑桥梗死(bilateral pontine infarction,BPI)相对少见。脑桥梗死病因分型如下。①椎基底动脉大动脉病变(vertebrobasilar large artery disease,VLAD):基底动脉狭窄≥50% 或完全闭塞。②小动脉病变(small artery disease,SAD):梗死灶不累及脑桥表面,病灶最大直径<15 mm,具备血管危险因素,排除椎基底动脉狭窄以及心源性栓塞。③基底动脉分支病变(basilar artery branch disease,BABD):梗死灶累及脑桥腹侧表面,同时基底动脉狭窄<50% 且无潜在心源性栓子来源。④心源性栓塞(cardic embolism,CE)。⑤其他病因或病因不能确定等。

BPI 约占所有脑桥梗死的 11%。脑桥梗死的常见临床症状为头晕/眩晕、肢体偏瘫、肢体麻木、口角歪斜、构音障碍等。因累及双侧锥体束、脑干上行网状激活系统、双侧皮质延髓束等,BPI 患者易发生四肢瘫痪、意识障碍和吞咽困难等,且基线 NIHSS 评分较高。更容易误吸导致吸入性肺炎。虽然基底动脉病变为脑桥梗死的病因基础,但进展性脑桥梗死与基底动脉粥样硬化是否相关仍是目前研究的热点。基底动脉重度狭窄或闭塞为 BPI 的独立危险因素。在病因学分型方面,BPI 患者多为 VLAD。

目前关于 BPI 发病机制的研究较少,推测其病因可能包括以下几点。①低血流动力学因素:基底动脉重度狭窄或闭塞后,基底动脉及其分支供血区血流低灌注致 BPI,由于脑桥旁中央动脉从基底动脉垂直发出,更易发生灌注不足。②基底动脉穿支口闭塞:基底动脉穿支众多,基底动脉斑块扩张或移位后可堵塞其双侧穿支动脉口。③基底动脉或穿支动脉栓塞:斑块脱落后最易堵塞基底动脉尖处,出现基底动脉尖综合征。有研究结合患者病史、危险因素、心脏病史及梗死病灶类型等发现,仅 1 例 BPI 为 CE,提示 CE 并非 BPI 的主要病因,BPI 常伴有其他部位梗死(非孤立性脑桥梗死),常累及的部位依次为小脑、丘脑、内囊后肢、枕叶等。

综上所述,BPI 临床症状较重且多伴其他部位梗死,基底动脉重度狭窄或闭塞可能为其独立危险因素。伴有基底动脉重度狭窄或闭塞的患者更易出现 BPI,且基底动脉发出深穿支供应脑桥之外的其他部位,例如枕叶、小脑、丘脑、海马等,因此易合并其他供血区梗死,更应该尽早积极完善检查评估患者可能的发病机制及病因,并给予积极治疗,预防症状加重。

第六节 Percheron 动脉梗死

临床资料

患者,女性,59 岁,小学文化,主诉"突发视物模糊、左侧肢体无力 11 h"于 2020 年 6 月 15 日 17:46 入院。患者于入院 11 h 前行走时突然出现视物模糊,伴左侧肢体无力,上肢持物不稳,下肢行走拖地,伴头晕、言语不利,症状呈持续性,无发热、头痛,无恶心、呕吐,无饮水呛咳、吞咽困难,无大小便失禁,无四肢抽搐、意识障碍等,为求进一步诊治,遂至我院急诊就诊,完善头颅 CT 未见出血,患者超溶栓时间窗,完善头颅 MRI 示:双侧丘脑梗死,DWI 与 FLAIR 匹配,急诊以"脑梗死 高血压病 3 级 极高危分层"收入院。

既往史:患"高血压病"6 年,最高血压 180/90 mmHg,间断服用药物治疗(具体不详),血压控制不佳。患"高脂血症"5 年,未服药治疗。

入院查体:BP 135/85 mmHg,意识清楚,构音障碍,远记忆力减退,近记忆力减退,计算力正常,理解判断力正常,人物定向力正常。双侧额纹对称,双侧瞳孔等大等圆,直径约 2.5 mm,对光反射灵敏。双眼向各方向运动充分,无眼震。双侧鼻唇沟对称,伸舌居中,悬雍垂居中,咽反射存在,左侧肢体肌力 4+级,右侧肢体肌力 5 级,四肢肌张力正常,四肢腱反射对称存在,左侧巴宾斯基征阳性。左上肢痛温觉减退。颈软,克尼格征、布鲁津斯基征阴性。NIHSS 评分:4 分(左上肢:1 分,左下肢:1 分,感觉:1 分,构音:1 分);ADL 评分:90 分;目前改良 Rankin 评分:2 分;洼田饮水试验:1 级;静脉血栓栓塞风险因素评估(Caprini):8 分。

辅助检查:TG 4.70 mmol/L,LDL 2.28 mmol/L,余血生化、风湿免疫全套未见明显异常。下肢血管超声:双下肢动脉内中膜增厚并点状斑块;颈部血管超声:双侧颈动脉内中膜增厚并斑块,右侧椎动脉频谱异常(提示远端病变);心脏超声:左室舒张功能减退。头颅 MRI+MRA(图 2-8):双侧丘脑新近梗死,左侧颈内动脉 C4 段管腔中度狭窄,双侧大脑中动脉 M1 段管腔局部轻度狭窄,左侧大脑后动脉、左侧椎动脉、基底动脉管腔节段性轻-中度狭窄,右侧大脑后动脉 P1 段考虑重度狭窄或闭塞。颈部 CEMRA:左侧椎动脉 V1 段迂曲,右侧椎动脉纤细、局部狭窄。患者入院后给予双重抗血小板聚集、高强度他汀、改善微循环、清除自由基等支持、对症治疗,临床症状改善后出院。

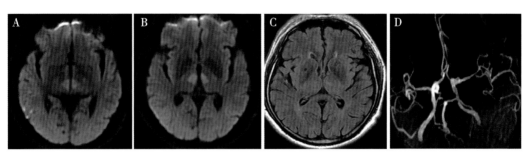

A、B. MRI DWI 示右侧颞叶、双侧丘脑对称性高信号；C. MRI FLAIR 双侧丘脑对称性略高信号；D. MRA 示多发性脑动脉粥样硬化性改变，左侧大脑后动脉、左侧椎动脉、基底动脉管腔节段性轻–中度狭窄，右侧大脑后动脉 P1 段重度狭窄。

图 2-8　头颅 MRI+MRA

 讨论及文献综述

患者认识功能障碍，提示大脑皮质边缘叶或丘脑受累；构音障碍提示疑核、舌咽神经、迷走神经受累，左侧中枢性肢体瘫痪，提示右侧锥体束受累，左上肢痛温觉减退，提示右侧脊髓丘脑束损害，以上为椎基底动脉供血，故定位椎基底动脉系统。患者中年女性，急性起病，既往有高血压病、高脂血症等高危因素；有神经系统损害的症状及体征；DWI 示双侧丘脑对称性梗死，MRA 示右侧大脑后动脉 P1 段重度狭窄，临床诊断为 Percheron 动脉梗死。

丘脑血供来源主要包括 4 支主要血管。①丘脑旁正中动脉：又称丘脑穿通动脉，一般由数支细小动脉组成。②脉络膜后动脉：由大脑后动脉分出多支脉络膜动脉，其梗死可导致视野缺损、震颤、肌张力障碍，偶尔还伴有遗忘症及语言障碍。③丘脑膝状体动脉：由大脑后动脉 P2 段发出，供应丘脑下外侧，此动脉导致的梗死多引起对侧的偏身感觉障碍、轻偏瘫。④丘脑结节动脉：起自后交通动脉，供应丘脑前区，30% ~40% 存在该动脉缺如，由丘脑旁正中动脉供应，此动脉引起的丘脑梗死可引起觉醒功能、定向力、记忆、人格障碍等。

Percheron 动脉是 1973 年由法国神经病学家 Percheron 首次提出并命名。通常丘脑旁正中部由起自于同侧大脑后动脉 P1 段的丘脑穿通动脉供血，双侧丘脑穿通动脉起自一侧大脑后动脉 P1 段的一支血管，被称为 Percheron 动脉（artery of Percheron，AOP），属于丘脑旁正中动脉的一种先天变异，占正常人群的 4.0% ~11.7%。Percheron 动脉的旁正中动脉先从单侧大脑后动脉发出，随后分成两支，同时为双侧丘脑旁正中区和中脑供血。

除了 AOP，丘脑穿通动脉共存在 4 种不同的解剖类型（图 2-9）：Ⅰ型，最常见，约占 78%，来自同侧大脑后动脉 P1 段；Ⅱa 型，较少见，两侧穿支来自一侧大脑后动脉 P1 段；Ⅱb 型，即 AOP 两侧穿支发自一侧大脑后动脉 P1 段发出的一根血管干，本例患者右侧大脑后动脉 P1 段重度狭窄,故属于该类型;Ⅲ型,大脑后动脉 P1 段形成"桥动脉",双侧大脑后动脉 P1 段发出的桥动脉再发出数个穿支动脉。研究发现,AOP 除供应丘脑旁正中部分外,有时还会供应中脑部分,如脚间核、小脑上脚交叉、红核内侧部、第三和第四脑室神经核及前部导水管周围灰质。此外,旁正中动脉也可同时供应丘脑旁正中部和丘脑前部,特别是在丘脑结节动脉缺失的情况下,故 AOP 闭塞可导致双侧丘脑、中脑的梗死。当导致双侧丘脑梗死时,又称为双侧丘脑旁正中梗死或双侧腹内侧丘脑综合征。根据文献报道,AOP 梗死占缺血性卒中的 0.4% ～0.5%,占所有丘脑梗死的 4% ～18%。

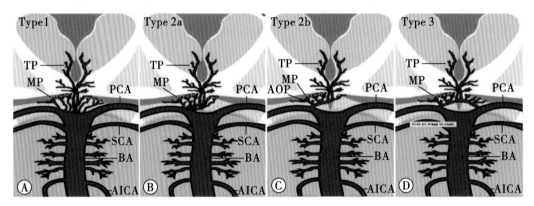

图 2-9　丘脑穿通动脉 4 种解剖类型

AOP 闭塞导致脑梗死机制目前并不明确,常见的病因有大动脉粥样硬化性、心源性和不明原因性,而少见的病因为血流动力学改变、高凝状态、中枢神经系统血管炎、继发于蛛网膜下腔出血的血管痉挛等。多数认为栓塞性为主,其次为大动脉粥样硬化性,亦有研究认为小动脉疾病是双侧丘脑梗死的主要病因(斑块形成导致小穿通动脉狭窄甚至闭塞以及高血压病导致小动脉管壁透明样变性)。本例患者存在明确的大动脉病变,病因考虑大动脉粥样硬化性,发病机制考虑动脉-动脉栓塞。

丘脑的复杂结构及供应动脉解剖变异导致了丘脑梗死的复杂临床表现,根据影像学及相应临床表现,AOP 梗死的 4 种模式:①累及双侧旁丘脑和中脑;②只累及旁丘脑;③旁丘脑、中脑上部、丘脑前部均受累;④旁丘脑和丘脑前部受累。根据梗死部位不同,AOP 梗死的临床表现复杂多样,以意识障碍、记忆力减退、语言障碍和垂直注视麻痹为特征,最常见的是意识障碍,其他还可能出现偏侧轻瘫和(或)偏身感觉减退。当出现肢体瘫痪、锥体束征、共济失调、瞳孔异常、眼睑下垂、垂直凝视麻痹通常提示中脑受累。

AOP 梗死的临床表现缺乏特异性,需要与以下疾病鉴别。①基底动脉尖综合征:此病变不仅局限于丘脑和中脑,还同时累及小脑上动脉的支配区出现小脑症状。②Galen 静脉或静脉窦血栓导致的静脉性梗死:此病一般亚急性起病,常伴头痛及颅内压增高症状,梗死病灶不符合动脉分布,且累及尾状核头。③急性中毒性脑病:可有药物、毒物、有机磷农药等接触史,根据病史及相关毒理学检查结果可进行鉴别。此外还需与感染性疾病、脱髓鞘疾病等进行鉴别。

双侧丘脑梗死诊治原则是早期开通闭塞血管挽救缺血半暗带,并预防并发症,病情稳定后及时康复治疗,并预防再发。如果早期诊断明确,可尽早进行静脉溶栓。对于早期诊断不明确但高度怀疑卒中、发病时间不确切或超时间窗的,可选择多模式影像检查,能快速高效完成缺血半暗带的临床评估,尽早筛选适合静脉溶栓或介入治疗的患者。AOP 梗死超早期易误诊,少部分患者会继发更严重的后循环脑梗死,临床医师应提高对该病的识别及这种特殊现象的认识。

第七节 Trousseau 综合征

 临床资料

患者,女性,46 岁,工人。主诉"突发左侧肢体麻木、无力 1 d"于 2018 年 10 月 7 日收入院。患者入院 1 d 前活动时突然出现左侧肢体麻木、无力,上肢持物不稳,无行走拖地,症状呈持续性,伴头晕、视物模糊、心悸、上腹不适,头晕与体位变化无关。无发热、头痛,无步态不稳,无饮水呛咳、吞咽困难,无大小便失禁,无四肢抽搐、意识障碍等,今来我院就诊,门诊以"脑梗死"收入院。

既往史:否认"高血压病、冠心病、脂代谢紊乱、2 型糖尿病、肾病"病史。1 年前因"右侧卵巢囊肿"在郑州某医院行"右侧卵巢切除术"。

入院查体:血压示右上肢 137/87 mmHg;左上肢 133/82 mmHg。意识清楚,言语流利。近记忆力、远记忆力、计算力、定向力、理解力基本正常。双侧额纹对称,双侧瞳孔等大等圆,直径约 2.0 mm,对光反射存在,余脑神经(−)。左上肢近端肌力 5 级,远端肌力 3 级,左下肢肌力 5−级,右侧肢体肌力 5 级,肌张力正常,四肢腱反射(++),左侧巴宾斯基征阳性。深浅感觉正常。右侧指鼻试验、双侧跟膝胫试验稳准,龙贝格征睁、闭眼均稳准。颈软,克尼格征、布鲁津斯基征阴性。NIHSS 评分:2 分(左上 2 分)。左上腹部压痛阳性。

辅助检查:超敏肌钙蛋白 3.819 ng/mL。心肌酶:LDH 741 IU/L,CK 221 IU/L,HBDH 681 IU/L。BNP 390.5 pg/mL。凝血功能:FBG 0.83 g/L,D−二聚 29 800 μg/L,FDP 44 600 μg/L。血脂:TG 1.83 mmol/L,CHOL 5.74mmol/L。血气分析基本正常。肿瘤标志物:CA125 488.6 U/mL,CA15−3 89.93 U/mL,CA19−9 51.4 U/mL,CY211 3.77 ng/mL。余生化未见明显异常。心电图:T 波倒置改变,请心内科会诊,考虑合并急性冠脉综合征、非 ST 段抬高性心内膜下梗死可能大,建议双重抗血小板聚集+抗凝治疗,动态复查心肌酶、心电图。头颅 MRI(图 2−10):左侧小脑半球、双侧额颞顶枕叶皮质、皮质下、双侧基底节区、丘脑、侧脑室旁及半卵圆中心可见多发点状、斑片状亚急性梗死。头颅 MRI 增强:部分病灶可见点状强化。头颈部 MRA+CEMRA:血管未见异常。腹部+盆腔平扫+增强 CT

（图2-11）：脾脏实质内片状低密度影，考虑梗死。左侧子宫旁-附件区见多个囊性低密度影，边界不清，提示左侧卵巢占位。请肿瘤内科会诊：CA125明显升高，D-二聚体明显升高，不排除卵巢癌可能。颈部血管超声：双侧颈动脉未见明显异常。双下肢血管超声：右侧腘动脉血流信号不连续，考虑血栓形成可能。心脏超声：主动脉瓣少量反流。胸部超声：右侧胸腔积液。患者右侧卵巢组织活检病理会诊后诊断（图2-11）上皮性肿瘤，倾向透明细胞癌。

入院后多学科会诊诊断：右侧卵巢透明细胞癌合并Trousseau综合征，治疗上给予输注冷沉淀、血浆、抗凝、改善微循环等药物应用，患者左侧肌力较前改善，病情稳定。2018年10月19日05：40左右病情突然加重，出现意识不清、烦躁不安、呼吸急促、四肢厥冷、皮肤紫癜，血压下降、SPO$_2$下降等，转入ICU治疗，FBG 0.92 g/L，D-二聚82 900 μg/L，FDP 239 400 μg/L。心肌酶示：LDH 5 000 IU/L，CK 3 015 IU/L，AST 1 280 IU/L，CKMB 275 IU/L。超敏肌钙蛋白6.581 ng/mL。BNP>5 000 pg/mL。乳酸15.0 mmol/L。降钙素原11.48 ng/mL。血常规：WBC 23.45×10^9/L，N 91.6%。CRP 126.4 mg/L。肝功能：ALT 1 115 IU/L，AST 1 280 IU/L。尿常规：PRO 3+，BLD 3+，RBC 686/UL。血糖17.8 mmol/L。考虑患者合并弥散性血管内凝血（disseminated intravascular coagulation，DIC）、急性冠脉综合征、急性左心衰竭，经过生命体征支持治疗等治疗后，最终死亡。

死亡诊断：右侧卵巢透明细胞癌合并Trousseau综合征、急性冠脉综合征（急性全心功能衰竭）、感染性休克、呼吸衰竭、代谢性酸中毒（乳酸中毒）、脾梗死、下肢静脉血栓形成。

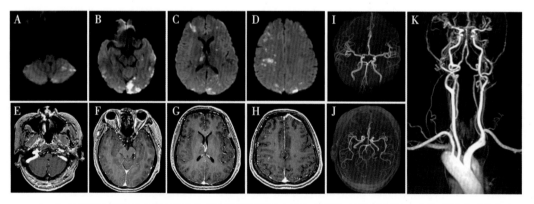

A～D.头颅MRI DWI示左侧小脑半球、双侧额颞顶枕叶皮质及皮质下、双侧基底节区、丘脑、侧脑室旁及半卵圆中心可见多发点状、斑片状亚急性梗死灶。E～H.头颅MRI增强示部分病灶可见点状强化。I～K.头颈部MRA+CEMRA示未见明显血管狭窄。

图2-10　头颅MRI+头颈部MRA+CEMRA

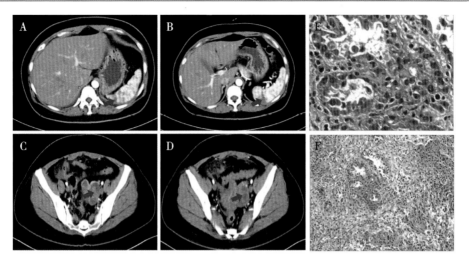

A、B. 上腹部平扫+增强 CT 示脾实质内片状低密度影,考虑梗死。C、D. 盆腔平扫+增强 CT 示左侧子宫旁-附件区见多个囊性低密度影,边界不清,提示左侧卵巢占位。E、F. 右侧卵巢组织活检病理示上皮性肿瘤,倾向透明细胞癌,切片[F17-57×4(HE)+10(IHC)]。

图 2-11 腹部+盆腔平扫+增强 CT

 ## 讨论及文献综述

患者中年女性,急性动态起病,否认高血压病、糖尿病、脂代谢紊乱等高危因素,入院检查 DWI 示多动脉供血区域脑梗死,梗死灶累及额叶、顶叶、枕叶、小脑等前后循环 3 个区域;血管未见明显异常,同时合并急性冠脉综合征、脾梗死、下肢静脉血栓形成,既往有卵巢囊肿病史,CA125 明显升高,病理:右卵巢上皮性肿瘤,倾向透明细胞癌。D-二聚体、FDP、纤维蛋白原等明显异常,呈现高凝状态。临床诊断:Trousseau 综合征。

Trousseau 综合征指恶性肿瘤患者在其发病过程中因凝血和纤溶蛋白溶解机制异常导致所有临床表现的统称。临床可表现为皮肤紫癜、静脉血栓、脑卒中、血栓性游走性血管炎等。常见于胰腺癌,其次为胃部、肺部、卵巢等部位。

1865 年法国医生 Trousseau 首次报道了一例由多发性静脉血栓引起脑栓塞和肺栓塞的胃癌患者,后将癌症患者并发游走性静脉血栓统称为 Trousseau 综合征。戏剧性的是,Trousseau 本人于 2 年后被发现患有左上肢静脉血栓,此后不久被诊断为恶性肿瘤,且于当年死于胃癌。将 Trousseau 综合征定义扩大为与恶性肿瘤相关的高凝状态所致的慢性弥漫性血管内凝血、多发性静脉血栓、动脉血栓及非细菌性血栓性心内膜炎(nonbacterial thrombotic endocarditis,NBTE)等一系列血栓栓塞综合征。恶性肿瘤可通过多种机制导致血液高凝状态,诊断 Trousseau 综合征时,高凝状态需满足下列条件:凝血酶原时间缩短>3 s;活化部分凝血酶原时间缩短>3 s;纤维蛋白原>4.0 g/L;D-二聚体≥0.5 μg/L;血小板计数>350×10^9/L,有两项或两项以上异常者。由于部分恶性肿瘤早期常以高凝状态为首发表现,因此加强合并高凝状态脑栓塞的病因学识别尤为重要。

肿瘤引起卒中的机制包括以下几点。①恶性肿瘤继发高凝状态:肿瘤细胞分泌促凝因子、黏蛋白等高凝物质。②静脉系统血栓形成后通过反常栓塞进入体循环系统,如卵圆孔未闭、肺动静脉瘘等。③非细菌性血栓性心内膜炎:心脏瓣膜及升主动脉内膜的纤维蛋白与血小板黏附形成赘生物,脱落后随血液循环栓塞体循环动脉血管。④肿瘤的侵袭与转移:肺癌由于生长位置的特殊性及肿瘤细胞的侵袭性,易侵犯心脏、主动脉等器官组织,癌栓通过体循环系统导致动脉栓塞事件。

Trousseau 综合征合并脑梗死的诊断流程见图 2-12。

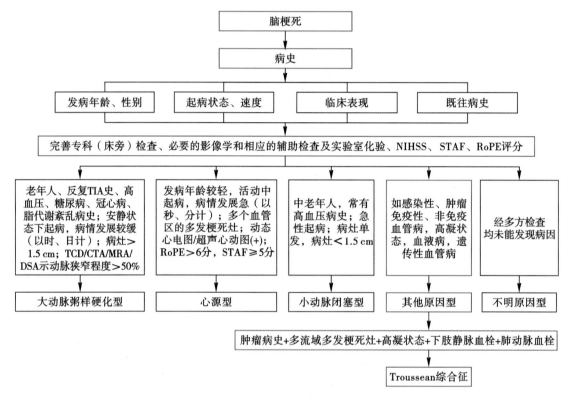

图 2-12 Trousseau 综合征合并脑梗死的诊断流程

目前,关于 Trousseau 综合征相关性急性脑梗死的 MRI 表现具有一定的特征性:①位置:通常累及于双(或单)侧前、后循环,包括 3 个或 3 个以上血管分布区域,指累及双侧或单侧前、后循环的急性脑梗死病变,即"三区征",也可见双侧前循环。②分布:多位于双侧大脑半球及小脑半球皮质、皮质下或深部白质区,大血管区及分水岭区分布非常少见,无弥漫性皮质或深部灰质受累。③形态:病灶多呈斑点状、小片状,直径 0.5 ~ 2.0 cm,单纯大面积病灶少见。④信号特点:T_1WI 呈等、稍低信号,T_2WI 呈稍高信号,DWI 呈高信号,ADC 呈低信号,增强扫描无强化。

Trousseau 综合征相关性急性脑梗死主要与脑转移瘤、其他病因引起的急性脑梗死(分水岭脑梗死、心源性脑梗死)、原发性中枢神经系统血管炎、线粒体脑肌病鉴别。鉴别要点如下。①分水岭脑梗死:分水岭区+颅颈部血管狭窄+临床低灌注证据。②心源性脑梗死:心脏病病史+前循环多见+排除颅内外大动脉粥样硬化及其他病因所致脑梗死。③原发性中枢神经系统血管炎:多发性血管交替性狭窄和扩张+皮质、皮质下/深部白质梗死+软脑膜强化。④脑转移瘤:多发+皮髓质交界区+瘤周水肿+瘤灶强化。⑤线粒体脑肌病:母系线粒体遗传性疾病+病灶多累及大脑后半部的颞枕叶皮质或皮质下白质,病灶具有对称性、游走性,急性期区域多呈高灌注,MRS 倒置乳酸峰具有高度敏感性,多伴有脑萎缩改变。

在 Trousseau 综合征中,凝血系统的异常与血小板功能的激活都与血栓的形成有关,癌症相关患者有多种促发卒中发生的机制,如动脉血栓形成(NBTE 和动脉–动脉栓塞)、静脉血栓形成(静脉–动脉栓塞和脑静脉血栓形成)和肿瘤栓塞,因此,针对不同的机制应采用不同的抗栓治疗。肝素是治疗与癌症相关的静脉血栓栓塞(venous thrombembolism,VTE)的金标准疗法,因为它通过发挥多种生物活性预防血栓栓塞。低分子肝素被主要的指南共识推荐用于肿瘤相关 VTE 的初始和长期管理,在降低总死亡率及降低出血发生率方面,低分子肝素优于普通肝素,因此低分子肝素是治疗癌症相关的 VTE 首选药物。由于有关使用直接口服抗凝剂的循证医学证据不足,不推荐用于恶性肿瘤相关的 VTE 的预防。如果不同时进行抗癌治疗,单独抗凝治疗癌症相关的血栓栓塞往往是无效的,鉴于恶性细胞产生并释放促凝因子,改善凝血异常可能需要减少肿瘤体积。

综上所述,Trousseau 综合征患者通常预后较差。研究发现,58% 的患者 1 个月内卒中复发,复发的卒中患者中,有 68% 的患者存在恶性肿瘤引发的高凝状态,这可能是卒中复发的主要原因,大部分患者(84%)在 6 个月内死亡。肿瘤患者具有较高的卒中发病风险。然而以卒中为首发症状的恶性肿瘤少见。而卒中、静脉血栓可为隐匿性恶性肿瘤的首发表现,甚至早于恶性肿瘤数月前出现。此例患者给我们的启示:①卒中可以是隐匿性恶性肿瘤的首要表现形式。②对于隐匿性卒中病例,如果存在以下情况:D-二聚体升高、不同血管分布区的多发性梗死灶、其他器官的栓塞事件,应想到隐匿性恶性肿瘤的可能性。③恶性肿瘤若未经治愈,抗凝治疗可能是不足的。④合并 Trousseau 综合征的卒中患者通常预后较差,早期神经功能恶化发生率、血栓事件复发率、病死率高。

第八节　狼疮性血管炎致脑梗死

 临床资料

患者,男性,52 岁。主诉"眩晕、行走不能 10 h"于 2021 年 7 月 31 日收入医院。患者入院 10 h 前醒后上厕所时突然出现眩晕、行走不能,伴恶心、呕吐 2 次,非喷射性,症状呈持续性,无发热、头痛,无饮水呛咳、吞咽困难,无大小便失禁,无意识障碍等。急来我院就诊,急诊以"脑梗死"收入院。

既往史:患"高血压病"病史 12 年,最高血压 180/110 mmHg,服用"厄贝沙坦片早 0.15 g、晚 0.075 g",血压波动在 140/90 mmHg 左右;患"系统性红斑狼疮"10 年,长期口服"吗替麦考酚酯分散片 0.5 g/d、甲泼尼松片 8 mg/d";2016 年 3 月、2016 年 5 月、2021 年 3 月及 2021 年 5 月分别患"脑梗死",长期口服"阿司匹林肠溶片 0.1 g/d、瑞舒伐他汀钙 10 mg/d",未遗留明显后遗症。

入院查体:BP 170/111 mmHg。意识清楚,精神差,构音障碍,高级智能稍减退。脑神经检查无异常。左侧肢体肌力 5-级,右侧肢体肌力 5 级,四肢肌张力正常,腱反射(++),双侧巴宾斯基征阳性。颈软,克尼格征、布鲁津斯基征阴性。深浅感觉系统未见异常。双侧指鼻试验、跟膝胫试验欠稳准。NIHSS 评分:3 分(构音:1 分、共济:2 分)。

辅助检查:风湿免疫指标示补体 C3 71.3 mg/dL,补体 C4 28.1 mg/dL,RA33 27.22 U/mL,抗 Ro-52 抗体阳性,抗 SSA 抗体阳性,核糖体 P 蛋白弱阳性。尿蛋白++,余生化检查未见明显异常。脑脊液:多形核细胞数百分比 80.0%;脑脊液葡萄糖 2.86 mmol/L;脑脊液蛋白 115.90 mg/dL。头颅 MRI(图 2-13):左侧小脑半球、左侧桥臂亚急性脑梗死,双侧侧脑室旁多发软化灶。头颅 MRA+磁共振管壁成像(图 2-14):颅内动脉可见多发狭窄,分支血管远端显影模糊,椎基底动脉呈向心性强化,呈"双轨征"。

临床诊断:狼疮性血管炎致脑梗死。

治疗经过:入院后给予甲强龙 500 mg 冲击治疗(3 d 递减至泼尼松片 60 mg 维持),联合吗替麦考酚酯分散片 0.5 g 2/d,同时给予抗血小板聚集、他汀、改善循环等支持、对症治疗。患者出院时头晕及步态不稳明显好转,NIHSS 评分 0 分。6 个月、1 年门诊随访,患者卒中未再复发。

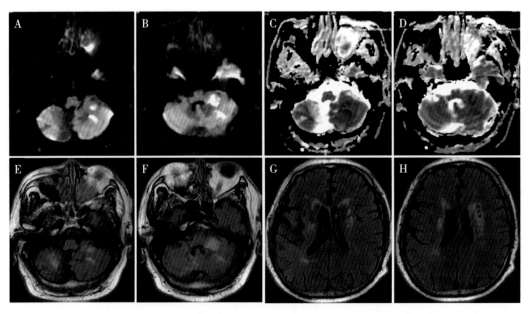

A、B. DWI 示左侧小脑半球、左侧桥臂高信号;C、D. ADC 示左侧小脑半球、左侧桥臂低信号;E~H. FLAIR 示左侧小脑半球、左侧桥臂高信号,双侧侧脑室旁多发软化灶。

图 2-13　头颅 MRI

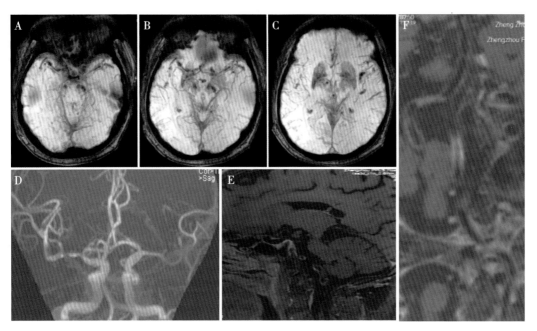

A～C.头颅 SWI 示沿动脉走行区域微出血影;D.头颅 MRA 示颅内动脉可见多发狭窄,分支血管远端显影模糊;E～F.磁共振管壁成像示椎基底动脉呈向心性强化,呈"双轨征"。

图 2-14　头颅 MRA+磁共振血管成像

 讨论及文献综述

患者中年男性,急性起病,既往存在系统性红斑狼疮;近 5 年反复脑梗死,累及不同血管流域;血清抗体检查提示抗 Ro-52 抗体阳性,抗 SSA 抗体阳性,核糖体 P 蛋白弱阳性;MRI 提示左侧小脑半球、左侧桥臂新近脑梗死,双侧侧脑室旁多发软化灶,颅内动脉可见多发狭窄,分支血管远端显影模糊,管壁成像示椎基底动脉呈向心性强化,呈"双轨征"。SWI 示沿动脉走行区域散在出血灶。临床诊断:狼疮性血管炎致脑梗死。

系统性红斑狼疮(systemic lupus erythematosus,SLE)是一种慢性全身性自身免疫病,可累及多个器官和系统。从轻微的关节和皮肤病变,到严重的肾脏、血液及神经系统病变均可出现,临床表现复杂多样且病程迁延反复,当病变累及血管可出现血管炎,而继发的中枢神经系统血管炎可导致脑血管事件甚至危及生命。狼疮性血管炎的发生有多种因素参与,与遗传、环境、性激素水平及自身抗体等相关,诸多因素引起的细胞损伤使免疫系统识别自身抗原,导致免疫细胞活化、自身抗体产生及免疫复合物在血管内膜沉积。目前我国 SLE 患者中继发中枢神经系统血管炎的发病率为 7%～10%。

狼疮性血管炎导致缺血性脑卒中的机制目前尚不明确,SLE 是一种结缔组织病,其抗体与自身抗原结合所形成的免疫复合物,可直接或通过激活一系列细胞因子损伤血管平滑肌细胞及血管内皮,可累及全身动脉,造成血管玻璃样变性,当累及脑动脉时,可造成血管狭窄甚至闭塞,引起缺血性卒中。狼疮性血管炎累及大动脉时,SLE 相关抗体造成内皮细胞损伤,进一步导致血小板聚集,容易合并高脂血症、高血压、糖尿病、肥胖等多种脑血管病的高危因素,从而使动脉粥样硬化的发生率显著增高。而狼疮性血管炎累及小血管时,出现微血管病变,主要表现为微血栓形成、微血管炎症反应以及毛细血管周围小胶质细胞增生,最终出现微血管损害伴微血栓形成,导致小血管闭塞。除此之外,系统性红斑狼疮患者体内含有多种自身免疫性抗体以及炎症细胞因子,如抗磷脂抗体、抗核糖体 P 抗体、狼疮抗凝物等。这些物质经过免疫介导,使内皮细胞活性增加,进而引发高凝状态。

狼疮性血管炎累及神经系统可分为 3 型。①轻型:常表现为头痛、呕吐、视物模糊。②中型:除上述表现,同时可并发精神症状、抽搐发作以及眼底改变等。③重型:除中型表现外,可有昏迷和典型的痫性发作。常见的神经精神症状有头痛、癫痫、脑血管病、认知障碍及精神症状、无菌性脑膜炎、运动障碍、脊髓病、脑神经病变及脊神经病变。其中脑血管病作为狼疮性血管炎常见的神经症状,占 3% ~ 15%,包括脑梗死、脑出血和蛛网膜下腔出血,病变可累及大脑、小脑和脑干。

实验室检查中血清免疫学检查对狼疮性血管炎的诊断有重要价值,其中一些抗体与临床表现有一定的关系,与脑血管病相关的抗体有抗核蛋白 P 抗体、抗心磷脂抗体。脑脊液检查中,约 74% 的患者伴有蛋白增高,18% 的患者伴有白细胞轻度升高,以淋巴细胞升高为主。此外,部分患者可查到抗神经元或淋巴细胞的 IgG 抗体,约 50% 的患者出现寡克隆区带。脑脊液中的补体 C4 及脑糖降低常提示狼疮处于活动期。常规 CT 及 MRI 检查与一般缺血性卒中患者无特殊表现,而 MR 高分辨血管壁成像在狼疮性血管炎的诊断及疗效随访中具有重要作用,研究发现,狼疮性血管炎通常为节段性多血管受累表现,SWI 可见沿血管走行的微出血灶,受累血管的典型特征表现为光滑且均匀的向心性强化,这是与动脉粥样硬化性血管偏心性强化的重要鉴别点。

狼疮性血管炎导致的脑卒中或短暂性脑缺血发作的急性期处理方案与一般人群相同,包括时间窗内的缺血性卒中的溶栓治疗。急性期的治疗分为两个方面,首先是系统性红斑狼疮的治疗,目前使用的主要治疗方法是糖皮质激素以及免疫抑制剂的应用,激素应用比较普遍的是甲泼尼龙冲击治疗,然后给予泼尼松序贯治疗,而免疫抑制剂治疗常使用环磷酰胺、硫唑嘌呤静脉注射,或甲氨蝶呤鞘内注射等。其次是脑梗死的治疗,根据脑血管病的病因及发病机制进行针对性的治疗,抗血小板聚集的治疗,可降低狼疮性血管炎患者缺血性卒中发作的风险,但对于合并抗心磷脂抗体阳性的患者,应考虑口服抗凝治疗,且维持高强度华法林(目标 INR 在 2.0 ~ 3.0)的患者 10 年随访可获得显著受益。羟基氯喹已被证明具有控制 SLE 活动的作用,可显著降低总胆固醇、低密度脂蛋白和甘油三酯,具有有益的免疫和血液学作用,同时可降低血液黏度、血小板聚集和抗心磷脂抗体滴度。而通过适当活动、控制饮食、戒烟戒酒,以及治疗高血压、糖尿病、血脂异常和肥胖等危险因素,也是减少狼疮性血管炎导致脑卒中的关键因素。

第九节 颅内深静脉血栓形成

 临床资料

患者,男性,39岁,农民,初中文化。主因"发热、头痛6 d,加重1 d"于2014年9月16日入院。患者于入院6 d前无诱因出现发热,体温最高达38.0 ℃,伴头痛,为全头胀痛伴恶心,呈持续性,无呕吐,无走路不稳,无言语不清,无肢体麻木、无力,无吞咽困难、饮水呛咳等。至当地医院按"感冒"治疗(具体用药不详),发热、头痛症状缓解。1 d前再次出现头痛,为全头胀痛,难以忍受,伴恶心、呕吐,呕吐物为胃内容物,症状持续不缓解,为求诊治急来我院,门诊以"头痛原因待查"收入院。

既往史:患"脑梗死"2年,未遗留明显后遗症状;20余年前因外伤"脾破裂行脾切除术";长期吸烟20年,10支/d。

入院查体:BP 140/91 mmHg。疼痛4分。意识清楚,精神差,言语流利,高级智能基本正常。脑神经查体阴性。四肢肌力均5级,四肢肌张力正常,四肢腱反射对称存在,双侧巴宾斯基征阴性,指鼻试验、跟膝胫试验稳准,龙贝格征睁、闭眼均稳准。全身深浅感觉正常。颈软,克尼格征、布鲁津斯基征均阴性。

辅助检查:D-二聚6 120 μg/L。血生化未见明显异常。腰椎穿刺压力310 mmH$_2$O,常规、生化、病毒全套、NGS均正常。头颅MRI(图2-15):T$_2$WI(图2-15A)示双侧丘脑对称性长T$_2$信号影,FLAIR(图2-15B)示双侧丘脑对称性高信号,伴局部水肿,DWI(图2-15C)示未见异常。头颅MRV(图2-15D)示中深静脉血栓形成。

临床诊断:颅内深静脉血栓形成。给予低分子肝素钙+华法林片(序贯治疗)抗凝治疗后头痛缓解。治疗后复查头颅MRI(2014年9月28日)(图2-15E～G)示双侧丘脑异常信号消失。头颅MRV(图2-15H)示中深静脉较前显影清晰。出院随访至今,未诉不适,恢复正常工作。

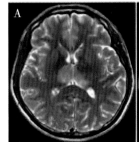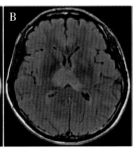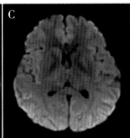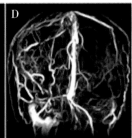

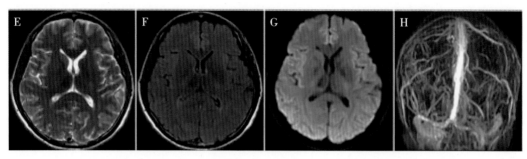

A. MRI T_2WI 示双侧丘脑对称性长 T_2 信号影;B. FLAIR 示双侧丘脑对称性高信号,伴局部水肿;C. DWI 未见异常;D. MRV 示中深静脉血栓形成;E～G. 治疗后复查头颅 MRI 示双侧丘脑异常信号消失;H. 头颅 MRV 示中深静脉较前显影清晰。

图 2-15　头颅 MRI+MRV

 讨论及文献综述

该患者青年男性,急性静态起病;既往有脑梗死、长期吸烟等动脉粥样硬化高危因素;临床表现为头痛、恶心、呕吐等高颅压症候群;头颅 MRI 示双侧丘脑可见对称性异常信号伴局部水肿,头颅 MRV 中深静脉血栓形成;D-二聚体显著升高。临床诊断:颅内深静脉血栓形成。

颅内静脉窦血栓形成(cerebral venous sinus thrombosis,CVST)是一种由多种原因引起的脑静脉回流障碍的特殊类型脑血管疾病,属于脑静脉系统的缺血性病变,包括皮质浅静脉、大脑深静脉及硬脑膜窦血栓形成,发病率为 0.3/10 万～0.4/10 万,占卒中的 0.5% 左右。CVST 可发生在任何年龄段的人群中,但以青壮年多见,男女比例为 1:3.3,尤其见于妊娠和产褥期女性。以矢状窦最为多发,其次为侧窦。

其中,颅内深静脉血栓形成是比较少见的类型,约占全部 CVT 的 10%,由于其临床表现复杂多样且缺乏特异性,因此易误诊和漏诊。颅内深静脉系统主要包括大脑大静脉(又称 Galen 大静脉)、大脑内静脉和基底静脉,后两者汇集于前者后注入直窦,主要引流半球深部髓质、基底核、脉络丛和间脑等大脑深部结构的静脉血。因此,颅内深静脉血栓形成常累及丘脑、基底节及胼胝体等深部结构,可导致这些区域出现静脉淤血性水肿、静脉性梗死或出血性梗死。

颅内深静脉血栓形成80%的患者能够明确诱因,20%患者发病原因不明确,颅内静脉窦的解剖特点是发病的解剖学基础,因其缺乏弹性及平滑肌层,对血流的调节能力较差,矢状窦内存在小梁结构,当血液黏稠度增高、血压下降、血流速度缓慢、血管内皮损失时容易形成血栓。常见危险因素包括以下几种。①血液高凝状态是发病基本原因:有研究报道,缺铁性贫血、抗凝血酶Ⅲ缺陷、蛋白 S 及蛋白 C 缺乏症、活化蛋白 C 抵抗、凝血酶原基因突变、高同型半胱氨酸血症、遗传性纤溶系统异常等遗传倾向疾病等因素是特发性 CVST 的危险因素,而中国患者人体中蛋白 C、蛋白 S 缺乏值得重视。研究报道,凝血因子 VLeiden 突变及凝血因子 Ⅱ G20210A 突变,是特发性 CVST 的危险因素;还有围产期、肾病综合征、高同型半胱氨酸血症、红细胞增多症、血小板增多症、贫血、血脂代谢异常等。②感染性疾病:中耳炎、鼻窦炎等。③外伤因素:颅脑外伤、颅底骨折或合并脑脊液漏等。④药物:口服避孕药,因其引起雌激素水平增加,抑制患者纤维蛋白原活性,导致体内血栓形成。

本病发病机制和病理变化不同于动脉血栓形成,脑静脉回流障碍和脑脊液吸收障碍是主要改变。若静脉窦完全阻塞并累及大量侧支静脉,或血栓扩展到脑皮质静脉时,出现颅内压增高和脑静脉、脑脊液循环障碍,导致脑水肿、出血、坏死。疾病晚期,严重的静脉血流淤滞和颅内高压将继发动脉血流减慢,导致脑组织缺血、缺氧,甚至梗死。

颅内深静脉血栓形成临床表现复杂多样,具体取决于侧支循环形成及形成速度、是否合并其他静脉(窦)血栓以及静脉发育情况等。在脑深静脉中,基底静脉侧支循环最为丰富,具有较强的代偿能力,发病后临床症状可不明显,临床罕见;大脑内静脉是丘纹静脉、脉络膜静脉和隔静脉的汇合,收集丘脑、尾状核以及与侧脑室相邻的深部白质的静脉回流。单纯大脑大静脉闭塞后,大脑内静脉可经基底静脉向岩上窦、海绵窦及翼状静脉丛代偿回流;当大脑大静脉和基底静脉或大脑大静脉和大脑内静脉同时病变时,易出现严重临床症状。丘脑病变是颅内深静脉血栓形成最常见的脑实质损害,其次为脑深部白质,包括胼胝体、侧脑室旁白质和颞叶内侧。丘脑病变特点以双侧丘脑对称或不对称病变为主,单侧丘脑病变相对少见,多为血管源性水肿(即 T_2 和 FLAIR 高信号改变,DWI 等信号),严重者可合并局灶性弥散受限或出血性梗死。

颅内深静脉血栓形成的临床检查主要是血液检查、耳鼻喉专科检查、实验室检查等,但是对 CVST 特异性较低,还需要依据影像学检查确诊。随着 CT、DSA、MRV 等神经影像学技术的发展和普及,对颅内深静脉血栓形成的诊断正确率有了明显提高,降低了误诊率。CT 对颅内深静脉血栓形成的确诊率为80%。其影像表现特点:增强扫描可见空三角征,为静脉窦内血栓不强化,三角形的静脉窦壁强化,对诊断矢状窦部位的血栓特异性较高。条索征:对大脑皮质表面静脉血栓有特异性,阳性率为25%～30%,直窦、横窦、乙状窦可见。头颅 MRV 可以较为直观地显示颅内静脉窦腔及大静脉。作为诊断颅内深静脉血栓形成并检测疗效的首选影像学评估方法,具有无创、便捷、清晰的特点。DSA 属于有创检查,费用高,是其他检查不能确诊的疑难脑血管病的最终选择,是诊断脑血管疾病的金标准,诊断颅内深静脉血栓形成准确率为75%～100%。其影像表现特点:直接征象为静脉窦在静脉期充盈缺损、不显影,间接征象为静脉期显影时间延迟超过6 s、静脉侧支形成等。

颅内深静脉血栓形成早期抗凝、溶栓治疗,能够降低患者的病死率,改善患者的预后,目前其病死率<10%。①患者在没有使用抗凝药物禁忌证的情况下,首选抗凝治疗,伴有颅内出血不是抗凝治疗的禁忌证。一般选用普通肝素钠、华法林,低分子肝素具有良好的疗效和安全性,原发性颅内深静脉血栓形成抗凝治疗3个月,遗传性或继发性颅内深静脉血栓形成抗凝半年至1年。②静脉溶栓治疗目前作为抗凝治疗效果不佳的

次选方案,因为静脉溶栓需要把握严格的时间窗,发病与诊断时间延迟,相应会增加溶栓风险。③近年来,神经介入治疗被认为是颅内深静脉血栓形成最可靠、最有效的治疗方法,可以对血栓进行接触局部溶栓(常选择尿激酶)、机械取栓、机械碎栓等,开通静脉窦,恢复正常循环,但对器械、技术、设备要求较高。

综上所述,颅内深静脉血栓形成是颅内静脉窦血栓形成的一种少见类型,其临床表现复杂多样,以急性或亚急性起病的头痛和意识障碍最常见。当影像学检查发现丘脑病变或不符合动脉分布的深部白质病变时,需高度警惕颅内深静脉血栓形成的可能,颅内深静脉血栓形成临床表现不典型,容易误诊、漏诊,临床早期明确诊断、早期选择合适的治疗方案,对患者的预后具有重大临床意义。

第十节 颅内动脉延长扩张症

 临床资料

病例一

患者,男性,52 岁,2013 年 12 月 24 日主诉"右侧口角低垂、闭目无力 2 d"入住我院神经内科。查体:BP 140/85 mmHg,右侧周围性面瘫,诊断右侧周围性面神经麻痹,经治疗后好转出院。既往有高血压病史。吸烟史约 25 年,每日约 30 支。长期大量饮酒约 15 年,每日约 250 g。

2015 年 1 月 7 日主诉"头晕、右侧肢体麻木无力 15 d,加重 1 d"入院。查体:BP 140/90 mmHg,双侧眼球向右侧凝视,左眼闭合力弱,左侧鼻唇沟变浅,右侧肢体肌张力低,右侧肢体肌力 0 级,腱反射(+),右侧巴宾斯基征阳性,右侧偏身痛觉减退。NIHSS 评分 13 分。头颅 MRI(图 2-16A)提示左侧脑桥梗死灶,MRA(图 2-16B)提示椎基底动脉延长、扩张。诊断:脑梗死(椎基底动脉系统)、椎基底动脉延长扩张症。经治疗后右侧肢体肌力 3 级,扶持下可行走。

2015 年 9 月 28 日主诉"左侧肢体无力 7 d,头痛 4 d"再次入院。查体:BP 150/90 mmHg,意识清楚,左侧中枢性面舌瘫,左上肢肌力 2 级,左下肢肌力 3 级,左侧肢体肌张力低,左侧巴宾斯基征阴性。右侧肌张力高,右侧肢体肌力 0 级,右侧巴宾斯基征阳性。腰椎穿刺压力 300 mmH$_2$O,脑脊液:蛋白 73.36 mg/dL。头颅 MRI(图 2-16)示 T$_2$WI(C)、T$_1$WI 增强(D)示基底动脉延长、扩张突入第三脑室致幕上脑室脑积水继发大脑半球深部脑白质血管源性水肿,基底动脉扩张,横径最宽处 7~8 mm,诊断梗阻性脑积水,行脑脊液脑室腹腔分流术,术后复查头颅 CT(图 2-16E)双侧侧脑室较前明显缩小。治疗后言语障碍、左侧肢体肌力基本恢复正常,右侧肢体无力部分恢复,扶持下可行走。

2016 年 12 月 13 日主诉"头晕 5 d,饮水呛咳、吞咽困难 1 d"再次入院。查体:BP 140/80 mmHg,构音障碍,右侧眼裂小,右眼向右侧凝视有粗大眼震,左侧眼球外展不充分。右侧鼻唇沟变浅,伸舌偏右,右上肢近端肌力 3 级,远端 0 级,右下肢近端肌力 3+级,远端 0 级,右侧肌张力偏高,右侧巴宾斯基征阳性,NIHSS 评分:7 分。头颅 MRI(图 2-16F、G)示右侧延髓、脑桥点状梗死灶,头颅 MRA(图 2-16H)示椎基底动脉延长扩张较 2015 年变长,诊断脑梗死(椎基底动脉系统)、椎基底动脉延长扩张症,治疗后吞咽困难较前好转出院。

病例二

患者,男性,58 岁,主诉"突发言语不清、左侧肢体无力 60 min"于 2021 年 11 月 16 日入院。入院 60 min 前患者回家途中突然出现言语不利、左侧肢体无力,伴左上肢麻木,症状呈持续性。查体:BP 202/124 mmHg。双眼向左凝视,左侧中枢性面舌瘫,吞咽稍困难,左侧肢体肌力 3 级,左侧肢体肌张力低,左侧巴宾斯基征阴性。左侧肢体痛觉减退。NIHSS 评分:10 分。至我院急诊启动卒中绿色通道,头颅 CT 排除出血,和家属沟通后拒绝静脉溶栓治疗。既往史:患"高血压病"10 年。患"高尿酸血症"1 年。有吸烟史 30 年,每天 10 支。辅助检查:低密度脂蛋白胆固醇 3.47 mmol/L,余生化检查未见异常。头颅 MRI(图 2-17A、B)提示右侧脑桥急性梗死灶,SWI(图 2-17C)提示双侧侧脑室旁、基底节区、左侧丘脑、双侧枕叶多发散在微出血灶。头颅 CTA(图 2-17D ~ F)示双侧颈内动脉 C_6、C_7 段梭形动脉瘤,基底动脉远端动脉瘤(瘤颈直径 8 mm),局部梭形膨大并多发钙化斑块及非钙化斑块;颈部 CTA(图 2-17G)左侧椎动脉优势;磁共振管壁分析(图 2-17H)示基底动脉易损斑块形成,脑桥层面基底动脉直径约 7 mm,并向左侧弯曲。肾动脉、双下肢动脉彩超未见明显异常。冠脉 CTA 左前降支近中段、左回旋支近段、右冠状动脉近中段,管腔局部轻度狭窄,未见明显扩张。入院后诊断为脑梗死(椎基底动脉系统)、椎基底动脉延长扩张症、颅内多发动脉瘤,给予阿司匹林抗血小板聚集、强化他汀、控制血压等治疗,症状逐渐加重,左侧肢体肌力 2 级,更换为替罗非班静脉泵入后左侧肢体无力逐渐好转,NIHSS 评分:5 分,转康复医学科继续治疗。

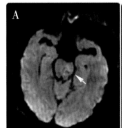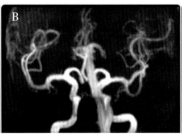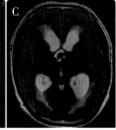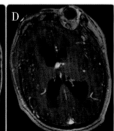

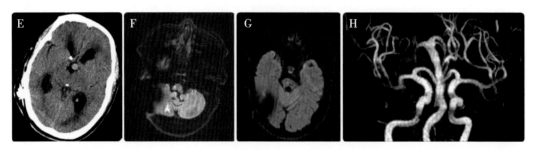

头部 MRI(2015 年 1 月 7 日):DWI(A)示左侧脑桥梗死灶(白色箭头示);MRA(B)示椎基底动脉延长、扩张。头部 MRI(2015 年 9 月 28 日):T₂WI(C)、T₁WI 增强(D)示基底动脉延长、扩张突入第三脑室致幕上脑室脑积水继发大脑半球深部脑白质血管源性水肿,基底动脉扩张横径最宽处 7~8 mm。头颅 CT(C,2015 年 10 月 3 日):示脑脊液引流术后复查,双侧侧脑室较前明显缩小。头颅 MRI(2016 年 12 月 14 日):DWI(F、G)示右侧延髓、脑桥点状梗死灶;MRA(H)示椎基底动脉延长扩张较 2015 年变长。

图 2-16 病例一 头颅影像检查

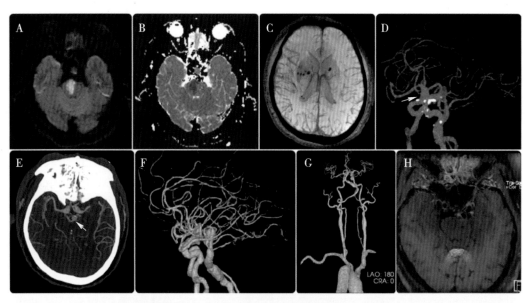

头颅 MRI(2021 年 11 月 20 日):DWI(A)、ADC(B)示右侧脑桥急性梗死灶;SWI(C)示双侧侧脑室旁、基底节区、左侧丘脑、双侧枕叶多发散在微出血灶。头颈联合 CTA(2021 年 11 月 21 日):头颅 CTA(图 2D-F)示双侧颈内动脉延长、扩张伴 C₆、C₇ 段梭形动脉瘤,基底动脉远端动脉瘤(瘤颈直径 8 mm),局部梭形膨大并多发钙化斑块及非钙化斑块;颈部 CTA(图 2G)左侧椎动脉优势。磁共振管壁(2021 年 11 月 20 日):磁共振管壁成像(H)基底动脉易损斑块形成,脑桥层面基底动脉直径约 7 mm,并向左侧弯曲。

图 2-17 病例二 头颈部影像检查

讨论及文献综述

　　椎基底动脉延长扩张症(vertebrobasilar dolichoectasia,VBD)是以椎基底动脉显著扩张、延长、扭曲或成角为特征的少见脑血管变异,是颅内动脉延长扩张症(tracranial arterial dolichoectasia, IADE)的最常见类型。普通人群中 IADE 的患病率为 0.06% ~ 5.80%,卒中患者中,IADE 比率上升至 12%。研究表明,在第一次发生卒中的人群中,VBD 的发生率约为 2.06%。IADE 的发病机制尚不清楚,其病理为血管中膜内弹力层的疏松和内弹性膜的破裂。推测其在先天因素、血管金属蛋白酶(matrix metallo-proteinases,MMP)及后天血管异常重构共同作用下发病。后天获得性危险因素包括高血压病、男性、吸烟等。

　　病例一为中年男性,既往有吸烟、饮酒、高血压病等脑血管病危险因素,先后出现面神经受压导致面神经麻痹、反复后循环梗死以及梗阻性脑积水等临床表现,头颅 MRA 提示基底动脉扩张横径最宽处 7~8 mm,且突入第三脑室。病例二为中年男性,既往有高血压病、吸烟等脑血管病危险因素,头颅 MRI 提示右侧脑桥急性梗死灶,头颅 CTA 示双侧颈内动脉 C_6、C_7 段梭形动脉瘤,基底动脉远端动脉瘤(瘤颈直径 8 mm)。磁共振管壁成像示基底动脉易损斑块形成,脑桥层面基底动脉直径约 7 mm,并向左侧弯曲。VBD 的诊断依靠影像学特点,磁共振标准如下:通过高分辨磁共振测量脑桥层面基底动脉(basilar artery,BA)的直径、分叉处高度和位置。BA 直径大于 4.5 mm 定义为异常;BA 分叉处的高度积分标准为:低于或平鞍背水平计 0 分,在鞍上池水平计 1 分,到达第三脑室底间计 2 分,压迫或突入第三脑室计 3 分。BA 侧向偏移位置积分标准为:0 级为在中线上,1 级为可能偏离中线,2 级为明显偏离中线,3 级为偏移至桥小脑角。当 BA 高度或偏移度积分≥2 分称为延长,当 BA 直径在任何部位均>4.5 mm 可诊断为扩张。VBD 的影像学诊断标准为 BA 同时满足以上延长和扩张条件。按照以上标准,本文中两例患者均符合 VBD 的诊断,且病例二患者同时存在双侧颈内动脉延长扩张症。

　　IADE 可无任何临床症状,当出现症状时,则表现各异。其中,以缺血性脑卒中最为常见,其次为脑出血、脑干及脑神经受压症状、梗阻性脑积水等。病例一先后出现面神经受压导致面神经麻痹、后循环梗死以及梗阻性脑积水等表现,在临床中较为少见。此外研究提示 VBD 更容易导致脑桥旁正中动脉供血区域梗死。VBD 发生缺血性卒中的发病机制包括:①血栓直接堵塞穿支;②从扩张基底动脉脱落的栓子堵塞远端穿支动脉;③原位血栓形成。其次在 VBD 的椎基底动脉内血流呈双向,前向血流减少,虽血流峰值速度相对不变,但平均血流速度减低,由此可导致供血区域血流灌注不足诱发缺血性脑卒中。此外,延长扩张的椎基底动脉使分支血管受到牵拉和扭曲,特别是基底动脉的分支,使这些穿支动脉血流减少从而发生脑梗死。病例一患者反复后循环梗死,考虑与血栓直接堵塞穿支及平均血流速度减低相关,但因技术问题未能完善磁共振管壁成像检查证实。病例二患者为扩张的基底动脉向左侧弯曲,右侧脑桥发生急性梗死灶,且有逐渐加重的临床过程,结合磁共振管壁成像结果及以上文献报道,考虑其发病机制为基底动脉存在动脉粥样硬化斑块逐渐堵塞穿支动脉,延长扩张的血管局部血流异常,并使脑桥旁正中支受到牵拉,从而产生脑梗死。

脑小血管病与IADE之间存在联系,IADE患者更容易出现腔隙性脑梗死、白质疏松、微出血等。VBD微出血灶主要分布于后循环区域。病例二患者SWI提示多发微出血灶位于双侧侧脑室旁、基底节区、左侧丘脑、双侧枕叶散在多发微出血灶,提示可能与颅内动脉延长扩张症相关。亦有报道HIV感染可出现颅内动脉延长扩张,IADE可伴发动脉瘤,如腹主动脉瘤、冠状动脉扩张,病例二患者经过冠状动脉CTA检查已排除冠状动脉扩张。同时IADE可发生于代谢性疾病(Fabry's病、Pompe病)、其他基因疾病(常染色体显性遗传多囊肾、Marfan's综合征、弹力纤维性假黄瘤)等。临床工作中遇到IADE患者需尽可能完善冠状动脉CTA、肾脏彩超、其他部位动脉彩超等检查,注意追问相关病史及家族史,以发现其他导致IADE的相关疾病。

IADE存在颅内多发微出血灶,其次颅内动脉扩张可形成梭形动脉瘤,同时也容易合并其他部位颅内动脉瘤,以上因素均导致其出血风险增高。VBD所致的出血与基底动脉延长扩张的程度显著相关,高血压病以及使用抗血小板聚集或抗凝药物均可增加VBD破裂出血的风险。本文中两例患者均有使用抗血小板聚集药物及存在高血压病史,其出血风险较高,因此未使用阿司匹林联合氯吡格雷的双抗治疗。同时治疗过程中需严密监测血压,避免血压波动诱发动脉瘤破裂出血。针对IADE延长扩张的血管本身缺乏有效的治疗手段,可依据不同的临床症状,推荐不同的治疗手段。症状性脑积水行脑室分流术是有效的,脑梗死可参照临床指南个体化治疗。此外1年内基底动脉扩张大于2 mm,提示高出血风险,建议手术、控制血压更低或血管内治疗。建议每6个月或1年复查1次磁共振,以防出现新的症状。

综上所述,IADE患者总的死亡率和卒中相关死亡率高于非延长扩张的卒中患者,需引起临床医生的重视。目前尚无明确的治疗方案,出血与缺血之间的治疗需个体化平衡。1年内快速扩张的动脉是破裂的危险信号,应用抗血小板药物的同时积极控制血压,定期复查影像学检查,及时调整治疗方案以提高这类患者的整体预后。

第十一节 颞部自体脂肪移植术并发急性脑梗死

临床资料

患者,女性,57岁,以"整容术中突发左侧肢体无力55 min"代主诉于2021年10月14日14:32入我院卒中绿色通道。患者于13:50在美容院局部麻醉下行右颞部自体脂肪填充术,术中突发左侧肢体活动障碍、左侧口角歪斜,伴意识障碍、恶心、呕吐,无肢体抽搐,无大小便失禁等,急呼我院120入院。既往体健。

入院查体:T 36.4 ℃,R 20 次/min,P 90 次/min,BP 130/85 mmHg。嗜睡状态,双眼向右凝视,双侧瞳孔等大等圆,直径约3.0 mm,对光反射存在,左侧鼻唇沟浅,伸舌左偏,左侧肢体痛刺激无活动,左侧肌张力低下,左侧腱反射(-),左侧巴宾斯基征阳性。NIHSS 评分:16 分。头颅 CT 平扫未见明显低密度影及出血(图2-18A)。

临床诊断:急性脑梗死,脂肪栓塞。

治疗经过:在机械取栓时间窗内,经过家属同意并签字,15:10 在全身麻醉下行"全脑血管造影术+机械取栓术",DSA 右侧颈动脉侧位造影示右侧颈外动脉闭塞、右侧颈内动脉主干内可见脂肪颗粒,导致海绵窦段充盈缺损,右侧大脑中动脉远端灌注明显不足(图2-19A);为防治取栓过程中脂肪栓子延展,15:25 保护伞进入右侧海绵窦段释放,导丝配合 Navien 抽吸导管进入保护伞近端行导管抽吸术,可见多发散在脂肪颗粒取出(图2-19C)。15:55 复查造影显示:右侧颈内动脉海绵窦段充盈缺损消失,右侧大脑中动脉、大脑前动脉前向血流恢复,mTICI 血流分级3级(图2-19B)。由于脂肪栓子来源于右侧颈外动脉,为避免脂肪栓子再次延展,16:05 逆行右侧颈外动脉取栓,微导丝配合支架微导管越过闭塞段进入远端,经微导管释放4.5 mm×22.0 mm 支架,配合抽吸导管取出大量脂肪颗粒(图2-19C)。16:21 调整导管造影双侧椎动脉、基底动脉、左侧颈内动脉、大脑中动脉、大脑前动脉未见明显异常。16:34 机械取栓术后复查头颅 CT 平扫示右侧大脑半球略高密度影,考虑造影剂滞留(图2-18B)。术后病理检查见脂肪组织,脂肪组织间及其内可见片状纤维样物及中性粒细胞浸润(图2-19D)。患者术后返回神经重症监护室,患者生命体征稳定,16:50 麻醉清醒后神经系统查体同前无明显变化。NIHSS 评分16 分。术后替罗非班注射液以4~5 mL/h(0.20~0.25 mg/h)的速度持续静脉泵入,并给予保护线粒体、脱水降颅压、补液、营养支持等支持、对症处理。次日早晨家属要求转外院进一步治疗,发病17 h 后外院复查头颅 CT 示右侧大脑中动脉分布区及前、后、内分水岭区低密度影,考虑急性梗死灶(图2-18C)。给予抗凝联合双重抗血小板聚集、脱水降颅压、保护线粒体功能等支持、对症治疗。第3 天家属放弃治疗,自动出院。

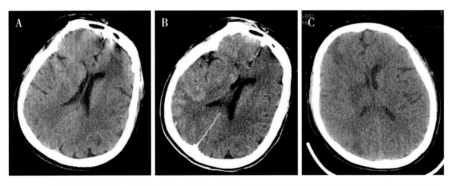

A.入院头颅 CT 平扫未见低密度影及出血;B.机械取栓术后即刻复查头颅 CT 示右侧大脑半球略高密度影,考虑造影剂滞留;C.发病17 h 后外院复查头颅 CT 示右侧大脑中动脉分布区及前、后、内分水岭区低密度影,考虑急性梗死灶。

图2-18　头颅 CT

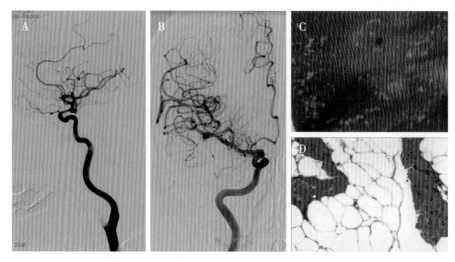

A. DSA 右侧颈动脉侧位造影示右侧颈外动脉闭塞、右侧颈内动脉主干内可见脂肪颗粒；右侧大脑中动脉远端灌注不足；B. 机械取栓术后右侧大脑中动脉正位造影示右侧大脑中动脉前向血流恢复，mTICI 血流分级 3 级；C. 肉眼可见取出大量脂肪颗粒；D. 病理活检示脂肪组织，脂肪组织间及其内可见片状纤维样物及中性粒细胞浸润。

图 2-19　DSA 检查及术后病理

 讨论及文献综述

　　该患者为中年女性，急性起病，颞部自体脂肪填充过程中突发左侧肢体活动障碍，伴意识障碍、恶心、呕吐等神经功能缺损症状及体征，入院时头颅 CT 平扫排除出血，DSA 右侧颈动脉侧位造影示右侧颈外动脉闭塞、右侧颈内动脉主干内可见大量脂肪颗粒；导致右侧大脑中动脉远端灌注不足；故脂肪栓塞导致急性脑梗死诊断明确。根据病史及 DSA 全脑血管造影结果，推测其发病机制可能是大量脂肪颗粒在高压注射下，脂肪栓子由颞部动脉分支逆行，经颈外动脉、颈总动脉进入颈内动脉，随颈内动脉血流进入大脑中动脉及其分支动脉，引起脑脂肪栓塞。

　　自体脂肪移植术是将人体脂肪较丰富的部位如腹部、臀部等脂肪用负压法抽取出来，经过过滤、冲洗、纯化等处理成脂肪颗粒，然后应用高压注射泵注射到面部所需填充部位的一种整形美容方法。正常情况下，为确保脂肪填充均匀，自体脂肪移植时需采用高压注射泵在治疗区域内进行多部位、分点注射。若在高压注射前未回抽观察是否注入血管，有可能造成脂肪颗粒逆行进入颅面部血管而引起急性脑梗死，出现偏瘫、失语、失明、视野缺损、眶周软组织坏死，严重者可出现意识障碍、多器官衰竭等危及生命。由于医源性脂肪栓子造成大量脂肪直接进入血液循环，常常预后不良。其可能的发病机制包括以下几点。①脂肪栓子经交通支进入脑血管：正常情况下，面部分布诸多颈外动脉分支，颈外动脉和颈内动脉存在的交通支如颌内动脉-眼动脉交通，枕动脉-椎动脉交通，咽升动脉–椎动脉交通等,这些交通支处于功能性关闭状态,当自体脂肪移植术中因脂肪颗粒在高压注射下,脂肪栓子逆行颅面深浅动静脉之间导致交通支开放是造成脑脂肪栓塞的主要原因。②脂肪颗粒直接从注射部位误入脑血管导致脂肪栓塞。③脂肪栓子栓塞后继发凝血功能障碍、酸中毒、血管收缩等。

目前关于面部自体脂肪移植术导致急性脑梗死尚缺乏有效治疗方法。闭塞血管的早期血流再通是决定急性脑卒中患者预后的关键因素。理论上,对于急性大血管闭塞的患者在有效时间窗内可行静脉溶栓、动脉溶栓和(或)机械取栓开通血管,但脂肪栓塞与动脉粥样硬化血栓、心源性栓塞性质不同,此类患者并不能通过静脉或动脉溶栓的方式获益。且由于脂肪颗粒易碎、黏附性差等特点,目前急诊机械取栓仍存在争议,亦有研究认为不能改善患者预后。该患者虽在颈外动脉、颈内动脉取出大量脂肪颗粒,但仍有部分脂肪栓子延展至大脑中动脉远端及其分支,出现大脑中动脉分布区梗死表现,导致左侧肢体肌力未能恢复,最终家属放弃治疗。

颞部血管分布丰富,此类并发症重点在于预防:①行脂肪填充术时需选择恰当的注射层次,注意避开颞部重要的神经、血管;②尽量选择钝针头,避免刺破血管;③注射前回抽,判断注射位置是否在血管内;④减少每次注射量,控制注射压力,注射速率慢而均匀。

综上所述,随着整形美容业发展,面部脂肪填充美容技术已被广大应用。但社会美容技术水平参差不齐,需要行业资质规范。面部自体脂肪移植术所致急性卒中患者具有较高的致残率及死亡率,多数遗留不同程度的神经功能缺损症状及体征,甚至死亡。在行颜面部脂肪填充时,手术医师应熟悉面部血管解剖结构及操作步骤,充分告知患者手术风险,避免锐性针头对受区血管的破坏,避免过高的注射压力,确保回抽无回血后再进行脂肪注射,以减少手术并发症的发生。

第十二节 双侧延髓内侧梗死

 临床资料

患者,男性,73 岁,以"左侧肢体无力、言语不利 2 d,加重 1 d"为代主诉于 2020 年 8 月23 日入院。入院 2 d 前患者活动时突然出现左侧肢体无力,表现为上肢持物不稳、下肢走路拖地,伴言语不利、全身大汗、心悸;无意识障碍、肢体抽搐等,就诊于郑州某医院,查头颅 CT 排除出血,诊断为"急性脑梗死",给予阿替普酶(总量 76 mg)静脉溶栓及常规治疗,患者症状无好转,1 d 前出现四肢无力,伴饮水呛咳、吞咽困难、呼吸急促,给予鼻咽通气管辅助呼吸、鼻饲及抗血小板聚集、强化他汀、改善微循环等支持、对症处理效差,为求进一步诊治,转入我院,急诊以"急性脑梗死"收入院。

既往史:高血压病 10 年,最高血压 180/120 mmHg,服用硝苯地平缓释片20 mg/d,厄贝沙坦片 150 mg/d,平素血压在 140/80 mmHg;患"2 型糖尿病"3 年,服用格列齐特缓释片 60 mg/d,空腹血糖控制在 6~7 mmol/L。否认"冠心病、心房颤动"病史。

入院查体:T 36.5 ℃,P 118 次/min,R 25 次/min,BP 165/107 mmHg。鼻咽通气管辅助呼吸,鼻饲,两肺呼吸音粗,可闻及少量湿啰音。心率 118 次/min,律齐,心音低钝,各瓣膜听诊区未闻及杂音。意识清楚,高级智能检查不合作,双侧瞳孔等大等圆,直径约 3.0 mm,对光反射灵敏,可见旋转性眼震,伸舌不出口,悬雍垂下垂,双侧咽反射消失,右侧肢体肌力 4 级,左侧肢体肌力 3+级,四肢肌张力低下,四肢腱反射(+),双侧巴宾斯基征阳性。脑膜刺激征阴性。NIHSS 评分:17 分。

辅助检查:血细胞分析示白细胞 $11.38×10^9$/L,中性粒细胞百分比 78.4%;脑利尿钠肽 132 pg/mL;葡萄糖 10.34 mmol/L;C 反应蛋白 31.2 mg/L;余生化及风湿免疫全套未见明显异常。心脏超声:左室舒张功能减退,二尖瓣轻度关闭不全。心电图:未见异常。TCD 发泡实验阴性。头颅 MRI+MRA(图 2-20):双侧延髓内侧呈"Y"形梗死,左侧小脑后下动脉、左侧小脑前下动脉未见显影。颈部 CEMRA 未见异常。

入院诊断:①双侧延髓内侧梗死;②肺部感染;③高血压病 3 级很高危;④ 2 型糖尿病。

治疗经过:入院后给予替罗非班注射液以 4~5 mL/h(0.20~0.25 mg/h)的速度持续静脉泵入,24 h 后给予联合抗血小板聚集(重叠 4 h),同时给予高强度他汀、改善微循环、保护线粒体、抗感染、祛痰、控制血糖、抑酸保护胃黏膜、补液、营养支持等处理。次日患者病情未再加重,联合吞咽功能、肢体功能康复治疗。14 d 后转入康复医学科治疗。3 个月随诊改良 Rankin 量表评分:3 分。

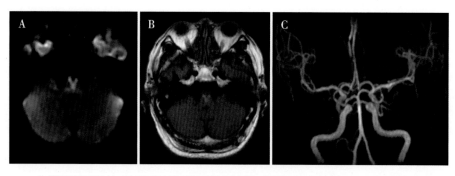

头颅 MRI DWI(A)、FLAIR(B)示双侧延髓内侧呈"Y"形梗死;头颅 MRA(C)示左侧小脑后下动脉、左侧小脑前下动脉闭塞。

图 2-20 头颅 MRI+MRA

 讨论及文献综述

患者临床表现为四肢瘫痪,双侧锥体束征阳性,提示双侧锥体束受累,吞咽困难、饮水呛咳、构音障碍,提示舌咽神经、疑核、迷走神经受累;旋转性眼球震颤,提示内侧纵束受累,定位:椎基底动脉系统。患者老年男性,急性动态起病,既往有高血压病、糖尿病等脑血管病高危因素,有神经功能缺损的症状及体征,结合头颅 MRI 提示延髓内侧梗死,为脊髓前动脉及其分支供血,故病因为穿支病变。

延髓位于脑干的最下方,由于其神经核团丰富,梗死后的临床表现复杂多样。延髓梗死(medullary infarction,MI)约占脑梗死7%,根据临床和病变类型可分为外侧延髓梗死(lateral medullary infarction,LMI)和内侧延髓梗死(medial medullary infarction,MMI),其中,延髓内侧梗死是一种少见的脑梗死类型,累及双侧延髓内侧梗死(bilateral medial medullary infarction,BMMI)更为罕见。其早期易误诊,总体预后差,致残率、死亡率高,延髓的血供变异程度较大,所涉及的动脉主要有椎动脉(vertebral artery,VA)、小脑后下动脉(posterior inferior cerebellar artery,PICA)和脊髓前动脉(anterior spinal artery,ASA)及其分支。根据这些血管的供应把延髓分为 4 个区域,分别为前内侧、前外侧、外侧以及背侧。累及 BMMI 区域主要是前内侧及前外侧,前内侧延髓上段起源于 VA 及 ASA,延髓下段起源于 ASA;前外侧上段血供主要起源于 VA 及 ASA,下段主要起源于 PICA 及 ASA。最常见的病因是椎动脉粥样硬化,约占38.5%。此外还可见于心脏栓塞、动脉夹层、血管解剖变异及凝血功能障碍等。BMMI 的发病机制目前多认为由于椎基底动脉系统血栓形成同时累及对侧,或者血管变异由单侧 VA 供应双侧延髓内侧。

由于延髓体积较小,其腹侧到背侧主要走行的神经核团及神经纤维有锥体束、舌下神经核及纤维、内侧丘系、内侧纵束、疑核、网状结构、下橄榄核、内侧副橄榄核、顶盖脊髓束等,病变时常影响多个核团,使得延髓梗死的临床表现各异。典型临床表现为急性四肢瘫痪(78.4%)、真性麻痹或构音障碍(48.6%)、眼球震颤(48.6%)、感觉异常(43.2%)、舌下神经麻痹(40.5%)、呼吸衰竭(25%)。

延髓梗死容易受到颅骨伪影影响,早期行头颅 CT 不能及早识别病变。头颅 MRI 成为早期识别 BMMI 病灶的重要检查方法。BMMI 病灶 T_1WI 可表现为低信号或等信号,而 T_2WI 及 DWI 均表现为高信号,其中,DWI 病灶边缘更为清晰,根据梗死部位及受累范围可有不同的形态学表现,外观可表现为"心"形、"八"形、"V"形以及"Y"形。其中,累及桥延交界时主要表现为"八"形、累及上部延髓时主要表现为"心"形及"V"形;累及中部延髓时以"Y"形为主,累及下部延髓时形状无特异性改变。亦有学者将 DWI 序列上内侧延髓"心"形梗死的影像学特点作为诊断 BMMI 金标准。当发病时间较短或梗死灶较小时,影像学上可为 DWI 阴性脑梗死,短时间内应复查 MRI,尽量薄层扫描易于发现病灶。同时完善血管评估,以早期发现血管病变程度,是否存在夹层或者变异,有助于病因学的确定。本例患者梗死病灶表现为"Y"形梗死。

BMMI 的临床发病率相对较低,通常在临床工作中容易被漏诊,首发症状可表现为四肢无力或急性弛缓性瘫痪,临床诊断具有挑战性,需要与以下疾病鉴别,如急性脊髓损伤、急性脊髓炎、吉兰-巴雷综合征(Guillain-Barre syndrome,GBS)、肉毒杆菌中毒、脊髓压迫和缺血等(表2-1)。

表 2-1 BMMI 相关鉴别诊断

疾病	发病机制/病因	临床表现	辅助检查	治疗原则
双侧延髓内侧梗死	穿支病变、心脏栓塞、动脉夹层等	急性四肢瘫痪、真性麻痹或构音障碍、眼球震颤、舌下神经麻痹、感觉异常、呼吸衰竭	DWI 上的延髓内侧"心"形或"Y"形梗死灶	如果在 4.5 h 内可静脉溶栓治疗;或抗凝、抗血小板药、强化他汀治疗
吉兰-巴雷综合征	急性起病,发病前 1~3 周常有呼吸道或胃肠道感染症状或疫苗接种史	进行性肌无力,脑神经受累,腱反射减弱或消失,呼吸衰竭,自主神经功能障碍等	脑脊液提示蛋白-细胞分离和神经传导电生理的典型改变	静脉注射免疫球蛋白或血浆置换
肉毒杆菌中毒	肉毒梭菌感染:食源性,伤口定植或整容手术引起的医源性	双侧脑神经受累,对称性下运动神经元瘫痪,无感觉障碍,重症可出现呼吸衰竭,食源性可有恶心和呕吐等前兆症状	肌电图示 2~3 Hz 低频重复电刺激 MAP 常呈衰减,高频递增现象	抗毒素治疗及弧乙啶、4-氨基吡啶对症治疗
重症肌无力	主要由 AChR 细胞抗体介导,在细胞免疫和补体参与下突触后膜的 AChR 被大量破坏,不能产生足够的终板点位	受累的骨骼肌病态疲劳,呈晨轻暮重状态。亦可表现为重症肌无力危象。40~60 岁发病者多合并胸腺瘤	新斯的明试验阳性,肌电图示低频、高频均递减,AChR 抗体浓度升高,胸腺 CT 发现胸腺增生和肥大	抗胆碱酯酶抑制剂,根据疾病的严重程度采取糖皮质激素、血浆置换或静脉注射免疫球蛋白

BMMI 治疗应根据病因采取个体化治疗,超早期在时间窗范围内应尽早给予静脉溶栓治疗,对于超窗者可给予双重抗血小板聚集、强化他汀、控制危险因素及对症、支持治疗,本例患者早期已在外院给予 rt-PA 静脉溶栓治疗,入院后给予替罗非班注射液后双重抗血小板聚集治疗,同时给予高强度他汀、改善微循环、保护线粒体、抗感染、祛痰、控制血糖、抑酸保护胃黏膜、补液、营养支持、康复等支持、对症处理,病情逐渐好转。

总之,大多数 BMMI 患者预后不佳,死亡率高达 23.8%,其中 61.9% 的幸存者遗留严重神经功能缺损症状。因此,临床工作中应提高对 BMMI 的认识,早期快速识别 BMMI,尤其及早完善磁共振扩散加权成像检查,对发现超早期 BMMI 具有重要价值。同时,及早完善血管评估及相关辅助检查,进一步明确病因及发病机制,及早给予个体化治疗,以减少 BMMI 致死率、致残率。

第十三节　孤立性皮质静脉梗死

临床资料

患者,男性,68 岁,农民,小学文化。主诉"左肺结节术后 10 d,言语不利及右侧肢体无力 5 d"于 2020 年 3 月 13 日由胸外科转入我科。患者入院 10 d 前体检发现左肺结节在胸外科行左上肺楔形切除术,手术顺利,术后病理提示左上肺微浸润腺癌。术后 5 d 前无明显诱因出现言语不利,说话费力,找词困难,伴右侧上肢抬举稍费力,右下肢行走稍拖地,无头晕、头痛、恶心、呕吐,无意识障碍、抽搐、大小便失禁等,完善头颅 CT 排除出血,头颅 MRI:示左侧顶叶皮质下梗死,患者肺部情况稳定后转入我科继续诊治。

既往史:患"2 型糖尿病"病史 10 年,口服"二甲双胍片 850 mg/d,沙格列汀片 5 mg/d",血糖控制尚可。

入院查体:BP 135/80 mmHg。意识清楚,精神差。不完全运动性失语,高级智能不合作。双侧额纹对称,双侧瞳孔等大等圆,直径约 2.5 mm,对光反射灵敏。双眼向各方向运动充分,无眼震。右侧鼻唇沟稍浅,口角歪向左侧,伸舌居中,悬雍垂居中,咽反射存在,饮水无呛咳,吞咽无困难。右侧肢体肌力 5-级,左侧肢体肌力 5 级,四肢肌张力正常,四肢腱反射(++),右侧巴宾斯基征中性。深浅感觉系统未见明显异常。颈软,克尼格征、布鲁津斯基征阴性。NIHSS 评分:2 分(语言 1 分,面瘫 1 分)。

辅助检查:葡萄糖 7.04 mmol/L。糖化血红蛋白 7.0% ,D-二聚体 5 624 μg/L。余生化未见明显异常。头颅 MRI+SWI+增强(图 2-21):左侧顶叶皮质下亚急性梗死,呈"线样征";SWI 顶叶斑片状低信号影;增强示左侧顶叶皮质区强化。头颅 MRA +颈部 CEMRA+MRV(图 2-22):头颈部血管未见异常;MRV 提示左侧乙状窦、横窦纤细,考虑皮质静脉梗死。给予低分子肝素钙注射液+华法林片(序贯)抗凝治疗后失语好转,右侧肢体肌力 5 级,NIHSS 评分:0 分。出院随访至今,未诉不适,恢复正常工作。

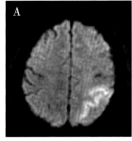
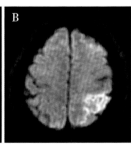
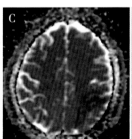
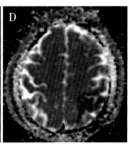

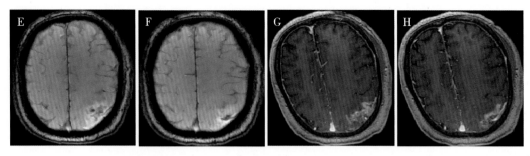

A、B.MRI DWI 示左侧顶叶皮质下高信号,呈"线样征";C、D.MRI ADC 示左侧顶叶皮质下低信号,呈"线样征";E、F.SWI 示左侧顶叶斑片状微出血;G、H.头颅 MRI 增强示左侧顶叶皮质区异常强化影。

图 2-21　头颅 MRI+SWI+增强

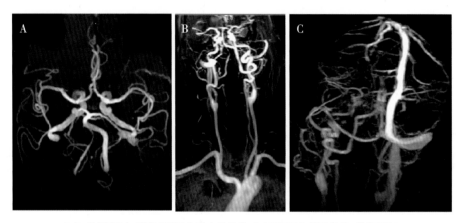

A、B.头颅 MRA+颈部 CEMRA 示未见异常;C.MRV 示左侧乙状窦、横窦纤细。

图 2-22　头颈 MRA+颈部 CEMRA+MRV

讨论及文献综述

患者老年男性,急性起病,既往有 2 型糖尿病病史,患者为左上肺微浸润腺癌切除术后,临床表现为不完全运动性失语、右侧锥体束受累体征;头颅 DWI 示左侧顶叶皮质下亚急性脑梗死;SWI 可见左侧顶叶斑片状微出血;MRV 示左侧乙状窦、横窦纤细。D-二聚体显著升高。临床诊断:孤立性皮质静脉梗死。

孤立性皮质静脉梗死(solated cortical venous thrombosis,ICVT),又称皮质静脉血栓形成,是脑静脉血栓形成的一种独特的亚型,当皮质静脉系统形成血凝块,但不累及硬脑膜窦,如上矢状窦、横窦等,就会发生孤立性皮质静脉梗死。孤立性皮质静脉梗死临床罕见,仅占所有脑静脉窦血栓形成的 6.3%。

ICVT 的发病机制与脑静脉血栓形成相似,血栓形成可阻断大脑皮质的静脉回流。静脉回流障碍引起相关区域脑组织静脉压升高,进而导致静脉或毛细血管压力的增加,继而出现脑肿胀、水肿,当静脉压进一步升高时导致脑细胞坏死,同时容易伴随微血管破裂而发生出血性转化、脑出血。ICVT 的危险因素包括蛋白 C 缺乏、蛋白 S 缺乏、抗凝血酶缺乏、凝血因子Ⅷ和纤维蛋白原升高、高同型半胱氨酸血症、恶性肿瘤、口服避孕药、妊娠、雌激素补充、激素替代治疗、抗磷脂综合征、既往深静脉血栓形成或肺栓塞史,以及骨髓增生性疾病,如原发性血小板增多或真性红细胞增多症。该患者有肺部恶性肿瘤病史、病前手术史以及术后制动等,均为皮质静脉梗死的危险因素。

皮质静脉梗死患者的临床症状常具有一定的隐匿性,从症状出现到住院的中位时间为 4 d;从症状出现到放射学诊断的平均时间为 7 d。常见的临床症状包括头痛、癫痫发作或局灶性神经功能缺损。而视神经乳头水肿和颅内压升高在 ICVT 中并不常见。失语、偏瘫、偏盲和其他局灶性神经异常相关的局灶性或广泛性癫痫同时没有颅内压升高,应考虑 ICVT 的可能性。

皮质静脉性脑梗死 MR 表现有特异性,常规 MRI+MRV 可作为首选的检查方法,对静脉性脑梗死早期诊断有重要作用。MRI 上可见脑梗死的表现,水肿范围较大,梗死灶相对较小,脑梗死的部位不符合动脉走行分布,形状与动脉性脑梗死的形态不同,而是与静脉回流区域一致,多伴有出血改变,可见"线样征"。MRV 可协助诊断主要静脉病变,浅静脉显影差或无异常。由于皮质静脉梗死后皮质静脉很快建立侧支循环,多数 MRV 上无异常显示。DSA 因其可观察静脉血流速度及静脉窦充盈情况,并能直接测定静脉窦压力,是皮质静脉病变的金标准。对于单纯的大脑皮质静脉血栓形成,DSA 检查具有优势,常表现为静脉内充盈缺损、回流静脉窦闭塞,对静脉病变的诊断仍具有无法替代的价值。该患者 DWI 提示脑梗死的部位不符合动脉走行分布,而与静脉回流区域一致,可见"线样征",为皮质静脉梗死的典型影像。

对于明确诊断静脉性脑梗死患者,除根据病情进行对症支持治疗外,主要给予抗凝、溶栓治疗。尽管目前对肝素治疗的适应证和疗效尚存争议,但大多数学者认为抗凝治疗是安全、有效的一线治疗方法,抗凝被认为是治疗静脉性梗死的金标准。静脉性脑梗死伴随的脑出血不是抗凝治疗的禁忌证。近年来,利伐沙班被应用于静脉血栓的治疗,其无须辅助因子而直接作用于凝血酶发挥抗凝作用,且停药后在短时间内活化部分凝血活酶时间即可恢复,已广泛应用至临床中。对于经规范的肝素治疗后病情仍持续加重的患者,建议行介入治疗,目前认为经微导管 rt-PA 或 UK 局部溶栓治疗和血管成型术治疗是抗凝治疗失败后的最佳选择。综上所述,在临床工作中,临床医师需掌握皮质静脉梗死的危险因素、典型影像,提高对皮质静脉梗死的确诊率,及时治疗恢复血流,可大大降低患者病死率及致残率。

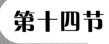

第十四节 皮质蛛网膜下腔出血伴短暂性脑缺血发作

临床资料

患者,男性,82 岁,主诉"发作性左侧肢体麻木、无力 12 h"于 2015 年 2 月 3 日入院。入院 12 h 前腹泻后出现左侧肢体麻木、无力,上肢不能持物,下肢不能行走,呈发作性,持续 10 ~ 20 min 缓解,共发作 6 次。无发热、头痛、头晕,无恶心、呕吐,无耳鸣、耳聋,无饮水呛咳、吞咽困难,无大小便失禁,无四肢抽搐,意识障碍等。

既往史:患"高血压病"25 年,最高血压 180/120 mmHg,长期服用硝苯地平缓释片 20 mg/(2 次·d),血压控制在 150/100 mmHg 左右。患"脑梗死"20 年(共 2 次),间断服用阿托伐他汀片 20 mg/d。患"脂代谢紊乱"10 年。否认"2 型糖尿病、冠心病、肾病"史。

入院查体:T 36.5 ℃,P 80 次/min,R 20 次/min,BP 120/70 mmHg。意识清楚,精神差。言语流利,高级智能基本正常。脑神经未见异常。四肢肌力 5 级,肌张力正常,腱反射对称存在,双侧巴宾斯基征阴性。深浅感觉系统未见明显异常。指鼻试验、跟膝径试验稳准。颈无抵抗,克尼格征、布鲁津斯基征阴性。ABCD2 评分:5 分。

影像学检查(图 2-23):头部 CT 示右侧顶叶中央前沟条索状高密度影。头部 MRI T_2 示右侧顶叶中央沟长 T_2 信号;FLAIR 示右侧顶叶中央前沟线样高信号;SWI 示右侧顶叶皮质条索状低密度信号及含铁血黄素沉积;DWI 示未见急性梗死灶;头颈联合 MRA + CEMRA 示右侧大脑中动脉 M1 段重度狭窄,右侧虹吸部中度狭窄,双侧颈内动脉起始部轻度狭窄,无名动脉中度狭窄,椎基底动脉发育不良伴弥漫性狭窄;磁共振脑灌注成像示右侧颈内动脉供血区呈低灌注状态。脑脊液压力 170 mmH$_2$O,红细胞数 8/mm^3,余未见异常。长程脑电图:未见明显异常。初步诊断:①皮质蛛网膜下腔出血合并短暂性脑缺血发作;②高血压病 3 级,极高危分层;③脂代谢紊乱,高胆固醇血症;④脑梗死(陈旧性)。给予拜阿司匹林片 100 mg/d,阿托伐他汀钙片 40 mg/d,羟乙基淀粉注射液 500 mL/d 及改善微循环、清除自由基等治疗。3 d 后发作频率逐渐减少,1 周后停止发作。2 周后复查头部 CT 示右侧顶叶中央前沟出血已吸收。

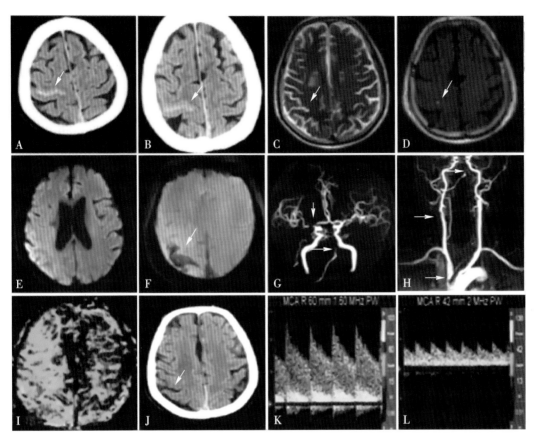

A. 入院时头部 CT 示右侧顶叶中央前沟内条索状高密度出血信号(箭头示);B. 入院第 3 天头部 CT 示右侧顶叶中央前沟内条索状高密度影较前变淡(箭头示);C. T_2WI 示右侧顶叶中央沟长 T_2 信号(箭头示);D. FLAIR 示右侧顶叶中央前沟线样高信号;E. DWI 未见急性脑梗死;F. SWI 示右侧顶叶皮质条索状低密度信号及含铁血黄素沉积(箭头);G、H. 头颈联合 MRA + CEMRA 示右侧大脑中动脉 M1 段重度狭窄,右侧虹吸部中度狭窄,双侧颈内动脉起始部轻度狭窄,无名动脉中度狭窄,椎基底动脉发育不良伴弥漫性狭窄;I. 磁共振脑灌注成像示右侧颈内动脉供血区呈低灌注状态;J. 复查头部 CT 示右侧顶叶中央前沟出血已吸收;K. TCD 示右侧大脑中动脉 M1 段重度狭窄;K、L. TCD 示右侧大脑中动脉远端明显低流速低搏动改变。

图 2-23 头颈影像学检查

🔍 讨论及文献综述

凸面蛛网膜下腔出血(convexity subarachnoid hemorrhage,cSAH)是自发性蛛网膜下腔出血的一种少见亚型,亦是一种异质性疾病,影像学特点是出血多局限于一个或几个大脑凸面皮质脑沟内,而不延伸至外侧裂、脑室及脑池内,临床表现与典型动脉瘤 SAH 不同,雷击样头痛发生率低,多数无脑膜刺激征等,头部 MRI 梯度回波序列或 SWI 有助于 cSAH 的诊断。cSAH 典型的影像表现为大脑皮质或相邻数个脑沟内线样出血信号,主要集中于单侧的中央前沟(达80% ~90%)及顶内沟。

目前国内外报道多种病因可导致 cSAH,该患者血管炎及风湿免疫筛查均正常,不支持血管炎诊断;心脏超声均未见瓣膜赘生物,亦无发热,不支持感染性心内膜炎;头部 MRA 未见血管畸形、烟雾病及动脉瘤;头部 MRI T_2 及 FLAIR 显示各静脉窦区未见异常信号,颅内压正常,不支持静脉窦血栓形成;患者反复发作性肢体感觉或运动症状,持续数分钟缓解,脑电图未见异常癫痫波,且头部 MRA 显示 RMCA 重度狭窄,脑灌注成像存在低灌注,故不支持癫痫发作。亦有学者认为,不同年龄段 cSAH 病因亦不同,中青年以皮质静脉血栓及可逆性血管收缩综合征为主,而>60 岁的老年人,既往无高血压等脑血管病高危因素,则可能多见于脑淀粉样血管病(cerebral amyloid angiopathy,CAA)。当皮质血管内淀粉样物质沉积致相应支配区血流灌注减少时,可出现缺血性或出血性梗死,表现为短暂性或持久性的神经功能受损症状。本例患者年龄大于 80 岁,表现为反复发作的短暂性感觉和运动症状,SWI 未显示大脑皮质、额叶、基底节区微出血,不支持 CAA、伴有皮质下梗死和脑白质病的常染色体显性遗传性脑动脉病(cerebral autosomal dominant arteriopathy with subcortical infarcts and leukoencephalopathy,CADASIL)、高血压性微出血等。

ICA 或 MCA 动脉硬化性狭窄引起 cSAH 的机制还不清楚,本例患者既往有高血压病、脂代谢紊乱、脑动脉狭窄伴梗死等脑动脉硬化高危因素,头部 MRA + CEMRA 示右侧大脑中动脉 M1 段重度狭窄,虽然 RMCA 远端显影良好,但无名动脉中度狭窄,右侧颈内动脉起始部轻度狭窄等颅内外串联病变加重远端低灌注发生(脑灌注成像示右侧大脑中动脉分布区低灌注状态);且椎基底动脉发育不良,TCD 示同侧大脑前动脉、大脑后动脉未见脑膜支代偿;患者在腹泻等应激状态下,血流动力学障碍引起脑自动调节失衡,Bayliss 效应导致血流动力学的急剧改变,进一步加重低灌注及脑储备功能减退,因此,颅内外脑动脉狭窄或多血管床病变引起 cSAH 的机制可能与扩张的软脑膜侧支血管破裂有关。

临床上,cSAH 伴发 TIA 应与原发性蛛网膜下腔出血鉴别。原发性蛛网膜下腔出血多有动脉瘤、动静脉畸形等所导致,症状多表现为剧烈头痛、脑膜刺激征阳性等症状,出血部位位于动脉瘤好发部位周围。而脑动脉狭窄或闭塞引起的 cSAH,出血仅局限于大脑半球皮质凸面或脑沟,出血一般在同一血管支配区。cSAH 可表现为类似 TIA 的局灶性神经功能缺损症状,如单侧肢体抽搐或运动功能障碍,持续时间多为 10 ~ 20 min。

cSAH 的特征之一是在神经影像学上发现皮质局限性 SAH;头部 CT 平扫在急性期(发病 1 ~ 3 d)的敏感度达到 90%,随时间延长而敏感度迅速降低,需要完善 MRI 检查,尤其 FLAIR、梯度回波 T_2 序列以及 SWI 对 cSAH 高度敏感,脑灌注成像有助于评估责任血管及脑灌注状态,DWI 在显示新发梗死有重要临床意义。本例患者经过抗血小板聚集、强化他汀、扩容、改善微循环等治疗后,左侧肢体麻木、无力症状缓解。作者认为 cSAH 患者病因、发病机制不同,其治疗方案有所不同,故应完善病因筛查、脑血管成像、灌注成像等影像评估。

第十五节　烟雾综合征合并双侧大脑后动脉梗死

 临床资料

患者,女性,49 岁,农民,初中文化,因"突发双眼失明 4 d,加重伴右侧肢体无力 6 h"为代主诉于 2019 年 3 月 21 日入院。入院 4 d 前(2019 年 3 月 17 日)患者活动后突然出现双眼失明,视力丧失,伴有恶心、呕吐,共呕吐 3 次,均为胃内容物,无头晕、头痛,无饮水呛咳,遂至当地县医院住院治疗(具体治疗方案不详)。3 月 21 日上午 6 时前患者出现右侧肢体无力,右上肢持物不稳,右下肢不能抬起,伴左侧颞部疼痛,烦躁不安,在当地医院治疗效果欠佳,为求进一步治疗,遂至我院,以"脑梗死"收入我科。自发病以来,患者间断烦躁不安,精神差,饮食、睡眠差,大小便正常,体力差,体重无特殊变化。

既往史:患"高脂血症"10 年、"心房颤动"5 年、"高血压病"1 年、"2 型糖尿病"1 年,均未服用药物。

入院查体:体重 80 kg,血压 176/102 mmHg。意识清楚,轻度烦躁不安。言语流利,近期记忆力减退,远期记忆力正常,计算力稍减退,理解判断力正常。双侧额纹对称,双侧瞳孔等大等圆,直径约 2.5 mm,对光反射灵敏。双眼全盲,双侧鼻唇沟对称,口角无歪斜,伸舌居中。右上肢肌力 3+级,右下肢肌力 2 级,左侧肢体肌力 5-级,右侧肢体肌张力降低,左侧肢体肌张力正常。四肢腱反射(++),双侧肢体深、浅感觉正常。双侧巴宾斯基征阳性。颈软,克尼格征、布鲁津斯基征均阴性。NIHSS 评分 9 分。精神神经问卷(NPI)评分 4 分。

辅助检查:Glu 14.1 mmol/L,HbA1C 9.04%,LDL-C 4.17 mmol/L。余血生化、风湿免疫、肿瘤标志物均正常。头颅 MRI(图 2-24A ～ D):DWI 示胼胝体压部、双侧颞顶枕叶对称性高信号;FLAIR(图 2-24F ～ I):示胼胝体压部、双侧颞顶枕叶对称性高信号;CTA(图 2-24E,J)示双侧颈内动脉、大脑前、中动脉闭塞,周围见多发细小侧支循环形成;双侧 PCA-P2 段闭塞。建议进一步行 DSA 检查,患者及其家属因经济原因均拒绝 DSA 检查。心脏超声示:二尖瓣少量反流,左室舒张功能减退。动态心电图示:持续性心房颤动。

临床诊断:①脑梗死,椎基底动脉系统,TOAST 病因分型为不明原因型栓塞;②烟雾综合征;③心律失常,心房颤动;④高血压病 3 级,很高危组;⑤2 型糖尿病;⑥高脂血症。

治疗经过:治疗上给予抗凝、高强度强化他汀、清除自由基、保护线粒体、控制血糖、控制血压等对症治疗。患者于 2019 年 4 月 2 日要求出院,出院体格检查意识清楚,双眼全盲,右上肢肌力 4+级,右下肢肌力 2+级,双眼视力未见明显改善。

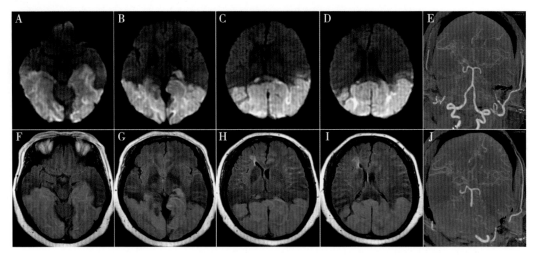

A～D. DWI 示胼胝体压部、双侧颞顶枕顶叶对称性高信号；F～I. FLAIR 示胼胝体压部、双侧颞顶枕顶叶对称性高信号；E、J. CTA 示双侧颈内动脉、大脑前、中动脉闭塞，周围见多发细小侧支循环形成；双侧 PCA-P2 段闭塞。

图 2-24　头颅 MRI

🔍 讨论及文献综述

患者中年女性，急性动态起病，烦躁不安、近期记忆力减退、计算力减退，定位于边缘系统或双侧大脑皮质传导纤维受累；双眼全盲，定位于双侧枕叶视皮质中枢受累；双侧肢体中枢性瘫痪，定位于双侧皮质脊髓束受累，故综合定位于椎基底动脉系统。患者既往有心房颤动、高血压病、2 型糖尿病、高脂血症等高危因素，头颅 MRI 示双侧颞顶枕叶急性脑梗死，故定性脑梗死明确。其病因及发病机制考虑可能有以下几点。①低灌注/栓子清除障碍：该患者中年女性，既往有动脉粥样硬化的高危因素，MRI 示双侧后循环急性梗死，CTA 示双侧颈内动脉、大脑前、中动脉闭塞，走形区多发细小侧支循环形成，双侧大脑后动脉（posterior cerebral artery，PCA）P2～P4 段闭塞伴走形区多发细小侧支循环形成；可见前循环血供主要是由后循环及颅底异常血管网代偿，当患者出现恶心、呕吐等诱发因素容易导致循环血量减少，后循环代偿不足导致低灌注/栓子清除障碍，加重后循环缺血导致急性脑梗死发生。②栓塞机制：该患者既往有心房颤动病史，此次急性动态起病，症状迅速达高峰，影像学示双侧后枕叶大面积梗死，故心源性栓塞不能排除；但不支持点是患者心脏超声未见显著附壁血栓，仍需进一步完善经食管超声心动图检查。③其他原因导致后循环血管病变：目前烟雾病及烟雾综合征的病因不明，烟雾病导致双侧前循环逐渐狭窄闭塞，是否也会累及后循环导致双侧 PCA 逐渐狭窄闭塞出现梗死。本例患者双侧 PCA P2～P4 段闭塞伴侧支循环，有动脉粥样硬化高危因素，因此后循环血管病变不能排除，患者因经济原因拒绝做 DSA。综上所述，该患者病因可能存在大动脉粥样硬化性低灌注/栓子清除障碍、心源性栓塞、烟雾综合征等多种病因，故综合考虑不明原因型栓塞可能性较大。

　　本例患者前循环表现为双侧颈内动脉、大脑前、中动脉闭塞，远端烟雾血管生成，根据烟雾病诊断标准 Suzuki 分期，考虑该患者目前处于烟雾血管分期的Ⅵ期，血供完全依赖于颈外动脉和椎基底动脉系统的侧支循环，同时合并多种动脉粥样硬化高危因素，故诊断烟雾综合征明确。烟雾病出现缺血脑卒中的常见部位依次是额顶叶、颞枕叶及侧脑室旁，并且随着 Suzuki 分级升高，成年型烟雾病发生缺血性脑卒中的部位将由前循环逐渐转变为后循环梗死。该病例独特之处在于双侧 PCA 同时梗死，尚未有关于烟雾综合征合并双侧 PCA 同时栓塞的病例报道。ICA 狭窄的严重程度和烟雾血管密度并不是导致梗死发生的独立危险因素，PCA 狭窄-闭塞性病变是预测烟雾综合征患者发生脑梗死的重要独立危险因素。因此，积极防治 PCA 狭窄-闭塞的进展可能会降低烟雾综合征患者脑梗死的发生率，有效预防脑梗死。

　　双侧 PCA 闭塞具体的病因及发病机制目前尚未明确。据文献报道，双侧 PCA 梗死的病因包括心源性栓塞、大动脉粥样硬化性、隐源性栓塞、椎动脉或基底动脉夹层、血管收缩、凝血功能障碍和烟雾综合征等。其中，心源性栓塞是 PCA 皮质梗死最常见的病因。然而，仍有 25% 的患者出现双侧 PCA 梗死的病因不明。大脑后动脉分为 4 段：P1 交通前段、P2 环池段（P2A 前段、P2P 后段）、P3 四叠体段、P4 距裂段。结合本例患者 CTA 可见双侧 PCA-P2P 后段出现闭塞，导致脉络膜后外动脉、颞后动脉、颞下动脉、顶枕动脉、距裂动脉闭塞，出现双侧枕叶、颞叶底部、海马回向后外方、膝状体等部位梗死。

　　双侧 PCA 闭塞的临床症状与梗死部位和范围有关，主要包括意识障碍、双侧皮质盲、记忆障碍（累及颞叶）、面容失认症、幻视和精神行为异常等。Suzuki 等报道 1 例 66 岁女性双侧 PCA 梗死后出现记忆、人格、情绪、行为改变，表现为记忆障碍、迷失方向，情绪不稳定，考虑与海马、海马旁回、梭状回受累有关。Cappellari 等报道 1 例双侧 PCA 闭塞患者在发病 1 h 后出现烦躁不安，并否认自己失明和认知减退，故考虑该患者出现虚构和空间定向障碍。双侧 PCA 闭塞后出现的典型临床症状主要包括 Anton 综合征和 Dide-Botcazo 综合征。突发视力障碍、皮质盲和视觉失认被称为 Anton 综合征。Anton 综合征中的否认失明是由于右侧顶叶联合皮质或视觉联合皮质的丘脑连接受损引起。由于 Papez 环路受损，导致记忆力减退和定向障碍的 Anton 综合征被称为 Dide-Botcazo 综合征，包括失明、失认、失读、逆行性遗忘和空间定向障碍，病变位于双侧枕叶及颞叶内侧。另外，双侧 PCA 闭塞后也可仅出现单纯皮质盲，不出现失认或其他认知障碍，考虑与梗死部位相关。本例患者出现嗜睡、双眼皮质盲、精神行为异常及右侧肢体瘫痪，考虑与病变累及双侧颞叶底部、枕叶、海马回向后外方及左侧脉络膜后动脉梗死有关。本例患者未出现失认症状，考虑与梗死部位未累及右侧顶叶联合皮质、双侧海马头部相关。

　　研究发现，5%～10% 的缺血性卒中会发生在 PCA，特别是局限于浅表段（P3 和 P4）的闭塞约占 PCA 的 25%。对于后循环大血管闭塞的卒中患者，桥接治疗是否优于静脉溶栓尚不清楚。最新的证据表明，对于后循环 PCA（中远端 P2 或 P3 段）闭塞的患者早期进行机械取栓具有显著安全性及有效性。

　　综上所述，烟雾综合征合并双侧 PCA 梗死在临床工作中非常罕见，但其急性起病，往往出现严重的神经功能障碍,通常预后不佳。本例报道提示临床医生,对于烟雾病或烟雾综合征患者同时合并 PCA 重度狭窄甚至闭塞时,一旦发生脑卒中,应充分评估患者的病因及发病机制,并积极针对病因治疗,尽可能改善患者临床预后。

第十六节 白塞综合征合并动脉炎致脑梗死

 临床资料

患者,女性,17 岁,学生。主诉"突发右侧肢体无力 110 min"于 2015 年 8 月 3 日收入我科。入院 110 min 前活动时突然出现右侧肢体无力,表现为上肢持物不能,下肢不能行走,伴言语含糊,持续不缓解,无发热、头痛,无恶心、呕吐,无肢体抽搐、意识障碍等,急诊以"脑梗死"收入院。

既往史:患"白塞综合征"8 年,间断口服中药治疗。

入院查体:BP 120/76 mmHg。意识清楚,精神可,言语欠流利,高级智能正常。右侧中枢性面舌瘫,右侧肢体肌力 1 级,右侧肌张力低下,右侧腱反射(+),左侧肢体肌力、肌张力及腱反射均正常,右侧巴宾斯基征阳性。右侧肢体痛、温觉减退。口腔黏膜、外阴溃疡。心、肺、腹检查未见异常。NIHSS 评分 11 分。

辅助检查:红细胞沉降率 73 mm/h,C 反应蛋白 64 mg/dL。余血常规、生化、免疫检查未见明显异常。头颅 MRI(图 2-25A~K):左侧基底节区亚急性梗死。头颅 MRA+CEMRA(图 2-25D、H):示双侧锁骨下动脉、无名动脉、双侧颈总动脉未显影,右侧椎动脉 V1 段轻度狭窄,颅内多发脑动脉狭窄,远端分支血管稀疏。颈部血管超声(图 2-25L、M):颈总动脉内中膜弥漫性增厚伴重度狭窄,呈"双轨征"。

临床诊断:白塞综合征合并动脉炎致脑梗死。

治疗经过:入院后给予甲强龙注射液 250 mg/d,3 d 递减至 60 mg 口服,每周减量 5 mg,减量至 30 mg 长期服用,同时给予硫唑嘌呤片 100 mg/d、拜阿司匹林片 100 mg/d、瑞舒伐他汀钙片 10 mg/d 对症治疗,出院时 NIHSS 评分 3 分。1 年后随访,患者因突发胸闷、呼吸困难在就诊途中死亡。

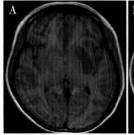
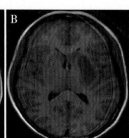
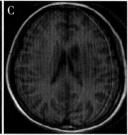
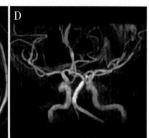

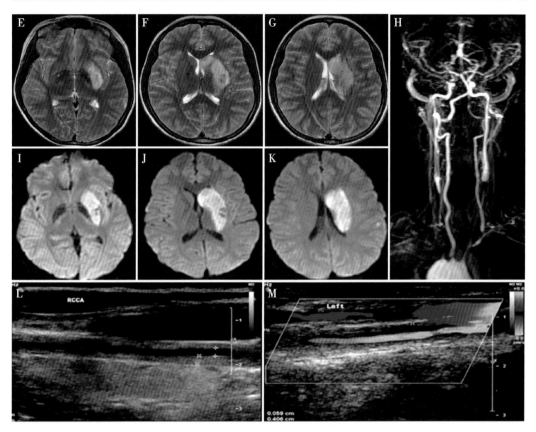

A~C.头颅 MRI T$_1$WI 示左侧基底节区旁低信号;E~G.头颅 MRI T$_2$WI 示呈高信号;K.头颅 MRI DWI 示左侧基底节区呈高信号;D、H.头颅 MRA+CEMRA 示双侧锁骨下动脉、无名动脉、双侧颈总动脉未显影,右侧椎动脉 V1段轻度狭窄,颅内多发脑动脉狭窄,远端分支血管稀疏;L、M.颈部血管超声示颈总动脉内中膜弥漫性增厚伴重度狭窄,呈"双轨征"。

图 2-25 头颈部影像学检查

 讨论及文献综述

患者右侧中枢性面舌瘫,提示左侧皮质脑干束受累;右侧中枢性肢体瘫,提示左侧皮质脊髓束受累;右侧肢体痛温觉减退,提示左侧脊髓丘脑束受累,责任血管为左侧大脑中动脉,结合磁共振血管成像及颈部血管超声综合定位于双侧锁骨下动脉、无名动脉、双侧颈总动脉、双侧大脑中动脉等。患者青少年女性,急性动态起病,既往有"白塞综合征"病史及口腔、外阴溃疡,红细胞沉降率 73 mm/h,C 反应蛋白 64 mg/dL;颈部彩超提示大血管炎,MRI 提示存在急性脑梗死,头颅 MRA+CEMRA:双侧锁骨下动脉、无名动脉、双侧颈总动脉未显影,右侧椎动脉 V1 段轻度狭窄,颅内多发脑动脉狭窄,远端分支血管稀疏;临床诊断为白塞综合征合并动脉炎致脑梗死。

白塞综合征(Behcet's syndrome,BS)即贝赫切特综合征,是一种病因不明的自身免疫性疾病,以加重和缓解交替为特征,兼有自身免疫性疾病及自身炎症性疾病的特点,可累及多个器官和系统,引起多系统的大、小血管炎,以细小血管炎受累为主。以反复口腔及生殖器溃疡、眼部症状及皮肤损害为主要临床特征,通常可累及关节、消化道、血管、神经等全身多个系统,若神经系统受累,称为神经 BS,发病率为 5% ~ 50%,是 BS 最严重的表现且预后较差,少数患者是以神经系统症状为首发症状,而大多数 BS 患者在发病数月甚至数年后累及神经系统。该病高发年龄为 20 ~ 40 岁,好发于男性,且男性患者预后更差、死亡风险更高。

白塞综合征目前病因不清,研究表明,存在一定的遗传基因易感性,其发病机制与自身炎症以及自身免疫相关,HLA-B51/B5 阳性可显著增加 BS 风险,其中 HLA-B15/B27/B57 阳性与 BS 发生风险正相关,而 HLA-B49/A03 阳性与 BS 发生风险负相关。疾病急性期可见受累血管周围大量的炎症细胞浸润,主要为中性粒细胞、淋巴细胞,慢性期可见血管壁破坏,弹力层断裂,可形成微血管瘤、狭窄甚至闭塞,从而引起血管周围脑组织软化灶形成、胶质增生以及脱髓鞘改变。因此 BS 累及颅内血管,可导致动脉炎致血管狭窄,从而促使缺血性脑卒中的发生。

BS 患者的常见临床表现为黏膜病变、皮肤病变、眼部损害、血管损害、胃肠道损害、神经系统损害、关节炎等。几乎所有患者均有复发性口腔黏膜溃疡,常表现为多发,累及范围广,可遗留瘢痕。75% 患者存在皮肤病变,表现形式多样,其中结节性红斑样皮损及针刺试验阳性是特征性的皮肤改变。血管损害的基本病变为血管炎,循环系统中的所有大小的动静脉血管均可受累,血管周围及血管内炎症可导致出血、静脉血栓、管腔狭窄、动脉扩张及动脉瘤,BS 患者的神经系统损害可分为脑实质性损害以及继发于脑血管病变的非脑实质性损害,脑实质性的损害常为亚急性起病,表现为头痛、行为改变及病变区域神经功能障碍,而继发于脑血管病的损害常为脑卒中、颅内静脉血栓形成及颅高压综合征等。该例患者存在典型 BS 临床表现,同时存在 BS 相关血管炎,导致此次缺血性卒中事件的发生。

BS 患者实验室检查指标无特异性,在疾病活动期可有红细胞沉降率增快,CRP 及炎症细胞因子升高等,当神经 BS 累及脑实质时,脑脊液可出现白细胞总数及蛋白水平增高。血管影像学检查在神经 BS 中具有重要作用,可显示血管炎、血管狭窄及血栓形成。好发于脑干,通常累及脑桥,可向上蔓延至中脑、基底节、间脑,累及大脑半球时,常为多发的小白质病变,急性期病灶为 T_1 等/低信号,增强通常有强化,T_2 和 FLAIR 上为高信号,DWI 上高信号。由于 BS 发病早期主要表现为中小血管,尤其是小静脉的炎症反应,其 MRI 的信号特点与炎症性病变的信号特点相符,而慢性期由于血管周围脑组织软化灶形成,即为长 T_1 长 T_2 信号。该患者 MRI 符合 BS 的急性期表现,MRA 可见受累血管符合血管炎特点。

神经白塞综合征的确诊需要同时满足以下 3 个条件:①符合国际 BS 分类诊断标准(表 2-2);②BS 相关的神经系统症状和体征伴异常的影像学和(或)脑脊液表现;③除外引起神经系统损害的其他疾病。

表 2-2　2014 国际 BS 分类诊断标准

症状/体征	评分/分
眼部病变(前葡萄膜炎、后葡萄膜炎、视网膜血管炎)	2
生殖器阿弗他溃疡	2
口腔阿弗他溃疡	2
皮肤病变(结节性红斑、假性毛囊炎)	1
神经系统表现	1
血管受累(动静脉血栓、静脉炎或浅静脉炎)	1
针刺试验阳性*	1

注:*为针刺试验是可选项,主要评分系统不包括针刺试验,如果进行了针刺试验,且结果为阳性,则额外加 1 分,评分≥4 分提示 BS。

　　BS 治疗的总体原则为控制炎症、缓解现有症状,预防多器官不可逆损伤。对于白塞综合征相关动脉炎所致缺血性卒中患者,其治疗措施分为 BS 治疗及脑卒中治疗。对于活动期 BS 患者,建议使用 1 个疗程的类固醇激素,甲强龙静脉使用 3～10 d 后序贯口服激素维持 6 个月。累及神经系统后,建议疾病修饰治疗(disease modifying therapy, DMT),硫唑嘌呤是推荐的一线 DMT 药物,应避免使用环孢菌素。若一线药物治疗无效,疾病复发或神经系统症状加重情况下,可以考虑使用生物制剂,包括 TNF-α 抑制剂和 α 干扰素等。对于伴有脑静脉血栓形成的白塞综合征患者,建议短期使用类固醇激素,同时使用抗凝药物;而合并缺血性卒中患者,联用阿司匹林及他汀类药物可能是有效的,有关卒中二级预防要更多考虑到原发病治疗。

第十七节　原始三叉动脉合并双侧颈内动脉闭塞导致肢体抖动型短暂性脑缺血发作

 临床资料

　　患者,男性,82 岁,退休工人。主诉"发作性左侧肢体无力 12 h"于 2015 年 2 月 7 日收入我院。患者于入院 12 h 前活动时出现发作性左侧肢体无力,伴左上肢不自主抖动,左下肢行走拖地,症状持续 30 min 缓解,无发热、头痛,无视物旋转及复视,无恶心、呕吐,无耳鸣,无言语不利,无饮水呛咳、吞咽困难,无四肢抽搐、意识障碍等,外院头颅 CT:双侧放射冠脑白质脱髓鞘。未予特殊治疗,为求进一步诊治就诊于我院。

　　既往史:患"冠状动脉粥样硬化性心脏病 心肌缺血型"10 年余,未正规治疗;否认"高血压病、糖尿病、脂代谢紊乱"病史;吸烟史约 50 年,10 支/d。

　　入院查体:BP 150/80 mmHg。意识清楚,言语流利,高级智能活动减退。双侧额纹对称,双侧瞳孔等大等圆,直径约 3.0 mm,对光反射灵敏,双侧眼球向各方向运动充分,无眼球震颤。双侧鼻唇沟对称,伸舌居中。四肢肌力 5 级,肌张力正常,腱反射(++),双侧巴宾斯基征阴性;深浅感觉系统未见明显异常。指鼻试验、跟膝胫试验稳准。颈软,克尼格征、布鲁津斯基征阴性。ABCD2 评分:5 分。

辅助检查:同型半胱氨酸 24.95 μmol/L。OGTT 试验示空腹葡萄糖 5.5 mmol/L,餐后 1 h 葡萄糖 14.3 mmol/L,餐后 2 h 葡萄糖 17.6 mmol/L,餐后 3 h 葡萄糖 14.1 mmol/L。糖化血红蛋白:6.34%。余生化、风湿免疫全项未见明显异常。头颅 MRI+MRA+CEMRA(图 2-26):头颅 MRI(A~D)未见急性脑梗死。头颅 MRA(E~G)示右侧颈内动脉海绵窦段与基底动脉之间存在吻合血管即永存交叉动脉(persistent trigeminal artery,PTA),在 PTA 主干存在囊状动脉瘤,直径约 7 mm,左侧 ICA 闭塞,右侧 ICA 近端闭塞,由于 PTA 侧支通道存在,尚存 C4 以远部分且残端游离;PTA 发出双侧小脑上动脉和大脑后动脉,双侧后交通动脉开放;明显粗大的 PTA、椎基底动脉和左侧大脑后动脉(代偿后改变);左侧存在两条后交通动脉;左侧大脑前动脉 A1 段发育不良。颈部 CEMRA(H):双侧颈总动脉阶段性中重度狭窄伴颈外动脉起始部重度狭窄,双侧颈内动脉颅外段管腔闭塞。双侧椎动脉走行迂曲伴阶段性狭窄,左侧椎动脉优势,左侧锁骨下动脉近段重度狭窄。入院后给予抗血小板聚集、强化他汀降脂、改善循环、清除自由基、控制血糖等对症支持治疗,患者入院后未再出现发作性左侧肢体无力等症状,治愈出院。

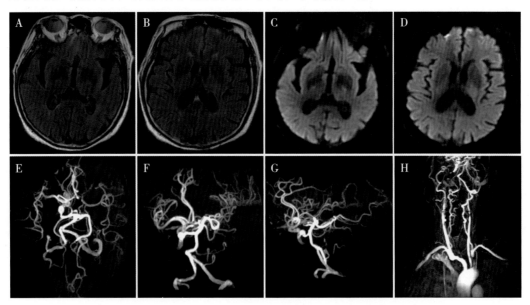

A~D. 头颅 MRI 示未见急性脑梗死。E~G. 头颅 MRA 示右侧颈内动脉海绵窦段与基底动脉之间存在吻合血管即 PTA,在 PTA 主干存在囊状动脉瘤,直径约 7 mm,左侧 ICA 闭塞,右侧 ICA 近端闭塞,由于 PTA 侧支通道存在,尚存 C4 以远部分且残端游离;PTA 发出双侧小脑上动脉和大脑后动脉,双侧后交通动脉开放;明显粗大的 PTA、椎基底动脉和左侧大脑后动脉(代偿后改变);左侧存在两条后交通动脉;左侧大脑前动脉 A1 段发育不良。H. 颈部 CEMRA 示双侧颈总动脉阶段性中重度狭窄伴颈外动脉起始部重度狭窄,双侧颈内动脉颅外段管腔闭塞。双侧椎动脉走行迂曲伴阶段性狭窄,左侧椎动脉优势,左侧锁骨下动脉近段重度狭窄。

图 2-26 头颅 MRI+MRA+CEMRA

讨论及文献综述

　　患者老年男性,急性动态起病,有吸烟、2 型糖尿病、冠心病、高同型半胱氨酸血症等高危因素,发作性左侧肢体无力,伴左上肢不自主抖动,持续 30 min 缓解,头颅 DWI 排除急性脑梗死,头颅 MRA+CEMRA 示右侧颈内动脉海绵窦段与基底动脉之间存在吻合血管即 PTA,在 PTA 主干存在囊状动脉瘤,双侧颈总动脉阶段性中重度狭窄伴颈外动脉起始部重度狭窄,双侧颈内动脉颅外段管腔闭塞,故诊断为"原始三叉动脉并双侧颈内动脉闭塞导致肢体抖动型短暂性脑缺血发作"。

　　PTA 最初由 Richard Quain 于 1844 年描述,是一种永久性颈内动脉和基底动脉异常吻合血管,属于较罕见的脑血管变异。DSA 检查发现率 0.02% ~0.06%。在胚胎发育时期,脑血管存在一些原始的颈动脉-基底动脉吻合血管,随着脑血管发育成熟而逐渐闭塞消失,进而形成了前、后循环供血系统。但仍有极少数原始血管未闭合,PTA 未闭出现率最高,约为 85%。通常,在人胚 5 ~6 mm 时,PTA 功能被颈内动脉的后交通动脉所替代,至 14 mm 时,此动脉消失。PTA 常伴椎基底动脉发育异常,但多数患者无临床症状,约 25% 的 PTA 与脑血管病有关,如动脉瘤、蛛网膜下腔出血、脑神经麻痹、颈动脉海绵窦瘘、烟雾病、动静脉畸形等,同时短暂性脑缺血发作和后循环系统梗死的发生率也会增加,并可合并多种脑血管变异。PTA 分为两种类型:内侧型 PTA 发自颈内动脉海绵窦段内侧,经蝶鞍内的三叉神经沟穿过斜坡的硬膜与基底动脉汇合;外侧型 PTA 则依次走行于动眼神经、滑车神经、三叉神经眼支和外展神经下方再转向后内侧在岩床韧带下与基底动脉吻合。该患者为外侧型。

　　肢体抖动型短暂性脑缺血发作(limb-shaking transient ischemia attack,LS-TIA)最初在 1962 年被 Fisher 以"肢体抖动综合征"提出,后续的病例报道中将 LS-TIA 的典型症状总结为具有发作性及短暂性的肢体不自主抖动,抖动幅度可在 3 ~9 Hz,持续时间一般小于 5 min,最长不超过 1 h,多于患者活动或直立位时发作。LS-TIA 在症状性颈内动脉狭窄或闭塞患者中约占 11%。LS-TIA 的发作基础为血管重度狭窄或闭塞导致的低灌注。大部分病例存在患肢对侧的颈内或者大脑中动脉的重度狭窄或者闭塞,若出现少见的双侧发作,则几乎所有病例会出现双侧的颈内或大脑中动脉重度狭窄或闭塞。该患者存在双侧颈内动脉闭塞,通过 PTA 由椎基底动脉向前循环供血。

　　LS-TIA 的发病机制尚不明确,主要有低灌注理论和丘脑底核缺血。低灌注理论认为颅内或颅外血管长期慢性狭窄或闭塞后,脑血管舒缩储备能力下降,当出现脑耗氧量突然增加或脑灌注明显不足的因素时,血管不能进一步扩张而导致脑组织短暂缺血出现低灌注而诱发 LS-TIA。另一假说则为丘脑底核缺血,该理论认为当颈内动脉系统持续处于血流低灌注状态,导致颅内血流通过 Wills 环再分配,将后循环血流通过后交通动脉或软脑膜动脉向前代偿,导致供应丘脑的血流量下降,丘脑底核发生缺血时可出现对侧肢体,尤以上肢为主的抖动或偏侧舞蹈症。该患者后循环血流通过 PTA 分配至前循环,可能导致丘脑血流量下降,引发 LS-TIA。

17.5% 的 LS-TIA 患者曾被误诊为癫痫,并且给予抗癫痫药物治疗后不能控制不自主运动发作。LS-TIA 患者的脑电图无典型的癫痫特征。糖尿病性偏侧舞蹈症多发生于具有多年糖尿病病史而血糖控制不理想或未曾发现糖尿病的老年患者,多急性起病,头部 CT 早期多显示高密度影,边界清晰,无占位病变及水肿。头部 MRI 提示 T_1 加权成像病灶部位高信号,几乎在所有病例中存在,可作为糖尿病性偏侧舞蹈症的关键诊断措施。同时更与其他的运动障碍性疾病鉴别,如肝豆状核变性、亨廷顿病,从家族史、既往史以及辅助检查(如肝肾功能、铜蓝蛋白检测、眼裂隙灯查看 K-F 环、基因位点检测等)可以鉴别。进行一系列的排他性诊断后,才可确诊为 LS-TIA。

该患者年龄较大,长期吸烟、冠心病,入院后发现同时合并高同型半胱氨酸血症、2 型糖尿病,故双侧颈内动脉闭塞考虑动脉粥样硬化性闭塞。该患者双侧颈内动脉闭塞,前循环血流经 PTA 由基底动脉供血,而非传统的由颈内动脉通过 PTA 向基底动脉供血。该患者 TIA 发作与严重颈内动脉闭塞有关,尤其是颈动脉颅外段病变。首先,患者后循环通过 PTA 向前循环供血,因此发病机制可能由于左侧锁骨下动脉重度狭窄且双侧椎动脉严重迂曲,可造成盗血从而影响前循环。其次,该患者 PTA 存在动脉瘤和右侧颈内动脉残段,血流容易形成涡流,加上动脉粥样硬化存在,容易形成不稳定栓子,脱落后造成 TIA;最后,多发血管狭窄或闭塞后容易造成低灌注也是可能机制之一。

该病的治疗方式可分为内科治疗及手术治疗。基于 LS-TIA 的发病机制,LS-TIA 主要治疗原则应是扩容,改善脑灌注,抗血小板聚集、他汀等治疗,减少卒中的发生。手术治疗采用血流重建术或者经皮腔内血管成形术。理论上,LS-TIA 患者可以从改善脑灌注的治疗中受益。且有相关证据表明,LS-TIA 的患者接受了颈内动脉或者大脑中动脉重建或开通手术后,肢体抖动症状完全消失。

当临床表现以不伴意识障碍的发作性肢体抖动为主要症状,无躯干和面部的不自主抖动,完善 EEG 后排除癫痫,要警惕 LS-TIA 的可能,应尽快完善颅脑 MRI 及相关血管检查,若发现抖动肢体对侧的颈内动脉系统大血管重度狭窄或闭塞,即可确诊,从而尽早给予积极有效干预,预防缺血性卒中的发生。

第十八节　毛细血管扩张症合并海绵状血管瘤病

 临床资料

患者,男性,60 岁,退休工人,初中文化。主诉"反复左侧肢体无力、麻木 4 年,再发 1 d"于 2018 年 11 月 30 日入院。患者于入院 4 年前活动时突然出现左侧肢体无力、麻木,上肢持物不能,下肢行走拖地,伴言语不利,持续不缓解,无发热、头晕、头痛,无视物模糊、视物旋转,无饮水呛咳、吞咽困难,无四肢抽搐、意识障碍等。就诊于我院,诊断为

"脑梗死",之后症状多次复发,其间复查头颅 CT 发现脑出血,磁共振示颅内多发微出血灶,诊断考虑为"很可能的淀粉样脑血管病",给予对症治疗后遗留言语不清,左侧肢体力弱及麻木。入院 2 年余前言语不利、左侧肢体无力再次复发入我科住院治疗,会诊考虑为"多发毛细血管扩张并海绵状血管瘤",经治疗遗留言语不清及左侧肢体无力、麻木。1 d 前自觉症状加重,为求进一步诊治,来我院就诊,门诊以"多发毛细血管扩张并海绵状血管瘤"收入院。

既往史:患有"高血压病"7 年,平素血压控制在 130/80 mmHg;患有"脂代谢紊乱"6 年,长期服用阿托伐他汀钙片 20 mg/d;长期吸烟 30 年,20 支/d;饮酒 30 年,2 两/d。家族史无特殊。

入院查体:BP 140/91 mmHg。意识清楚,精神差,构音障碍,高级智能活动减退。双侧额纹对称,双侧瞳孔等大等圆,对光反射灵敏,双侧眼球向各方向运动充分,无眼球震颤。左侧鼻唇沟偏浅,悬雍垂居中,咽反射存在,伸舌偏左。左侧肢体肌力 4 级,左侧肢体肌张力减低,腱反射(++),左侧巴宾斯基征阳性。右上肢肢体肌力 5 级,肌张力正常,腱反射(++),右侧巴宾斯基征阳性。左侧面部及上肢痛觉减退,指鼻试验稳准、跟膝胫试验稳准。颈软,克尼格征、布鲁津斯基征阴性。MMSE 19 分;MOCA 17 分。

辅助检查:头颅 MRI(2016 年 9 月 27 日,图 2-27)示双侧额叶皮质下白质、半卵圆中心、辐射冠、丘脑见斑点、斑片长 T_1、长 T_2 信号影;FLAIR 呈高、低混杂信号;DWI 呈低信号;SWI 示双侧额、颞、顶、枕叶、基底节区、左侧丘脑、脑干、双侧小脑半球可见弥漫性斑点状、斑片状微出血灶。头颅 MRI+SWI(2018 年 12 月 1 日,图 2-28):示双侧额叶皮质下白质、半卵圆中心、辐射冠、丘脑见斑点、斑片长 T_1、长 T_2 信号影;FLAIR 呈高、低混杂信号,且病灶较前增多;DWI 示呈低信号;SWI 示双侧额、颞、顶、枕叶、基底节区、左侧丘脑、脑干、双侧小脑半球微出血较前明显增多。颈+胸+腰髓 MRI(2018 年 12 月 11 日,图 2-29):颈部 MRI 示环枢关节水平、颈 6/7 椎间盘层面颈髓可见多发微出血信号影。胸椎 MRI 示胸椎层面脊髓内可见多发微出血信号影。腰椎 MRI 示腰 2 椎体水平椎管内马尾神经走形区见结节状等 T_1 等 T_2 信号,边缘欠光滑,大小约 19 mm×12 mm。

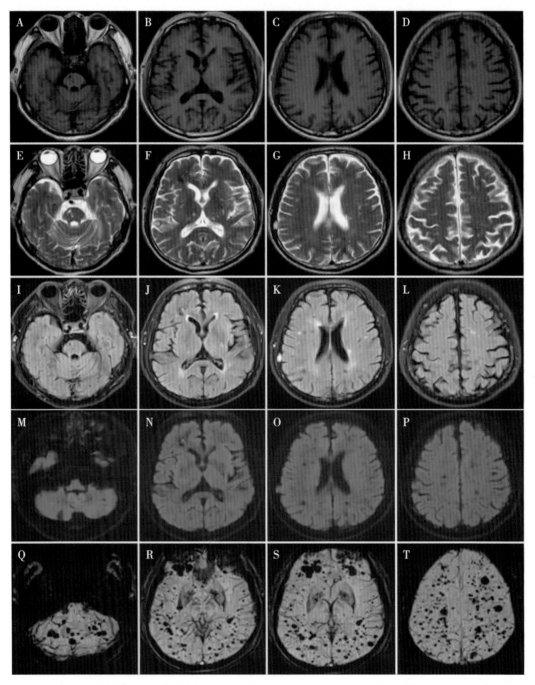

A~L.示双侧额叶皮质下白质、半卵圆中心、辐射冠、丘脑见斑点、斑片长 T_1 长 T_2 信号影;FLAIR 呈高、低混杂信号;M~P.DWI 示呈低信号;Q~T.SWI 示双侧额、颞、顶、枕叶、基底节区、左侧丘脑、脑干、双侧小脑半球可见弥漫性斑点状、斑片状微出血灶。

图2-27　头颅 MRI(2016 年 9 月 27 日)

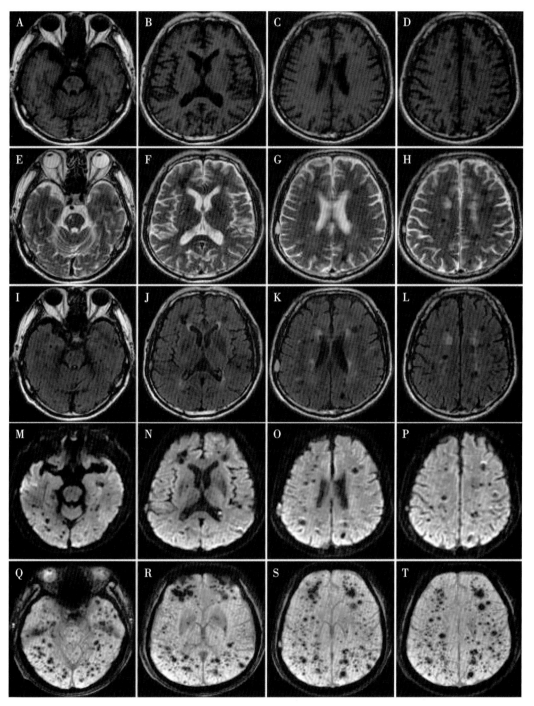

A～L. 双侧额叶皮质下白质、半卵圆中心、辐射冠、丘脑见斑点、斑片长 T_1、长 T_2 信号影;FLAIR 呈高、低混杂信号,且病灶较前增多;M～P. DWI 示呈低信号;Q～T. SWI 示双侧额、颞、顶、枕叶、基底节区、左侧丘脑、脑干、双侧小脑半球微出血较前明显增多。

图 2-28 头颅 MRI(2018 年 12 月 1 日)

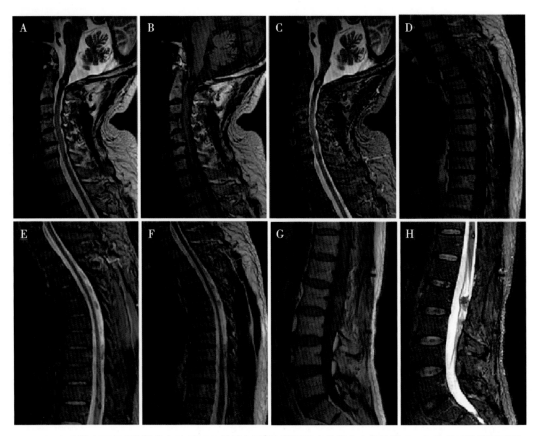

A～C.颈椎 MRI 示环枢关节水平、颈 6/7 椎间盘层面颈髓可见多发微出血信号影;D～F.胸椎示胸椎层面脊髓内可见多发微出血信号影;G～H.腰椎示腰 2 椎体水平椎管内马尾神经走形区见结节状等 T_1 等 T_2 信号,边缘欠光滑,大小约 19 mm×12 mm。

图 2-29　颈+胸+腰椎 MRI(2018 年 12 月 11 日)

讨论及文献综述

　　患者中老年男性,急性动态起病,阶梯样进展;既往有高血压病、高脂血症等动脉粥样硬化高危因素;临床表现为反复卒中样发作;头颅 MRI+SWI:双侧额叶皮质下白质、半卵圆中心、辐射冠、丘脑可见弥漫性微出血伴白质病变,颈、胸、腰髓可见多发微出血,临床诊断:毛细血管扩张症并海绵状血管瘤病。

　　毛细血管扩张症(telangiectasia)是一种隐匿性血管畸形,近年来由于 MRI 检查的普及,发现率越来越高。其尸检发现率仅次于静脉性血管畸形。毛细血管扩张症是一簇边界不清扩张的毛细血管。在扩张的毛细血管之间有正常的脑组织,是毛细血管扩张症和海绵状血管瘤的区别。脑内海绵状血管瘤(cerebral cavernous malformations,CCM)是由一簇异常、透明、被含铁血黄素沉淀所包围的毛细血管组成。毛细血管内充满血液,并形成不同程度血栓。CCM 是颅内最常见血管畸形,发病率为 0.4% ~ 0.8%,其占颅内所有血管畸形 10% ~ 25%。大部分 CCM 无症状,也可以表现为癫痫和出血性卒中或无出血性局灶性神经功能缺损。

毛细血管扩张症的病因不明。镜下由缺乏平滑肌细胞和弹性纤维的扩张毛细血管壁构成,异常血管之间可夹杂脑组织,灶周可见胶质增生与陈旧性出血所致的含铁血黄素沉积。本病常与海绵状血管瘤及动静脉畸形并存。临床上一般无症状,个别有癫痫发作、神经功能障碍、脑出血等,可伴皮肤毛细血管扩张。合并海绵状血管瘤时可因出血而就诊,多于 30 ~ 40 岁时发现。海绵状血管瘤的病因仍不完全清楚,家族遗传型病例与基因突变相关,散发病例可能与放射线、外伤、颅内感染等因素有关。目前已经确立了 3 个"海绵状血管瘤"的致病基因,分别是 $KRIT_1$,7q 染色体上、MGC4607,7p 染色体上和 PDCD10,3q 染色体上。这些基因的致病性变异可导致"家族性海绵状血管瘤"的发生,大约一半的散发患者脑内具有多个"海绵状血管瘤"。

毛细血管扩张症影像学具有一定特点。①部位及大小:见于中枢神经系统任何部位,但最常见于脑干,其他包括大脑皮质、基底节及小脑、脊髓等处,常<1 cm,边缘模糊,无占位效应与灶周水肿。②CT 平扫常无阳性表现,偶有钙化,增强扫描局部轻微强化。③常规 MRI 常难以发现病变,约 50% 病例在 T_2WI、SWI 为局部轻微低信号,合并出血时可见不同时期的出血信号。增强扫描呈轻微刷状或绒毛状、点状及线状强化。④血管造影一般无异常。⑤合并静脉性血管畸形时可见粗大的收集静脉向室管膜或脑膜方向引流。

海绵状血管瘤临床症状多缺乏特异性,主要依靠影像学诊断。尽管 CT 并非 CMM 最好的检查手段,但临床工作中确有相当一部分患者首先靠 CT 发现病灶。CT 对体积较小 CMM 虽不敏感,但对提示一些病灶特点具有优势,如病灶内钙化、出血等。CMM 在 CT 影像常呈现边界清楚的圆形或类圆形的高密度影,病灶内高蛋白、出血后含铁血黄素增多及钙化是病灶呈高密度影的主要因素,增强后轻度强化或不强化,周围水肿不明显。CMM 具有典型的 MRI 影像特征,同时 MRI 对发现 CMM 具有高度的敏感性,被推荐为首选的影像学检查方法。CMM 的 MRI 特征其实是其内部和周围血液分解产物在 MRI 的反映,所以不同时期的 CMM 具有不同特点,可分 4 型:Ⅰ型为亚急性出血期,T_1WI 中心呈高信号,T_2WI 呈等、高信号;Ⅱ型是病灶反复出血、血栓形成期,T_1 和 T_2 病灶中心呈网状混杂,周围有低信号环,呈"爆米花"样,这是 CMM 的最典型表现;Ⅲ型常见于家族性病变,T_1 及 T_2 均呈等或低信号,相当于慢性出血期;Ⅳ型病灶微小,属于毛细血管扩张期,常规 T_1 与 T_2 序列难以显影,仅在 GRE 及 SWI 可能发现。本例患者符合 CMM-Ⅱ型。

目前针对 CMM 主要有治疗方式有显微外科切除、立体定向放射治疗和保守治疗。无症状的 CMM 建议临床观察。手术切除的适应证包括进行性神经功能缺损、顽固性癫痫和复发的症状性脑出血。

总体而言,患有一个半球海绵状血管瘤但无既往脑出血(intracerebral hemorrhage, ICH)或局灶性神经功能缺损的患者,其 5 年 ICH 的发生率约 4%。对于同样无 ICH 或局灶性神经功能缺损的脑干海绵状血管瘤患者,这一比率高达8%。如果患者有一个半球病灶和ICH或局灶性神经功能缺损既往史,则其ICH发生率急剧上升至约18%。合并脑干海绵状血管瘤和ICH和(或)局灶性神经功能缺损的患者,其症状性ICH发生率最高,约31%。CCM未来发生出血的2个危险因素包括首发症状为出血、病灶位于脑干。脊髓和颅内共存CM者较单纯脊髓CM病程更具侵袭性。

第十九节　脑淀粉样血管病变

 临床资料

患者,男性,84岁,大专文化,退休干部。主诉"突发言语不利132 min"于2019年7月12日收入我院。入院132 min前安静状态下突然言语不利、伴左上肢轻度无力,左手持物不稳,症状呈持续性,无头痛、头晕,无视物旋转、视物模糊,无大小便失禁,无四肢抽搐、意识障碍等,急呼120入我院脑卒中绿色通道,头颅CT示:双侧基底节区、半卵圆中心、侧脑室旁低密度灶(图2-30A~D)。考虑急性脑梗死,NIHSS评分3分(面瘫1分,构音障碍1分,右上肢运动1分),家属签署静脉溶栓同意书,给予rt-PA静脉溶栓治疗。

既往史:患"高血压病"病史30年,最高血压180/110 mmHg,规律服用药物,血压控制可。患"脑梗死"5年,未遗留后遗症。

入院查体:BP 160/80 mmHg。意识清楚,构音障碍,远记忆力正常,近记忆力稍减退,理解力减退,计算力减退,定向力正常。双侧眼球向各方向运动充分,无眼球震颤,双侧瞳孔等大等圆,直径约3.0 mm,对光反射存在;左侧鼻唇沟变浅,示齿口角向右偏斜;伸舌居中,左上肢肌力4级,余肢体肌力5级,左侧巴宾斯基征阳性。全身深浅感觉正常。脑膜刺激征阴性。心肺腹部查体未见异常。

辅助检查:BNP 124 pg/mL。余生化未见明显异常。入院给予rt-PA静脉溶栓结束1 h后患者出现头痛,呈全头胀痛,无恶心、呕吐,急查颅脑CT(图2-30E~H)提示:双侧额、颞、顶、枕叶多发高密度灶,考虑脑出血。立即给予普通冰冻血浆200 mL、冷沉淀6 U、氨甲环酸等应用,患者颅内出血量未再增加。病情稳定后头颅MRI(图2-30I~P)示:双侧大脑半球皮质、皮质下、基底节区可见斑片状长T_2信号影,FLAIR像呈高信号,伴血管周围间隙。DWI示右侧额叶、右侧放射冠区可见小片状高信号。头颅SWI(图2-31)示:双侧大脑半球皮质、皮质下、基底节区、小脑半球多发微出血灶。MMSE 21分;MOCA 19分。后续给予他汀、控制血压、改善认知功能等支持、对症处理,患者住院期间病情稳定,出院时者NIHSS评分2分(面瘫1分,构音障碍1分)。

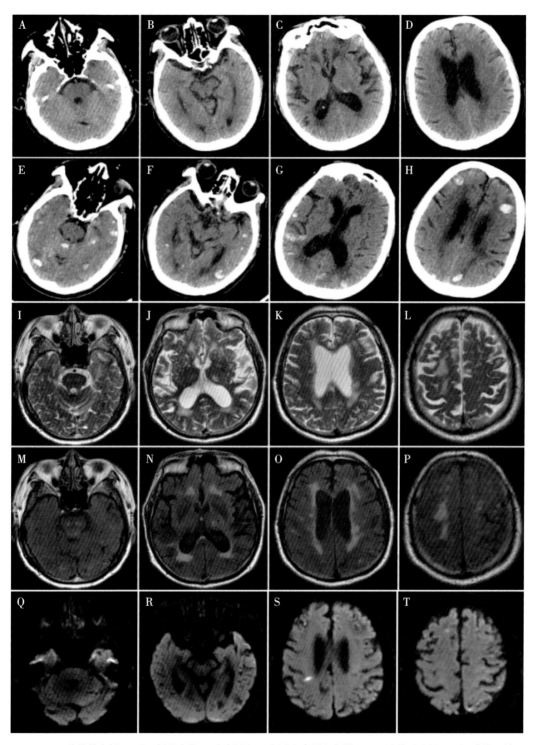

　　A~D. 溶栓前头颅 CT 示双侧基底节区、半卵圆中心、侧脑室旁低密度影;E~H. 溶栓后头颅 CT 示双侧额、颞、顶、枕叶多发高密度灶;I~P. MRI T_2WI-FLAIR 示双侧大脑半球皮质、皮质下、基底节区可见斑片状长 T_2 信号影,FLAIR 像呈高信号,伴血管周围间隙;Q~T. DWI 示右侧额叶、右侧放射冠区可见小片状高信号。

图 2-30　头颅 CT+MRI

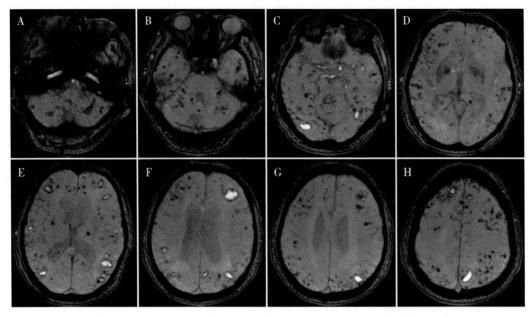

图 2-31　头颅 SWI(A～H) 示双侧大脑半球皮质、皮质下、基底节区、小脑半球多发微出血灶

🔍 讨论及文献综述

　　患者构音障碍,提示疑核、舌咽神经或双侧皮质脑干束受累;左侧中枢性面瘫,提示右侧皮质脑干束受累;左侧上肢无力,左侧巴宾斯基征阳性,提示右侧皮质脊髓束受累;故定位右侧颈内动脉系统;患者老年男性,急性静态起病,既往有高血压病等脑血管病危险因素;有神经功能缺损的症状及体征,入院时头颅 CT 排除出血,但溶栓后头颅 CT 示双侧额、颞、顶、枕叶多发脑出血;SWI 示双侧大脑皮质、皮质下、基底节区、小脑半球多发微出血。临床诊断:脑淀粉样血管病变合并脑梗死。

　　脑淀粉样血管病变(cerebral amyloid angiopathy,CAA)是一种老年人常见的颅内微血管病变,CAA 的患病率在不同种族人群中均不相同,但与年龄密切相关。约占非认知障碍人群 20% 左右,在认知障碍患者中明显上升,占 40% ～90% ,提示 CAA 与认知障碍紧密相关。其中,CAA 患病率随着年龄的增加逐渐上升,在大于 84 岁的人群中,患病率高达 50% 。本例患者年龄 84 岁,发生脑淀粉样血管病变的风险明显升高,结合头颅 SWI 考虑脑淀粉样血管病变可能性大。

　　CAA 主要病理特征是以 Aβ 淀粉样蛋白在大脑皮质及皮质下,软脑膜中及小血管的中外膜沉积。CAA 的病理学亚型可分为两种,一种是毛细血管型 CAA,毛细血管 Aβ 沉积物附着于毛细血管基底膜,经常伴有脑实质内散在的老年斑形成,属于较严重的 CAA 类型。另一种为 Aβ 沉淀于脑膜、皮质动脉和(或)小动脉,与 ApoEε2 密切相关。Aβ 在血管沉积可减少血管平滑肌细胞与基底膜的黏附,从而引起毛细血管堵塞,影响局部脑血流调节。随着 CAA 病变程度的加重，最终导致血管壁纤维蛋白样坏死、微血管扩张、微动脉瘤形成、血管旁渗出、血管狭窄和血管破裂等病理改变。因此,CAA 与脑出血、脑梗死和脑白质疏松密切相关。

CAA 病变广泛累及软脑膜、皮质、皮质下小动脉的中、外膜,严重可累及白质和脑干。也可见于毛细血管,但静脉少见。各个脑叶均可受累,以颞叶、顶叶、枕叶最为明显。大脑半球的深部结构如白质、基底节、海马、脑干以及脊髓、小脑等部位很少受累。有研究发现 CAA 最多发生在顶叶(57.8%),其次是额叶(56.5%),而海马(39.0%)和小脑(31.4%)的发生率最低,但严重程度最高的发生在额叶。已有很多研究表明,CAA 患者静脉溶栓出血风险明显升高。

CAA 临床表现多种多样,或无特异性症状。轻度 CAA 患者通常不出现任何症状,但中重度的 CAA 患者可产生自发性脑出血、认知障碍、腔隙性脑梗死、脑白质病变、锥体外系等症状。CAA 相关脑出血占自发性脑出血的 5% ~ 20%,好发于脑叶近表层区,尤其是枕叶、枕顶区或额叶,多由于表面皮质和软脑膜血管的破坏造成,且常表现为周期性和多发性。脑微出血也是 CAA 脑出血的一种常见形式,又称静息性脑微出血、腔隙性出血等,由脑血管周围间隙内含铁血黄素沉积引起。

研究发现,CAA 患者临床表现为快速进展的痴呆及癫痫发作,影像学表现为浸润性白质病变,通常对类固醇治疗反应良好,其病因考虑与软脑膜和皮质动脉中淀粉样蛋白的沉积导致的免疫炎症反应相关,定义为脑淀粉样血管病相关炎症(cerebral amyloid angiopathy-related inflammation,CAA-ri)。CAA-ri 虽然经免疫治疗后患者影像学改善明显,但大多数患者的神经功能损伤恢复不佳,仍有部分患者死亡或严重残疾。这可能与一部分患者诊断治疗不及时、治疗周期过长、严重并发症导致不可逆性神经功能损伤有关。

关于 CAA 相关性脑出血诊断,CT 特异性较低。除非特异性的脑萎缩外,还可有以下一些表现:①多脑叶皮质或皮质下的一个或多个大小形状不规则新旧不一的血肿。②大脑皮质下表浅部位病灶可观察到血肿破入蛛网膜下腔和脑室。③可见血肿腔内液体样低密度影,多是由于该部位陈旧出血导致的软化灶或脑脊液灌入血肿腔所致。④增强后血肿周边环状强化。MRI 可较敏感地显示脑微出血,脑白质改变(脑白质疏松症),蛛网膜下腔出血,皮质表面铁沉着症等 CAA 相关表现。SWI 则能更敏感地识别更多的微出血,SWI 在识别和诊断 CAA 可能发挥重要作用。本例患者 SWI 示双侧大脑皮质及皮质下、小脑半球多发微出血,与 CAA 病变影像学表现一致。

目前,没有有效的治疗方法可以阻止或逆转淀粉样蛋白的沉积。临床上治疗 CAA 的重点是预防 CAA 引起的症状,如反复发作性脑出血及进行性认知障碍。CAA 治疗与其他原因出血的内科治疗大体相似,控制血压可以减小出血的概率。同时应注意避免过度抗凝、抗血小板聚集、溶栓等治疗,可能增加 CAA 患者的出血风险。本例患者入院时头颅 CT 未见出血,溶栓后颅内多发出血灶,并且以皮质为主,对于 CAA 患者静脉溶栓时更应慎重考虑。

第二十节 伴皮质下梗死和白质脑病的常染色体显性遗传性脑病

临床资料

患者,女性,29 岁,小学文化,主诉"认知功能减退 1 年,头痛、行为异常 10 个月,表现为言语减少 8 个月"于 2021 年 9 月 6 日入院。患者入院 1 年前无明显诱因出现认知功能减退,刚说过的话、做过的事不记得,买东西不会算账,丢三落四,无发热、头痛,无视物成双、吞咽困难,无肢体麻木及无力,无四肢抽搐、意识障碍等,未诊治。10 个月前出现头痛,为全头钝痛,无发热、恶心、呕吐,伴行为异常、自言自语、易激惹,就诊于当地医院,行头 CT 提示脑白质脱髓鞘,按"精神分裂症"给予治疗(具体不详)症状无缓解。8 个月前出现言语减少,家属诉偶有与孩子沟通,症状逐渐加重,遂来我院就诊,门诊以"认知障碍"收入院。

既往史:患"耳聋"病史 20 年,目前听力丧失。

体格检查:BP 99/65 mmHg,疼痛评分:不合作。意识清楚,言语流利,自发言语少,远记忆力、近记忆力、理解力、定向力、计算力均减退。双侧瞳孔等大等圆,直径约 3.0 mm,对光反射灵敏,双侧鼻唇沟对称,示齿口角无偏斜,粗测双侧听力丧失,咽反射灵敏,伸舌居中。四肢肌力 5 级,四肢肌张力正常,四肢腱反射正常,双侧巴宾斯基征阴性。共济运动未见异常。脑膜刺激征阴性。MMSE 4 分,MoCA 6 分。SDS 抑郁量表提示重度抑郁。SDS 焦虑量表提示轻度焦虑。

辅助检查:甲状腺功能三项、肝肾功能、Hcy、电解质、风湿免疫全套、副肿瘤抗体均正常。头颅 MRI(图 2-32):双侧颞极、外囊、侧脑室旁、半卵圆中心、额颞顶叶皮质下广泛脑白质病变。头颅 SWI 未见明显异常。MRA 未见异常。眼前段数码照相:双眼角膜未见 K-F 环。*Notch3* 基因阳性。患者入院后给予调节神经递质、改善认知、抗抑郁治疗等对症、支持治疗,患者家属要求出院。6 个月随访精神、行为症状较前明显好转。认知功能稍好转。

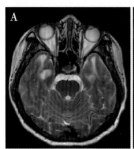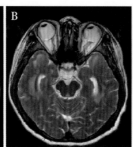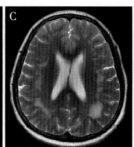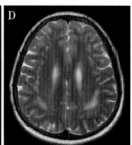

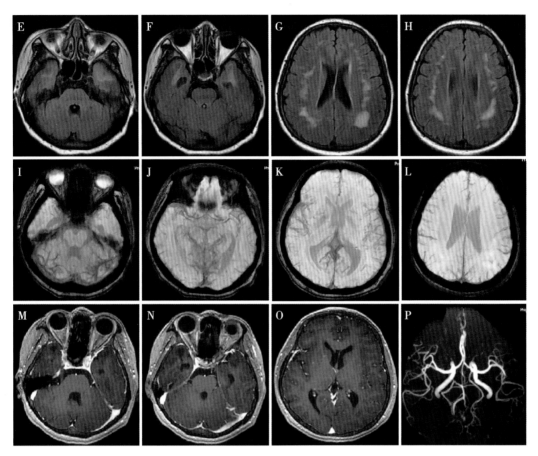

头颅 MRI T_2(A~D)、FLAIR(E~H)示双侧颞极、外囊、侧脑室旁、半卵圆中心、额颞顶叶皮质下广泛脑白质病变;I~L.头颅 SWI 未见异常;M~O.增强 MRI 未见强化;P.MRA 未见异常。

图 2-32 头颅 MRI+MRA

🔍 讨论及文献综述

　　患者青年女性,慢性隐匿起病;主要表现为认知功能减退、精神行为异常、头痛等症状,头颅 MRI 示双侧颞极、外囊、侧脑室旁、半卵圆中心、额颞顶叶皮质下广泛脑白质病变,*Notch3* 基因阳性,临床诊断:伴皮质下梗死和白质脑病的常染色体显性遗传性脑病(cerebral autosomal dominant arteriopathy with subcortical infarcts and leukoencephalopathy,CADASIL)。

　　CADASIL,又名伴皮质下梗死和白质脑病的常染色体显性遗传性脑病(CADASIL),是一种最常见的单基因遗传脑小血管疾病,一般中年发病且有家族遗传性。国内尚无 CADASIL 患病率及发病率相关报道,来自苏格兰西部人群的研究显示 CADASIL 的患病率为 1.98/10 万。

CADASIL 由人类 19 号染色体短臂上的 *Notch3* 基因突变所致。其主要的特征性病理改变是受累血管中层出现颗粒状电子致密嗜锇物质和 Notch3 蛋白胞外结构域的异常沉积。目前临床报道在 CADASIL 患者中已检测到 300 多个 *Notch3* 突变。大陆地区的回顾性研究发现 85% 的 *Notch3* 基因突变发生在第 3 和 4 号外显子，且 90% 以上的 *Notch3* 基因突变为错义突变。几乎所有的突变都将导致某一特定的表皮生长因子重复序列中丢失或生成一个半胱氨酸残基，而后形成奇数半胱氨酸，后者会不可避免地导致原有基因结构域的构型改变，扰乱细胞内外信号传导。目前 *Notch3* 基因突变导致 CADASIL 的发病机制并不明确，可能与 Notch3 介导的信号传导失调和（或）Notch3 蛋白的异常沉积有关。Notch3 蛋白特异地表达于成熟的血管平滑肌细胞，可通过调控血管平滑肌细胞的存活、凋亡及表型转化等功能参与血管生成、分化及损伤。

临床上，CADASIL 以反复皮质下缺血性卒中或短暂性脑缺血发作、进行性认知功能减退和有先兆偏头痛、情感障碍为特征，通常无高血压病、糖尿病、高脂血症等动脉硬化性危险因素。60%~85% 有症状的 CADASIL 患者有过短暂性脑缺血发作或脑卒中，是该病最常见临床表现。CADASIL 患者认知功能障碍也是其常见的临床表现之一，主要表现为皮质下认知功能障碍，为脑白质损害及反复的皮质下缺血所致，且半数以上最终会进展为痴呆，患者多表现为执行功能、注意力、视空间功能及记忆力损害。有人将 CADASIL 的自然病程分为 3 个阶段：20~40 岁，频繁偏头痛样发作及明确的脑白质影像学病灶；40~60 岁，卒中样发作，明确的神经功能障碍，基底节区腔隙梗死灶及半球白质融合成片的联合病灶；大于 60 岁，近半数出现皮质下痴呆与假性延髓性麻痹。

影像学上，CADASIL 患者 MRI 影像表现包括脑白质病变、皮质下和脑深部灰质及脑干多发性小灶性（直径 1.6~3.0 cm）或腔隙性（直径 0.2~1.5 cm）的脑梗死、脑微出血（直径>2 mm）及脑萎缩，病变大致对称分布于双侧脑室旁白质、颞极、基底节、丘脑、内外囊和脑干（脑桥多见）等部位。颞极（O'Sullivin 征）和内外囊（"人"字征）的白质病变高度提示 CADASIL。研究显示，我国大陆及台湾地区 CADASIL 患者头颅 MRI T_2 相显示颞级高信号的敏感性分别为 46% 和 42.9%，远低于白种人报道的 89%~95%；相反，脑干的腔隙性脑梗死的发生率前者较高。脑微出血并非 CADASIL 的特征影像表现，但其与本病的治疗及愈后关系紧密，所以也越来越引起临床工作者的关注。研究显示脑微出血发生率为 31%~69%，主要位于皮质下白质、丘脑和脑干，原因可能与 CADASIL 本身病变、抗栓药物的使用、白质病变范围、腔梗数量以及患者年龄有关。

CADASIL 的临床表型、基因型及影像特征无明显的规律。诊断本病主要依靠询问病史、神经系统检查、磁共振检查及基因检测等多方面综合评估。首先基于患者临床表现和家族史，MRI 显示 CADASIL 典型影像学改变特点时，应行基因和病理检查以明确诊断：其中基因检测发现 *Notch3* 基因致病变异或病理检查发现微小动脉平滑肌细胞表面出现嗜锇性颗粒物质是诊断的两个"金标准"。

尽管目前对 CADASIL 的研究已经取得了进展，但还没有有效的治疗方法。目前主要治疗方法是经验性治疗缓解疾病症状。有研究报道盐酸洛美利嗪片对 CADASIL 继发性卒中具有预防作用,但仍需进一步的病理研究及多中心临床对照试验等相关研究。

诊断和治疗 CADASIL 的难点在于不同种族及地域患者的临床表现、影像学特征、基因突变类型差异较大。此外,相同位点的突变会导致不同的临床症状,而不同位点的突变则会导致相同的临床症状。从侧面反映此病诊断的复杂性,所以对于有家族史的偏头痛患者,特别是先兆性偏头痛,应该常规进行磁共振检查,必要时基因检测以明确诊断,提高 CADASIL 的诊断率。最后,对于存在危险因素疑似 CADASIL 的脑出血患者还应常规筛查 SWI 以明确颅内微出血病灶的情况。

第二十一节　可逆性后部脑病综合征

临床资料

患者,女性,66 岁,小学文化,主诉"进行性饮水增多 10 年,行走困难 5 年,言语不清 80 min"于 2022 年 8 月 4 日入院。入院 10 年前精神刺激后出现饮水增多,约每天 5 L,就诊于郑州某医院诊断为"神经源性饮水症",未特殊治疗。5 年前饮水多较前更明显,并出现行走困难,偶有饮水呛咳,再次就诊于郑州某医院行腰椎穿刺、头颅磁共振等检查,考虑颅内炎性或肿瘤可能性大,建议激素试验性治疗,家属拒绝。其间饮水增多、行走困难、饮水呛咳逐渐加重。入院 80 min 前家属发现患者言语不清,伴右手握拳,上肢僵硬,右手握拳症状持续 2 min 后缓解,急诊以"脑梗死?"收入重症医学科。患病以来,意识清楚,精神差,小便如上述,大便基本正常,体重未监测。既往史:20 年前患"高血压病",未规律服药及监测血压。10 年前患"脑梗死"已治愈。7 年前行"子宫肌瘤切除术"。5 年前患"冠状动脉粥样硬化性心脏病"行冠状动脉支架植入术。4 年前患"中度抑郁及焦虑症",间断服药治疗。3 年前患"2 型糖尿病",平素血糖控制不佳。

入院查体:T 36.5 ℃,P 87 次/min,R 20 次/min,BP 151/84 mmHg。意识清楚,构音障碍,高级智能正常。双侧额纹对称,双侧瞳孔等大等圆 3.0 mm,对光反射灵敏。双眼向各方向活动可,自发向右水平眼震。悬雍垂居中,咽反射迟钝,饮水偶有呛咳,吞咽无困难。双上肢肌力 5-级,双下肢肌力 4 级,四肢肌张力正常,四肢腱反射活跃,指鼻试验欠稳准,跟膝胫欠稳准,龙贝格征睁、闭眼均不稳,深浅感觉系统正常。双侧巴宾斯基征、查多克征阳性。

辅助检查:肌电图示四肢自主神经功能损害,上下肢所检周围神经传导(运动及感觉)未见异常。2022 年 8 月 8 日行腰椎穿刺术:压力 80 mmH$_2$O,葡萄糖 6.15 mmol/L,蛋白 49.70 mg/dL,氯化物 145.00 mmol/L,细胞数 0.002×10^9/L,细菌涂片阴性,AQP4、副肿瘤抗体、寡克隆区带、自身免疫性脑炎抗体均阴性。外院头颅 MRI(2017 年 3 月

30 日,图 2-33):脑桥及双侧桥臂、中脑异常信号;MR 增强示脑桥异常信号部分强化。我院头颅 MRI+MRA+SWI(2022 年 8 月 4 日,图 2-34):脑桥、双侧桥臂、中脑异常信号。头颅 MRA:示左侧椎动脉优势,右侧椎动脉颅内段纤细。SWI:未见明显出血。波谱分析:病变区 Cho 明显升高,NAA 峰下降,可见 Lip 峰。

临床诊断:可逆性后部白质脑病可能。

治疗经过:给予尼莫地平片 60 mg/(3 次·d),及抗血小板聚集、他汀、控制高危因素等治疗,患者病情稳定后转康复科治疗。6 个月电话随访,患者生活基本自理。

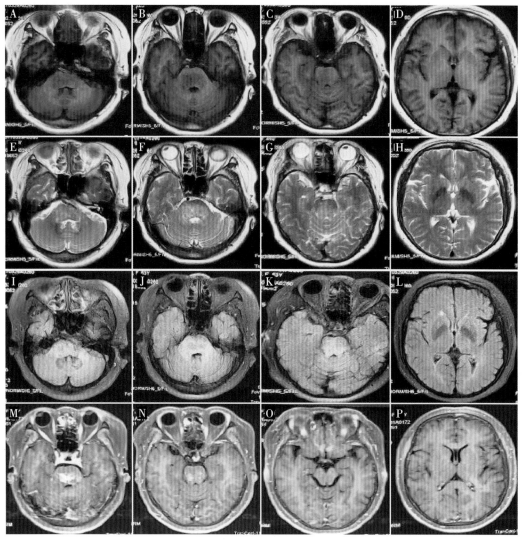

A~D.T$_1$WI 示脑桥及双侧桥臂、中脑长 T$_1$ 信号;E~H.T$_2$WI 示脑桥及双侧桥臂、中脑呈长 T$_2$ 信号;

I~L.FLAIR 示脑桥及双侧桥臂、中脑呈高信号;M~P.增强示脑桥异常信号部分强化。

图 2-33 外院头颅 MRI(2017 年 3 月 30 日)

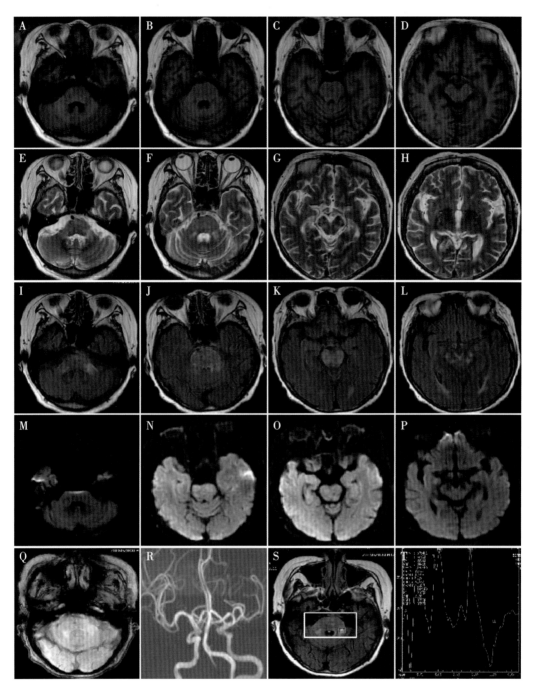

A～D. T$_1$WI 示脑桥、双侧桥臂、中脑可见长 T$_1$ 信号；E～H. T$_2$WI 示脑桥、双侧桥臂、中脑可见长 T$_2$ 信号；I～L. FLAIR 示脑桥、双侧桥臂、中脑可见高信号；M～P. DWI 未见明显异常；Q. SWI 未见明显微出血；R. MRA 示右侧椎动脉颅内段纤细，左侧椎动脉优势。波谱分析(S、T)：示病变区 Cho 明显升高，NAA 峰下降，可见 Lip 峰。

图2-34　头颅 MRI+MRA+SWI(2022 年 8 月 4 日)

讨论及文献综述

患者构音障碍、真性球麻痹，提示疑核、吞咽、迷走神经受累；四肢中枢性瘫痪，提示双侧皮脊髓束受累；共济失调，提示小脑、前庭神经核及其联络纤维受累，故定位脑干、小脑半球。患者老年女性，急性起病，慢性病程；既往有高血压病、冠心病、糖尿病、脑梗死、焦虑症病史；长期存在多饮多尿等渗透压改变，头颅 MRI 提示脑桥、双侧桥臂、中脑异常信号。患者影像学较重，临床表现相对较轻，临床诊断考虑可逆性后部脑病综合征。

可逆性后部脑病综合征（posterior reversible encephalopathy syndrome，PRES）是由 Hinchey 及其同事于 1996 年最先发现，以各种危险因素引起的神经症状和放射学改变为特征，是一类临床和放射性疾病。常见的诱因包括急性肾损伤、子痫或使用违禁药物后引起的急性高血压、自身免疫性疾病（如血栓性血小板减少性紫癜和系统性红斑狼疮）、环孢素和他克莫司等免疫抑制剂或化疗药物的使用、骨髓移植或干细胞移植、慢性肾脏疾病、高血压等，罕见的原因包括输血、腹膜透析和血液透析等。本例患者存在 10 余年饮水增多，导致既往血压控制不佳可能为本例患者的主要病因。

PRES 发病机制是血脑屏障的破坏和内皮功能障碍。其病理学表现为血管源性水肿。PRES 好发于脑后部，这可能是由于前循环有丰富的交感神经，而后循环仅受少量的交感神经支配，当血流动力学改变超过了大脑的自身调节能力时对大脑后部的影响较大而容易发生血管源性水肿。PRES 被认为是由于血压急性升高超过脑血管自身调节上限而导致大脑灌注增加、血脑屏障破坏和血管通透性升高，从而引起血管源性水肿。在感染、器官移植和使用细胞毒性药物的情况下，PRES 被认为是由于免疫调节功能增强和内皮功能障碍而导致过量的细胞因子的释放和内皮损伤和血管通透性的增加而引起的。输血导致血红蛋白水平和血液黏度的快速增加也会触发 PRES 的发生。

PRES 患者常见的临床表现包括头痛、视觉异常、癫痫发作、精神异常、意识水平受损和局灶性神经功能障碍。在成年人中，临床症状占比大概为：脑病（50% ~80%）、癫痫发作（60% ~75%）、头痛（50%）、视力障碍（33%）、局灶性神经功能障碍（10% ~15%）和癫痫持续状态（5% ~15%）。头痛主要是逐渐起病的中重度头痛，癫痫发作通常发生在病程早期，包括全身强直阵挛（54% ~64%）、部分性癫痫发作（3% ~28%）和癫痫持续状态（3% ~17%）。有研究指出，PRES 的主要特征是局灶性颞枕癫痫持续状态或反复的局灶性颞枕癫痫发作，并且所有症状和体征都可以用癫痫发作的定位来解释，在疾病早期（包括意识维持困难、视力障碍、凝视偏斜和头痛）及时给予抗癫痫药物（地西泮加左乙拉西坦或单用左乙拉西坦），可避免继发癫痫持续状态。本例患者存在球麻痹、锥体束受损、共济失调等神经功能障碍，此次发病时的右手握拳，上肢僵硬，症状持续 2 min 后缓解，考虑癫痫发作可能。

PRES 患者典型的 MRI 特征表现为顶枕叶和后额叶皮质和皮质下白质 T_1 等或稍低信号、T_2 高信号、FLAIR 明显高信号、DWI 等或低信号、ADC 高信号的血管源性水肿，且病变通常呈对称性。除常见的部位外，PRES 病灶也可累及小脑、脑干、丘脑、皮质等区域。PRES 的 MRI 诊断标准,满足以下 3 条之一即可诊断:①MRI 提示皮质或皮质下在 FLAIR 或 T_2WI 上为高信号,以后循环区域为主,复查示病灶明显改善。②MRI 提示皮质或皮质下在 FLAIR 或 T_2WI 上为高信号,以顶枕叶为主,未复查 MRI,但症状完全消失或是具有已知明确的 PRES 病因。③MRI 提示脑干、基底节、皮质下或皮质额叶区域在 FLAIR 或 T_2WI 上为高信号,顶枕叶无病变,复查示病灶明显改善,但需具有已知明确的 PRES 病因。但该标准内容太过宽泛,易将具有相似影像学特点的疾病误诊为 PRES,且这 3 条标准主要强调疾病发展过程前后 MRI 检查结果的对比,不利于在症状出现后即做出明确诊断。本例患者脑桥、桥臂、中脑异常信号符合 PRES 表现,后期复查脑干仍有病灶,考虑与早期误诊、未规范治疗遗留有关。

由于 PRES 的临床表现通常是非特异性的,所以诊断 PRES 时要注意与其他疾病相鉴别,鉴别诊断包括可逆性脑血管收缩综合征、感染性、自身免疫性和副肿瘤相关性脑炎、免疫抑制剂药物导致的非典型 PRES 表现、线粒体脑病、脑淀粉样血管病相关性炎症、颅内静脉和静脉窦血栓形成等。目前对于 PRES 的诊断不单独依赖于影像学检查,主要采用症状+危险因素+MRI 的模式,PRES 的最新诊断流程:①具有至少一个急性神经系统症状,如癫痫、意识障碍、头痛或视觉障碍;②具有至少一个明确危险因素,如严重高血压或血压波动、肾功能不全、免疫抑制剂或细胞毒性药物的使用、子痫或自身免疫性疾病;③头颅 MRI 检查,典型或非典型影像学表现;④排除其他疾病诊断。近年来,由危险因素、临床特征、脑电图特征组成的 PRES 预警评分量表提高了对疑似 PRES 病例的早期预测能力,对 10 分及以上的患者应高度怀疑 PRES。

治疗上,对于急性高血压患者,应逐步降低血压(最初几小时内不超过 20% ~ 25%),以避免脑、冠状动脉和肾缺血的风险,平均动脉压维持在 105 ~ 125 mmHg。对于癫痫持续状态的治疗,选用静脉注射抗癫痫药物,如地西泮、丙戊酸钠、苯妥英钠、苯巴比妥等,难治性病例可使用丙泊酚、异戊巴比妥、咪达唑仑等。尽管在急性期癫痫发作频率很高,但复发性癫痫发作很少见,据报道,仅有 1.0% ~ 3.9% 的患者患有 PRES 相关的癫痫,因此大多数患者不需要长期服用抗癫痫药物。最常见的抗癫痫药包括丙戊酸钠、左乙拉西坦和苯妥英钠等。如果是免疫抑制剂等药物诱发的 PRES,应早期及时减量或停药。此外,还需要脱水降颅压、扩容、纠正电解质紊乱、止痛等对症支持治疗。

PRES 的患者长期预后一般良好,大多数患者的临床表现和影像学异常会逐渐好转,但偶尔也会出现永久性的脑组织损伤,10% ~ 20% 的患者出现不可逆损害,如脑出血、急性缺血性卒中、遗留癫痫、视觉障碍等。本例患者影像学脑桥、中脑病变存在不可逆性,考虑与早期未及时诊治有关。因此,及时识别并且去除诱发因素很重要。此外,此病一旦延误诊治,可逆性脑病可发展为不可逆损伤,遗留神经系统后遗症,甚至死亡,故早诊断、早治疗非常重要。

参考文献

［1］LEGIUS E，BREMS H. Genetic basis of neurofibromatosis type 1 and related conditions，including mosaicism［J］. Childs Nerv Syst，2020，36（10）：2285-2295.

［2］MAHER M，SCHWEIZER T，MACDONALD R. Treatment of spontaneous subarachnoid hemorrhage：guidelines and gaps［J］. Stroke，2020，51（4）：1326-1332.

［3］BAHARVAHDAT H，OOI Y C，KIM W J，et al. Updates in the management of cranial dural arteriovenous fistula［J］. Stroke and Vascular Neurology，2019，5（1）：50-58.

［4］LAPA S，LUGER S，PFEILSCHIFTER W，et al. Predictors of dysphagiain acute pontine infarction［J］. Stroke，2017，48（5）：1397-1399.

［5］ZHANG B，WANG X，GANG C，et al. Acute percheron infarction：a precision learning. BMC Neurol，2022，22（1）：207.

［6］LEE M J，CHUNG J W，AHN M J，et al. Hypercoagulability and mortality of patients with stroke and active cancer：The OASIS-CANCER Study［J］. Stroke，2017，19（1）：77-87.

［7］SHABAN A，LEIRA E. Neurological complications in patients with systemic lupus erythematosus［J］. Current Neurology and Neuroscience Reports，2019，19（12）：97-100.

［8］KALITA J，SINGH VK，JAIN N，et al. Cerebral venous sinus thrombosis score and its correlation with clinical and MRI findings［J］. J Stroke Cerebrovasc Dis，2019，28（11）：104324.

［9］PICO F，LABREUCHE J，AMARENCO P. Pathophysiology，presentation，prognosis，and management of intracranial arterial dolichoectasia.［J］. Lancet Neurol，2015，14（8）：833-845.

［10］YIN M Y，LIU S X. Facial filler causes stroke after development of cerebral fat embolism［J］. Lancet，2020，14（8），395：449.

［11］Sebahat N D，Aylin H B，RIDVAN Y. Topographic evaluation of medullary infarcts from the radiologist's point of view［J］. Neuroradiology，2020，62（8）：947-953.

［12］PALAZZO P，AGIUS P，INGRAND P. Venous thrombotic recurrence after cerebral venous thrombosis：a long-term follow-up study［J］. Stroke，2017，48（2）：321-326.

［13］KUMAR S，GODDEAU R P，SELIM M H，et al. Atraumatic convexal subarachnoid hemorrhage：clinical presentation，imaging patterns，and etiologies［J］. Neurology，2010，74（1）：893-899.

［14］MEYER L，STRACKE C P，JUNGI N，et al. Thrombectomy for primary distal posterior cerebral artery occlusion stroke：the TOPMOST Study［J］. JAMA Neurol，2021，78（4）：434-444.

［15］BISTRICEANU C，DANCIU F，CUCIUREANU D. Diagnosing neuro-Behçet's disease［J］. Romanian Journal of Neurology,2021,20(3):392-396.

[16] RANASINGHE T,BOO S H,ADCOCK A. Rare phenomenon of limb-shaking tia,resolved with intracranial wingspan stenting[J]. The Neurologist,2019,24(1):37-39.

[17] HONG T,XIAO X,REN J,et al. Somatic MAP3K3 and PIK3CA mutations in sporadic cerebral and spinal cord cavernous malformations[J]. Brain,2021,144(9):2648-2658.

[18] GREENBERG S M. CT Diagnosis of cerebral amyloid angiopathy:blood will out[J]. Neurology,2022,98(20):823-824.

[19] FUGATE J E,RABINSTEIN A A. Posterior reversible encephalopathy syndrome:clinical and radiological manifestations,pathophysiology,and outstanding questions[J]. Lancet Neurol,2015,14(9):914-925.

第三章

神经系统退行性疾病与变性疾病

第一节　肌萎缩侧索硬化

 临床资料

　　患者,女性,67岁,右利手,农民,小学文化。诉"言语不清10个月,加重伴饮水呛咳6个月"于2019年1月8日收入我院。入院10个月前患者感冒后出现言语不清,吐字费力,无发热、头晕、头痛、恶心、呕吐,无视物成双、视物不清、意识障碍,无饮水呛咳,吞咽困难、呼吸困难、大小便失禁,无肢体麻木无力,无晨轻暮重,到当地医院查喉镜、头颅MRI未见异常,给予输液治疗(具体不详)效果不佳,症状逐渐加重。入院6个月前患者出现饮水呛咳,吞咽困难,自觉四肢乏力,休息后无缓解,到济南市某医院就诊住院查肌电图示广泛性神经源性损害,诊断:运动神经元病,给予"利鲁唑片50 mg 每日2次"治疗,上述症状进行性加重,为求进一步诊治,遂来我院,门诊以"运动神经元病"收入我科。家族史无特殊。

　　入院查体:BP 136/68 mmHg。意识清楚,高级智能正常。情感反应正常。构音障碍,咽反射存在,饮水呛咳,伸舌不能,舌肌萎缩,可见震颤。胸锁乳突肌萎缩,肱二头肌、肩胛带肌萎缩,大小鱼际肌、骨间肌萎缩。双上肢肌力4级,肌张力正常,双上肢腱反射(+++),双下肢肌力5-级,肌张力增高,双下肢腱反射(+++),双侧巴宾斯基征(+)。深浅感觉系统未见异常。指鼻试验、跟膝胫试验未见异常。心、肺、腹查体未见明显异常。

　　辅助检查:血常规、尿常规、粪常规、电解质、血糖、糖化血红蛋白、甲状腺功能三项、甲状腺抗体三项、凝血四项、肌钙蛋白、肝、肾功能、心肌酶谱、叶酸、性激素六项、术前八项、维生素 B_{12}、BNP、ESR、CRP、ANA、dsDNA、抗 ENA、SSA、CEA、CA19-9、CA125、CA15-3、CY211 未见明显异常。腹部、心脏、泌尿系统超声未见异常。胸部 CT、心电图未见明显异常。肌电图示:延髓、颈、胸神经节段失神经支配。头颅 MRI 示(图3-1):脑桥腹侧、双侧大脑脚、内囊后肢、放射冠、半卵圆中心及中央前回沿皮质脊髓束走行的条索状长 T_2 信号影,FLAIR 呈稍高信号,考虑皮质脊髓束变性。入院后给予清除自由基、营养神经、康复训练等对症支持治疗,患者症状未见明显改善出院。

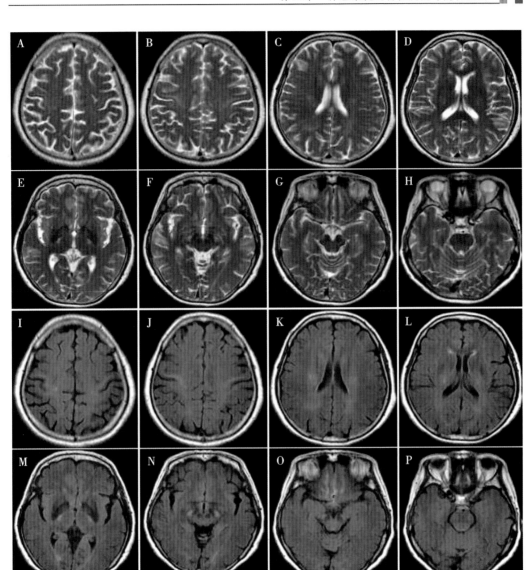

T$_2$(A ~ H)、FLAIR(I ~ P):示脑桥腹侧、双侧大脑脚、内囊后肢、放射冠、半卵圆中心及中央前回沿皮质脊髓束走行的条索状异常信号影。

图3-1 头颅 MRI

🔍 讨论及文献综述

患者老年女性,慢性病程,进行性加重,表现为脑神经、上运动神经元、下运动神经元同时受累;肌电图示延髓、颈、胸神经节段失神经支配;头颅 MRI 示皮质脊髓束走行区域变性改变。根据患者病史、临床症状、体征及辅助检查,临床诊断:肌萎缩侧索硬化。

运动神经元病是一种病因未明,主要累及大脑皮质、脑干和脊髓运动神经元的神经系统变性疾病,包括肌萎缩侧索硬化(amyotrophic lateral sclerosis,ALS)、进行性肌萎缩(prosressive muscular atrophy,PMA)、进行性延髓麻痹(progressive bulbarpalsy,PBP)和原发性侧索硬化(primary lateral sclerosis,PLS)4 种临床类型。ALS 是运动神经元病中最常见的类型,发病率约 1.5/10 万,患病率(4～6)/10 万,男性发病率高于女性,50～75 岁为发病高峰,我国 ALS 发病年龄高峰在 50 岁左右,并且发病年龄有年轻化趋势,少数患者可 20 岁左右即发病。ALS 的主要病理表现为脊髓前角细胞变性脱失,大脑皮质运动区的锥体细胞也发生变性脱失。有 5%～10% 的 ALS 为家族性,90% 为散发性。

ALS 的早期临床表现多样,缺乏特异的生物学标志物。临床以进行性发展的骨骼肌无力、萎缩、肌束颤动、延髓麻痹和锥体束征为主要临床表现,部分 ALS 患者可伴有不同程度的认知和(或)行为障碍等额颞叶受累的表现。临床表现呈多样性,如四肢肌肉无力为首发症状者约占 70%,以延髓麻痹起病表现者约占 25%,呼吸肌受累以呼吸困难为首发症状者约占 5%,通常自一个局部起病,扩展到其他运动神经元,随着病程进展而表现为不同神经症状组合。

常规 MRI 主要用于排除一些与 ALS 类似的疾病,如脊髓型颈椎病、脊髓炎等。在 MRI(主要是 T_2WI)上即可发现 ALS 的异常信号改变,包括沿皮质脊髓束走行区高信号、运动皮质低信号和脑萎缩等。皮质脊髓束高信号在冠状面成像显示最佳,表现为从半卵圆中心至脑干层面双侧皮质脊髓束走行区高信号;横断面上表现为皮质脊髓束走行区边界清楚的圆形对称性高信号,信号强度高于灰质,在内囊后肢层面最明显。在不同序列上该征象敏感度差异很大,为 15%～76%,特异度低于 70%,近年来,在视觉评估的基础上应用定量方法评估 ALS 患者皮质脊髓束在液体衰减反转恢复序列上的高信号强度,进一步提高了 ALS 的诊断准确性,特别是上运动神经元损伤较重的患者。部分 ALS 患者在 T_2WI 上显示为中央前回皮质低信号,运动皮质低信号可能是由于小胶质细胞内过量铁沉积而产生的 T_2 缩短效应所致,且运动神经元损伤的临床评分与运动皮质低信号程度相关,提示铁的积累与进行性神经元变性有关。运动皮质低信号和皮质脊髓束高信号是 ALS 患者上运动神经元变性的可靠指标。

当临床考虑为 ALS 时,需要进行神经电生理检查,以确认临床受累区域为下运动神经元病变,并发现在临床未受累区域也存在下运动神经元病变。运动和感觉神经传导检查应至少包括上、下肢各 2 条神经。同芯针肌电图检查可以较体格检查更早发现下运动神经元病变。当同一肌肉肌电图检查表现为活动性失神经支配和慢性神经再生共存时,对于诊断 ALS 有更强的支持价值。在 ALS 早期,肌电图检查时可以仅仅发现 1 个或 2 个区域的下运动神经元损害,此时对于临床怀疑 ALS 的患者,可间隔 3 个月进行随访复查。肌电图发现 3 个或以上区域下运动神经源性损害时,并非都是 ALS。对电生理检查结果应该密切结合临床进行分析,不应孤立地根据肌电图结果做出临床诊断。

ALS 目前尚不能治愈,只能长期持续性治疗,尽可能改善患者症状,提高患者的生活质量。利鲁唑具有抑制谷氨酸释放的作用,能延缓病程,延长 PBP 患者的生存期。依达拉奉是一种自由基清除剂,可改善神经系统功能,减缓 ALS 对患者日常活动的影响。ALS

生存期通常为 3 ~ 5 年，有 10% 左右的患者生存期可达 10 年以上。呼吸肌受累起病的 ALS 通常进展较快，生存期明显较短。随着经济发展和治疗水平的提高，生存期可有增加趋势。

第二节　平山病

 临床资料

患者，女性，26 岁，身高 171 cm，体重 60 kg，高中文化程度。主诉"右手无力 8 年，加重 1 个月"于 2019 年 1 月 26 日入院。患者于入院 8 年前晨起时发现右手无力，主要表现为扣纽扣困难，拇指对掌力弱，手部肌肉萎缩，无肢体麻木，无言语不清，无头痛、恶心、呕吐，无视物成双、视物不清，无吞咽困难，无意识障碍、呼吸困难、大小便失禁。至我院行颈椎 MRI 示颈 5、6 椎间盘突出、颈髓变性，给予营养神经药物（具体不详）治疗；1 个月前发现小鱼际肌萎缩，至我院行颈椎磁共振平扫+增强示颈 5、6 椎间盘层面髓内异常信号，考虑颈髓变性；肌电图示右尺神经运动传导波幅轻度下降。今为求诊治来我院，门诊以"脊髓型颈椎病?"收住院。

既往史:1 年前外伤行"左侧锁骨骨折内固定术"。

入院查体:BP 108/69 mmHg，意识清楚，言语流利，高级智能基本正常。脑神经正常；伸舌居中，舌肌无萎缩及纤颤。右手第一骨间肌、小鱼际肌萎缩，右侧尺侧腕屈肌萎缩，无肌束颤动。右手爪形手，右手拇指对掌力弱，右手分指、并指力弱，尺侧屈腕、屈肘力正常，四肢肌张力正常，腱反射对称存在，双侧巴宾斯基征阴性，全身深浅感觉正常。脑膜刺激征阴性。

辅助检查:血尿粪常规、甲状腺功能、甲状腺抗体、血凝四项、血脂、Hcy、肝功能、肾功能、电解质、心肌酶谱、红细胞沉降率、叶酸、维生素 B_{12}、BNP、h-CRP、血氨、血乳酸均未见明显异常。颈椎 MRI 过屈位+增强（2019 年 1 月 20 日）:颈 5、6 硬膜腔变窄，脊髓受压前移，脊髓异常信号影;增强示颈 5、6 脊髓部分强化（图 3-2）。肌电图示:右尺神经运动传导波幅轻度下降，余检神经未见异常。

临床诊断:平山病。诊断明确后患者要求至北京天坛医院手术治疗。

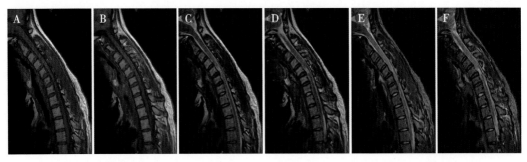

A、B. T$_1$ 示颈 5、6 硬膜腔变窄,脊髓受压;C、D. T$_2$ 示颈 5、6 硬膜腔变窄,脊髓受压前移,脊髓异常信号影;E、F. 增强示颈 5、6 脊髓部分强化影。

图 3-2　颈髓 MRI

 ## 讨论及文献综述

患者,女性,身高 171 cm,隐匿性起病,缓慢进展;右手第一骨间肌、小鱼际肌萎缩,右侧尺侧腕屈肌萎缩,右手拇指对掌力弱,右手分指、并指力弱;颈椎过屈位 MRI+增强:颈5、6 椎间盘层面硬膜外腔增宽,髓内异常信号,脊髓受压前移。肌电图示:右尺神经运动传导波幅轻度下降。临床诊断:平山病。

平山病(hirayama disease,HD),又称青少年上肢远端肌萎缩(juvenile muscular atrophy of unilateral upper extremity),是一种青春期起病,以上肢局限肌肉萎缩为主要特征的疾病,多于生长发育高峰时期起病,好发于亚洲男性。最早由日本学者平山惠造(Keizo Hirayama)于 1959 年报道。由于起病及进展隐匿,早期临床表现与运动神经元病极为相似,因此,平山病早期确诊率较低,患者往往无法得到及时有效的治疗。尽管平山病预后明显优于运动神经元病,但缺乏及时有效的治疗,同样会造成患者出现严重的肌肉萎缩,进而严重影响日常生活和工作。目前普遍认为平山病是自限性疾病,病情通常在发病 2~5 年后停止进展,但有文献报道部分患者在起病 10 年后症状仍存在持续进展。

平山病(Hirayama disease,HD)发生机制尚未确定,假说之一是椎管与椎管内容物发育不平衡。平山病患者钩突较矮、下终板倾角较小,提示平山病患者可能存在钩椎关节发育异常导致颈椎不稳定,是平山病病理生理机制的解剖学基础。发育的不匹配导致椎体长于硬膜囊,脊髓和软脑膜在颈部屈曲位时紧张,这种弓弦效应导致颈部屈曲时前索和脊髓前动脉受压,造成下段颈髓前角细胞局部缺血和脊髓前角运动神经元坏死。青少年时期井喷式的生长模式可部分解释该病在青少年高发这一现象;男女生长速度的差异可部分解释平山病主要见于男性这一流行病学特点。

平山病患者的典型临床表现为双侧不对称的局限于上肢的肌肉萎缩及肌无力,以手内在肌及前臂肌群萎缩为主。手内在肌及前臂肌群的萎缩以尺侧为主,由此形成的"斜坡征"是平山病的典型临床表现之一。除此之外,平山病的典型临床表现还包括"寒冷麻痹""伸指震颤""肌束颤动"等。通常情况下,平山病患者无感觉异常,但少数患者在病程初期可有轻度的上肢不适。绝大多数平山病患者在病程中不会出现锥体束征等上运动神经元损害表现,如果患者出现锥体束征,应长期随访以排除运动神经元病等其他疾病的可能性。

颈椎 MRI 是诊断平山病的最佳影像学方法。部分患者中立位 MRI 可见轻度颈髓下段萎缩。然而,大多数患者常规中立位颈椎 MRI 检查无明显异常,须完善颈椎屈曲位检查。屈曲位颈椎 MRI 提示后方硬膜前移,形成硬膜外腔间隙,这一动态变化导致硬膜腔直径减小及脊髓受压,对平山病诊断具有重要意义。本例过屈位颈椎 MR 可见硬膜外腔增宽,脊髓受压前移,增强扫描见部分强化。大多数患者运动神经传导速度正常,但部分患者尺神经及正中神经传导速度轻度减慢,复合肌肉动作电位(compound muscle action potential,CMAP)波幅降低。肌电图检查表现为典型的肌肉萎缩失神经支配,并且>90%患者对侧同一肌肉也会出现失神经支配表现。寒冷环境可导致高频重复电刺激后 CMAP波幅降低,F 波表现为轻度的潜伏期延长,持续性降低,出现失神经或与神经再支配相一致的波形,提示神经电生理检查在平山病诊断中具有重要价值。

长期佩戴颈托治疗是最早提出的平山病治疗方法之一,由于颈托限制了患者的屈颈运动,因此也阻止了"膜-壁分离"现象的产生,从而有效地遏制病情进展。目前认为对于病程<4 年且症状在近 6 个月内仍有持续进展者可尝试采用颈托治疗。手术治疗已成为平山病治疗的主要手段。通过手术治疗可有效限制颈椎的异常屈曲、扩大硬膜囊容积,进而消除异常的"膜-壁分离"现象。但由于部分平山病患者存在自限性,且平山病致病机制复杂,并非所有平山病患者术后病情进展均会停止等因素,因此,手术治疗应严格掌握手术适应证。临床主要手术适应证:①患者症状在长期佩戴颈托治疗后仍然持续进展;②患者无法配合长期佩戴颈托治疗;③患者症状自限后再次出现进展。

平山病为自限性疾病,起病后 3~4 年逐渐进展,随后病情趋于平稳。超过60%的患者起病 3 年内自发缓解,85%的患者在确诊 5 年后缓解。颈部屈曲位 MRI 示硬膜囊前移和脊髓受压随时间推移逐渐减轻,疾病症状逐渐缓解。颈托固定限制颈部屈曲后,大多数患者症状不再进展,部分患者上肢肌肉力量得到改善,"寒冷麻痹"也逐渐减轻。部分颈托治疗依从性不佳或非手术治疗无效的患者需行手术治疗。

第三节 连枷臂(腿)综合征

 临床资料

病例一

患者,男性,77 岁,主诉"进行性左上肢无力 1 年,右上肢无力 8 个月"于 2015 年 6 月 11 日入院。入院 1 年前无明显诱因出现左侧上肢远端无力、麻木,逐渐发展到整个上肢无力,按"颈椎病"给予手术治疗效差。8 个月前出现右侧上肢无力,逐渐出现右手持物不能,下肢行走尚可,无肢体麻木,无头晕、头痛等。个人史、家族史无特殊。

入院查体:左上肢近端肌力 0 级,远端肌力 2 级,右侧上肢近端肌力 1 级,远端肌力 2 级,双上肢肌张力低下,腱反射消失,双下肢肌力 5 级,双下肢肌张力可,双下肢腱反射对称引出,双侧病理征阴性。左手大小鱼际肌、蚓状肌、骨间肌萎缩,双侧肱二头肌、肱三头肌、双侧冈上肌、冈下肌、三角肌不同程度萎缩。余查体无阳性体征。

辅助检查:甲状腺功能、肿瘤标志物正常。自身免疫相关抗体、血副瘤综合征、周围神经节苷脂抗体均为阴性。肺部 CT 及腹部彩超均为正常。肺功能回示肺通气功能正常。肌电图双上肢及胸锁乳突肌所检肌广泛神经源性损害(可见正锐波、纤颤电位,运动单位电位时限增宽);四肢 SCV 均正常。左侧尺神经复合肌肉动作电位波幅下降(0.28 mV)、左正中神经复合肌肉动作电位波幅未引出。临床诊断:连枷臂综合征(flail arm syndrome,FAS)。5 年后肌无力累及呼吸肌死亡。

病例二

患者,男性,56 岁,主诉"进行性双下肢无力 1 年"于 2018 年 3 月 9 日入院。入院 1 年前无明显诱因出现右下肢无力,症状逐渐进展,并出现左下肢无力,且四肢肌肉出现跳动。既往史、个人史无特殊,家族中无类似患者。

入院查体:双上肢肌力 5 级,双下肢近端肌力 5-级,左侧远端肌力 4-级,右侧远端肌力 3 级,腱反射(++),双侧病理征阴性。双下肢远端肌肉萎缩。余查体(-)。

辅助检查:颈椎、腰椎 MRI 及肺部 CT 未见明显异常。磷酸肌酸激酶(CK)626 U/L,磷酸肌酸激酶同工酶(CK-MB)33.1 U/L。脑脊液检查:脑脊液抗神经节苷脂抗体谱、副肿瘤抗体、寡克隆区带均为阴性。脑脊液常规、生化正常。外周血肿瘤标志物、免疫相关检查均为阴性。四肢所检运动及感觉神经传导未见异常。双胫神经 F 波潜伏期延长(左52.8 ms,右 51.3 ms,正常参考值范围平均值 42.5 ms,低限为 51 ms),出现率下降(左

35%,右25%,正常出现率大于80%)。双正中神经F波潜伏期正常,出现率正常。肌电图:T$_{12}$椎旁肌可见自发电位,左股四头肌、左胫前肌呈神经源性改变(正锐波、纤颤电位,运动单位电位时限增宽,可见巨大电位,大力收缩单纯相)。

临床诊断:连枷腿综合征(flail leg syndrome,FLS)。患者随访1年仍为双下肢无力。

 讨论及文献综述

肌萎缩侧索硬化(amyotrophic lateral sclerosis,ALS)是一种上下运动神经元均受累的疾病,其可导致快速进展的肌肉萎缩。连枷臂综合征(flail arm syndrome,FAS)和连枷腿综合征(flail leg syndrome,FLS)均为ALS的临床变异型,其临床进展较慢,疾病早期极易误诊。ALS包括进行性延髓麻痹、经典沙尔科(Charcot)型、下运动神经元型进行性肌萎缩(progressive muscular atrophy,PMA)等3种主要临床类型。此外,有学者提出两类ALS的变异型FAS及FLS。

FAS是由Vulpian于1886年首先描述,1998年Hu等再次描述为主要累及上肢下运动神经元的一类疾病,在疾病的早期阶段没有或较少累及球部或下肢肌肉。FAS电生理检查符合下运动神经元损害的特点,在专科医院就诊前,其误诊率为54.8%,最多被误诊为多灶性运动神经病,其次为腕管综合征、脊髓肌萎缩、椎间盘突出。

FLS主要累及下肢远端肌肉的萎缩和无力,进展缓慢,较少有上运动神经元的体征,易被误诊为周围神经病。2009年Wijesekera等第一次提出了FAS及FLS的诊断支持标准及排除标准(表3-1)。FAS及FLS的5年生存率均高于经典ALS患者,且较晚使用呼吸机。

按照Wijesekera等提出的标准,本组2例患者均符合FAS及FLS的诊断。病例一发病年龄大于FAS平均起病年龄,需排除肿瘤所致ALS综合征可能,但患者未发现原发肿瘤的证据且副瘤综合征抗体检查均为阴性。另外患者无上运动神经元受累的体征,肌电图未发现传导阻滞,可排除多灶性运动神经病可能。病程中主观感觉有麻木的症状,但感觉神经查体未见异常,四肢SCV均为正常,排除脊髓型颈椎病可能。无家族史,无乳房发育及性功能障碍等,可排除肯尼迪病诊断。结合其典型上肢近端肌肉受累的特征,肌电图提示2个区域被检肌呈神经源性改变,均支持FAS诊断。FAS可随病程进展累及呼吸肌,5年生存率为52.0%。本组患者一随访5年后,患者死于呼吸肌受累。

表3-1 FAS与FLS临床特点比较

项目	FAS	FLS
受累神经范围	上肢下运动神经元	下肢下运动神经元
受累肌肉	主要累及上肢近端肌肉萎缩	主要累及下肢远端肌肉萎缩

续表 3-1

项目	FAS	FLS
支持条件	在病程中允许出现上肢的病理反射（霍夫曼征）或深反射活跃，不能有上肢的肌张力增高或者肌阵挛	在病程中允许出现下肢的病理反射（巴宾斯基征）或深反射活跃，不能有下肢的肌张力增高或者肌阵挛
排除条件	发病 12 个月内出现明显的下肢、延髓肌肉萎缩或功能缺失	发病 12 个月内出现明显的上肢、延髓肌肉萎缩或功能缺失
平均起病年龄/岁	57.3	55.0
男女比例	男性大于女性	男女相当
5 年生存率	52.0%	63.9%
呼吸机使用比率（与 ALS）	较低	较低

　　病例二以下肢远端肌肉萎缩无力起病，肌电图提示 2 个区域被检肌出现失神经电位，双下肢肌肉萎缩但存在腱反射，结合中国 ALS 诊断指南提示锥体束受损。通过临床及电生理检查提示存在 1 个区域上、下运动神经元同时受累，符合临床可能 ALS。患者发病 1 年且经过随访仅累及双下肢，考虑为 FLS。FLS 早期可出现跟腱反射减弱或消失，症状不典型，极易被误诊为周围神经病，但该患者多个区域被检肌呈神经源性改变，四肢所检运动及感觉神经传导正常等特征表现，可基本排除周围神经病的诊断。病例二血 CK 水平偏高，ALS 合并 CK 水平升高的具体机制尚不清楚，既往文献推测可能与神经源性肌萎缩肌肉对 CK 的渗透性增强、ALS 导致骨骼肌代谢异常或轻度肌源性改变相关。

　　FAS 和 FLS 均具有相对良性的疾病进程，可以有肢体麻木等主观感觉减退，同时可有合并 CK 水平的升高。正确认识该组疾病，提高诊断准确率，增强患者的自信心，减少患者精神负担，避免过度医疗及增加患者的经济负担。

第四节　亨廷顿舞蹈症

 临床资料

　　患者，女性，64 岁，农民，初中文化程度。主诉"四肢不自主运动进行性加重 15 年"于 2019 年 7 月 26 日入院。患者于入院 15 年前无明显诱因出现双上肢不自主运动，多为静止时出现，表现为手指弹钢琴样动作，存在持物不稳，夜间睡眠可消失，呈持续性，后出现躯干不自主扭动，未介意及特殊治疗，上述症状进行性加重，逐渐出现全身性不自主运动,表现为面部怪异动作,四肢出现手足徐动,在情绪激动时上述不自主运动加重,伴易怒、激惹,有时伴有幻觉、妄想等精神症状,为求诊治来我院。门诊以"不自主运动查因"收入院。家族史:祖母有舞蹈样不自主运动病史,具体起病年龄及死亡时间不详。母亲已故,死因及死亡时间不详,父亲有舞蹈样不自主运动病史,55 岁起病,70 岁去世;有3 弟2 姐,其中1 姐有舞蹈样不自主运动病史,50 岁起病,64 岁去世;1 弟有舞蹈样不自主运动病史,40 岁起病,50 岁去世。育有2 子1 女均体健。

入院查体:BP 126/87 mmHg。意识清楚,面部表情怪异,四肢及躯体不自主运动,表现为粗大的舞蹈样动作。远、近记忆力减退,理解力、计算力、定向力均减退,颅神经查体阴性。四肢肌力5 级,四肢肌张力正常,腱反射(++),双侧巴宾斯基征阴性。深浅感觉系统、共济运动检查不配合。颈软,克尼格征、布鲁津斯基征阴性。MMSE 17 分,MOCA 14 分。

辅助检查:甲状腺功能、血清铜蓝蛋白、尿铜、肝肾功能、心肌酶均正常。角膜 K-F 环阴性。头颅 MRI(2019 年7 月31 日,图3-3):示双侧豆状核体积略小,左侧额叶皮质下区见小斑点状长 T_1 稍长 T_2 信号影,FLAIR 呈稍高信号,DWI 呈等信号。

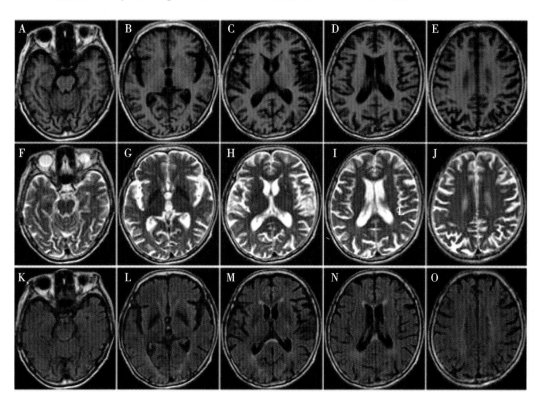

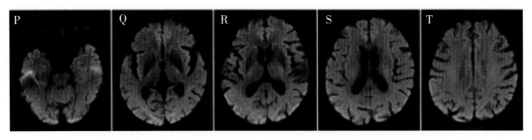

A～E(T₁)、F～J(T₂)、K～O(FLAIR)、P～T(DWI)示:双侧豆状核体积略小,左侧额叶皮质下区见小斑点状长 T_1 稍长 T_2 信号影,FLAIR 呈稍高信号,DWI 呈等信号。

图 3-3　头颅 MRI(2019 年 7 月 31 日)

 ## 讨论及文献综述

患者面部表情怪异,四肢及躯体不自主运动,表现为粗大的舞蹈动作,提示椎体外系及基底节受累;患者认识功能障碍、精神行为异常,提示大脑皮质受累,故定位双侧大脑皮质及基底节区。患者老年女性,慢性起病,进行性加重;有舞蹈样不自主运动家族史;有神经功能缺损的症状及体征,头颅 MRI 双侧豆状核体积略小。临床诊断:亨廷顿舞蹈症。

亨廷顿舞蹈症(Huntington's disease,HD)又称亨廷顿病,是一种存在运动症状、认知障碍和精神异常的常染色体显性遗传病。HD 是由编码多肽亨廷顿蛋白(huntingtin,HTT)的亨廷顿基因 *IT₁5* 上的 CAG 三核苷酸异常扩增突变所致,通常隐匿起病,进展缓慢。HD 的患病率在不同人群中差异很大,最近的研究显示,亚洲人群的患病率约为 0.4/100 000,而欧洲、北美、澳大利亚的患病率约为 5.7/100 000。

目前认为 HD 的发病与突变 HTT 蛋白的错误折叠和聚集相关,当位于基因 *HTT* 上第一个外显子区域的 CAG 三联密码子重复拷贝数异常增多并超过一定阈值时,会产生功能异常的突变蛋白,该蛋白不仅丧失了正常的生理生化功能,而且可能会引发有关神经传导基因的异常表达,同时还可能会影响线粒体的正常功能。此外,由于 HTT 蛋白的主要功能之一就是运输囊泡,突变蛋白会导致细胞内蛋白运输紊乱。

研究表明,HTT 突变蛋白会引起脑室下区神经祖细胞分裂异常,在神经发育期存在皮质的发育障碍,揭示了作为神经退行性疾病的亨廷顿舞蹈症其实也是一种神经发育疾病。研究表明,*HTT* 基因中 CAG 重复拷贝数是发病年龄的主要决定因素,重复拷贝数越高,发病年龄越早。致病基因 *HTT* 突变导致亨廷顿蛋白含有扩增的谷氨酰胺残基链,病理改变主要局限于中枢神经系统,以尾状核和壳核(新纹状体)萎缩最为突出。

HD 的临床特征表现为运动障碍、精神症状和认知障碍三联征,通常隐匿起病,缓慢进展。发病年龄从儿童期至 79 岁不等,最常见于 30～50 岁,20 岁前诊断为此病的患者被称为青年型 HD 或 Westphal 变异型 HD,但其所占比例不足全部 HD 的 10%。运动障碍:早期表现为舞蹈症,即累及面部、躯干和肢体的快速、不自主、无节律运动;随着疾病的进展,舞蹈症的范围和程度常逐渐加重,产生构音障碍、吞咽困难以及不自主发声;疾病晚期舞蹈症常消失,代之以僵直、少动为主的帕金森病样表现,可伴有局灶性肌张力障碍、运动障碍等。精神障碍可先于舞蹈症出现,常见症状包括情绪低落、抑郁、易激惹、淡漠和焦虑,也有偏执、妄想、幻觉、强迫行为和精神病表现,以上症状多呈进行性加重。认知障碍:最主要的特征是执行功能障碍,无法做决定、执行多重任务、转换认知目标能力下降。病程晚期可出现记忆减退或丧失,最终可发展为痴呆。除以上三联征外,眼球运动异常、体重减轻、恶病质、睡眠和(或)性功能障碍也比较常见。

　　HHT 基因检测是最重要的辅助检查,基因检测敏感性 98.8%,特异性 100%。*HTT* 基因也可作为有风险的家族成员的症状前检测,此外,携带致病性 *HTT* 基因的患者可进行产前遗传咨询。*HHT* 基因测试阳性的定义:至少 1 个等位基因的 CAG 重复次数≥40(正常基因为≤26),具有 99% 以上的敏感度和 100% 的特异度。由于 *HHT* 为常染色体显性遗传,若家族中已有人确诊,则后代会有 50% 再现风险。中晚期 HD 患者头颅 MRI/CT 出现基底节萎缩,尾状核头萎缩最为显著;PET 和 SPECT 也可显示尾状核代谢减低。临床根据阳性家族史、典型的运动、认知与精神障碍及基因阳性结果而加以诊断。

　　目前尚无治疗 HD 的特效药,现有的治疗方式仅限于对症及支持治疗。大多数 HD 患者使用盐酸硫必利、氟哌啶醇片和丁苯那嗪,主要用于缓解舞蹈样动作症状的药物;对于认知障碍和精神症状的药物治疗可用多奈哌齐盐酸美金刚等。最新研究发现了可特异性降低亨廷顿病致病蛋白的"分子胶水"(自噬小体绑定化合物),为新药物的研发提出新思路。除此之外,康复锻炼对 HD 患者的姿势和步态能有效缓解患者的运动症状。

　　另外,饮食及物理支持治疗仍是 HD 患者治疗的重要手段,因为 HD 患者代谢需求较高,常需要高热量饮食。而患者由于舞蹈症产生步态和平衡问题,则需要生活辅助设备,同时需要对患者及其家属进行教育和心理疏导,解决患者和家属的心理及社会需求。

第五节　Krabbe 病

 临床资料

　　患者,女性,46 岁,农民,小学文化程度,主诉"记忆力下降 3 年,行走困难 1 年,加重 3 个月"于 2017 年 8 月入院。患者 3 年前无明显诱因出现记忆力减退,经常将日常所做的事情和常用的物品遗忘,伴计算力减退,自行购物不会算账,未介意。1 年前家属发现患者行走异常,表现为行走时拖地、脚尖下垂,左下肢明显,未治疗。3 个月前家属发现患者行走不利、记忆力减退较前加重,伴头晕,视力下降,经常跌跤,日常生活需要照理,无大小便障碍,先后就诊于当地县医院、市医院,按"痉挛性截瘫"治疗症状无改善。为求进一步诊治入院。

　　既往史:7 年前行"剖宫产"手术,术中输血 400 mL。否认家族性类似疾病史。

入院查体:BP 132/78 mmHg,剪刀样步态,神志清楚,近记忆力、计算力(100-7=?)、远记忆力、定向力、理解力均减退,粗测双眼视力减退。双上肢近、远端肌力5-级;左下肢近端肌力4级,踝关节背屈、跖屈肌力4-级;右下肢近端肌力5-级,踝关节背屈、跖屈肌力4级;四肢肌张力增高,双下肢为著,双上肢腱反射(+++),双下肢腱反射(++++),髌阵挛、踝阵挛,双侧霍夫曼征、掌颌反射阳性,双侧巴宾斯基征阳性。深浅感觉无异常。指鼻试验稳准,跟膝胫试验欠稳准,龙贝格征闭目不稳。脑膜刺激征阴性。MMSE 14 分;MOCA 10 分;CDR 0.5 分;ADI 21 分。

辅助检查:血常规及血生化未见异常,甲状腺功能六项、红细胞沉降率、CRP、叶酸、内因子抗体、网织红细胞、同型半胱氨酸、免疫全项、血 Hu、Yo、Ri 均正常。ACTH、血清皮质醇、醛固酮、尿 17-羟类固醇、促肾上腺皮质激素、血清铜、铜蓝蛋白、血腺苷脱氨酶均正常。血极长链脂肪酸检测未见异常。血清半乳糖苷脂酶 1.4 mmol/17 h。脑脊液压力 110 mmH$_2$O,CSF 生化:LFW 115 mmol/L,PRO 47.57 mg/dL,ADA 0.3 U/L,CSF 髓鞘碱性蛋白、IgG 指数、24 h IgG 定量均正常。血寡克隆区带阴性。脑电图:轻度异常脑电图。肌电图示:四肢运动神经通路中枢段传导阻滞,周围段未见异常,双侧视觉径路传导阻滞,双下肢深感觉径路传导阻滞,双上肢深感觉径路未见异常,双下肢自主神经功能损害,双上肢自主神经功能未见异常。头颅 MRI+MRA(图 3-4):示胼胝体压部、双侧侧脑室后角旁、视辐射、内囊后肢、大脑脚、中脑及脑桥腹侧沿锥体束走行区域对称性异常信号,双侧小脑及额叶轻度萎缩。DWI 提示双侧基底节区及胼胝体高信号。头颅 MRA 未见异常。头颅 MRI 冠扫(图 3-5):双侧皮质脊髓束走形区域对称性异常高信号,双侧小脑及额叶轻度萎缩;头颅 MRI 增强未见异常强化;颈部 MRI 提示颈 5~6 椎间盘突出;颈 4~5、颈 6~7 椎间盘膨出。波谱分析:右侧基底节区病变 Cho 峰轻度升高。

临床诊断:Krabbe 病(成人晚发型)。

治疗经过:给予巴氯芬缓解肌张力、安理申改善认知、维生素 B$_1$ 及辅酶 Q10 营养神经及康复锻炼。患者出院 1 年后电话随访,生活不能自理。

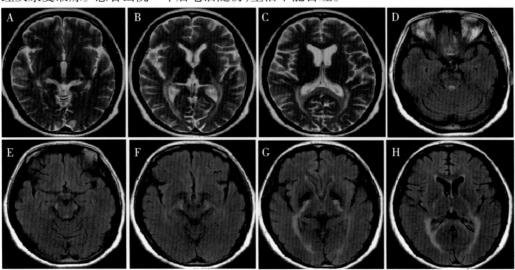

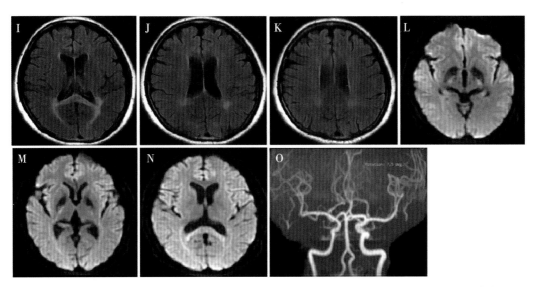

A～K. 头颅 MRI 示胼胝体压部、双侧侧脑室后角旁、视辐射、内囊后肢、大脑脚、中脑及脑桥腹侧沿锥体束走行区域对称性异常信号，双侧小脑及额叶轻度萎缩；L～N. DWI 提示双侧基底节区及胼胝体高信号；O. 头颅 MRA 未见异常。

图 3-4　头颅 MRI+MRA

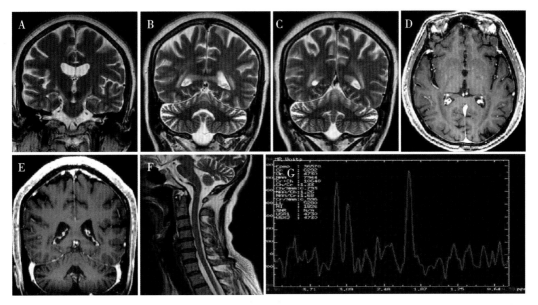

A～C. 头颅 MRI 冠扫示胼胝体、双侧皮质脊髓束走形区域对称性异常高信号，双侧小脑及额叶轻度萎缩；D～E. MRI 增强未见异常强化；F. 颈部 MRI 示颈 5～6 椎间盘突出；颈 4～5、6～7 椎间盘膨出；G. 波谱分析示右侧基底节区病变 Cho 峰轻度升高。

图 3-5　头颅 MRI 冠扫+颈部 MRI+波谱分析

讨论及文献综述

　　Krabbe病是溶酶体贮积症的一种，最早由丹麦神经病学家Krabbe在1916年报道。因病理特征为球样细胞形成、脱髓鞘改变、胶质细胞增生从而导致脑白质病变，又称球样细胞型脑白质营养不良(globoid cell leukodystrophy，GLD)；又因主要发病原因是溶酶体内半乳糖脑苷酯酶(GALC)严重缺乏导致半乳糖脑苷脂在细胞内聚集，又称为半乳糖脑苷脂贮积症。该病为常染色体隐性遗传病，按发病年龄分为婴儿型(出生后数周至6个月发病)和晚发型，晚发型又被分为晚发婴儿型(6个月至3岁)、青少年型(3~8岁)及成年型(>8岁)。婴儿型多见，占5%~95%，晚发型少见，约占Krabbe病的10%。其中，成年型Krabbe病在诸型中最为罕见，目前国内外报道的成人型Krabbe病不足30例。

　　Krabbe病，即GLD，为常染色体隐形遗传性脑白质病，是由于*GALC*基因突变导致的罕见的溶酶体贮积症。*GALC*基因位于14q31，包括17个外显子，16个内含子，开放阅读框架包含699个密码子，转录后生成前体蛋白(685个氨基酸)，经进一步修饰后形成两个亚单位的成熟半乳糖脑苷酯酶(分别为50 000和30 000)。基因突变导致Krabbe病的致病机制最初由Miyatake和Suzuki在1972年提出了"半乳糖苷鞘氨醇假说"。随着人类*GALC*基因的克隆成功，使得Krabbe病的研究深入到分子水平，目前公认的发病机制为：基因突变导致GALC缺乏，并导致毒性代谢产物半乳糖苷鞘氨醇及半乳糖酰基鞘氨醇于细胞内沉积，进而影响髓鞘形成及髓鞘降解。最近又有证据表明成人Krabbe病模型中存在髓鞘内独立神经元死亡，这表明GALC缺乏可导致神经元细胞自发死亡。并发现KD神经元模型不仅存在GALC活性减弱及半乳糖苷鞘氨醇水平增加，还发现了神经突触碎片及异常神经突触分支；认为半乳糖苷鞘氨醇可以诱导神经元突触缺失、线粒体破碎及溶酶体病变，因此确证了GALC产物的间接神经毒性和自主神经毒性作用，这表明可能在出现髓鞘缺失之前，Krabbe病患者体内已经存在神经元自主神经功能障碍，且独立于髓鞘缺失。最新研究表明，通过对不同分型患者体内酶活性的测定发现最重要的致病因素是前体蛋白成熟为成熟蛋白的速度。Krabbe病患者的最终病理改变主要为球样细胞形成、胶质细胞增生、轴突损失及髓鞘脱失，不仅累及中枢神经也可累及周围神经。

　　婴儿型指出生后数周至6个月发病者，发病率明显高于晚发型，发病后病情进展迅速，多在2岁前死亡。常出现喂养困难、不能安抚的哭闹、易激惹、对声音及光刺激过敏、肌张力增高及发育落后、严重的认知功能障碍，也可出现惊厥发作、共济失调、偏瘫、视力障碍等，病情进展快，发病后常常出现发育停滞。晚发型罕见，指6个月至35岁期间出现临床症状者，又分为晚发婴儿型、青少年型及成年型，临床表现上晚发型患者常表现为缓慢进展的单瘫、偏瘫，最终出现双侧锥体束损害的四肢痉挛性瘫痪，且常有视力丧失、共济失调、周围神经病变及脊髓小脑退行性变。不同分型的晚发型Krabbe病患者临床表现方面也存在差异：晚发婴儿型患者表现类似婴儿型；青年型则在智能损害和弓形足方面表现典型，小脑症状及视神经萎缩在此型中仅为个别报道；成年型临床表现多样，大部分症状轻微甚至无症状。

　　成年型 Krabbe 病在诸型中最为罕见,通常在 30 岁前发病,症状包括偏瘫、痉挛性截瘫、视力下降、球麻痹、认知障碍或痴呆,部分患者表现为不对称的肢体肌力下降和锥体束征,伴或不伴智能损害、癫痫发作、小脑性共济失调,也有文献报道早期不伴中枢神经系统受累的孤立周围神经损害患者,后期逐渐出现球麻痹、视乳头苍白或弓形足。成年型 Krabbe 病 96% 患者以痉挛性截瘫为主要表现,20% 患者存在小脑共济失调,而视神经病变和小脑共济失调较少出现在该型中。本例患者 3 年前出现认知障碍,1 年前出现行走困难,逐渐出现慢性进行性截瘫,同时存在共济失调,符合成年型 Krabbe 常见临床表现,但与以往报道的成人 Krabbe 病多以痉挛性截瘫起病不同,本患者以认知损害起病相对少见,且发病年龄较晚。但不以痉挛性截瘫起病或 30 岁以上的成年型 Krabbe 病已被多位学者报道。国内报道了一个家系 5 例主要表现为痉挛型截瘫、认知障碍伴小脑性共济失调起病的成年型 Krabbe 病,与本例患者类似。因此,即使年龄超过 30 岁,临床上患者表现为痉挛性截瘫、智能损害时亦应排除 Krabbe 病可能。

　　Krabbe 病的头颅 MRI 常见表现为锥体束走行区域、胼胝体压部和顶枕叶脑白质高信号。目前研究表明,婴儿型与晚发型 Krabbe 病患者共同影像特点为皮质脊髓束及脑白质病变。多数学者认为脑白质损害先于皮质脊髓束受累,可能与该区域白质纤维丰富,其髓鞘代谢旺盛有关。虽然各型 Krabbe 病患者影像学表现有共同特点,但亦有研究表明不同临床亚型患者 MRI 表现存在差异。婴儿型 Krabbe 病患者的 MRI 多表现为广泛的幕上及幕下白质病变,随着疾病进展,可出现大部分白质受累,后期甚至出现弥漫性脑萎缩。本例患者病变主要累及胼胝体压部、双侧侧脑室后角旁、视辐射、内囊后肢、大脑脚、中脑及脑桥腹侧沿锥体束走行区域对称性异常信号。患者认知功能损害可能与额叶、小脑萎缩有关。DWI 可显示早期脑部脱髓鞘的进展过程,随着疾病发展,高信号逐渐减弱,髓鞘完全脱失可导致弥散系数增加,这与临床疾病进展恶化相一致:即 DWI 高信号,ADC 低信号,表示此区域存在急性脱髓鞘改变及髓鞘水肿;相反,DWI 低信号,ADC 为高信号,表示此区域髓鞘完全脱失。

　　Krabbe 病临床表现及影像学上有一定特征,与其他遗传性脑白质病鉴别仍存在困难,需基因学及酶学检查确诊。同时需要与其他引起痉挛性截瘫的疾病鉴别,包括原发性侧索硬化、遗传性痉挛性截瘫、原发性胼胝体变性、亚急性脊髓联合变性、原发进展性多发性硬化等。本例患者实验室检查半乳糖苷酶活性减低支持 Krabbe 病诊断。研究表明,不同亚型 Krabbe 病患者 GALC 酶活性不同,发现婴儿型酶几乎没有活性,而成人型有 4% ~20% 的酶活性。Krabbe 病基因型与临床表型确切关系尚不明确,且不同种族突变类型不同,目前至少 128 种基因突变可与 Krabbe 病有关,婴儿型以 11–17 外显子缺失最常见。而晚发型患者基因突变常为一条 C. 857G>A,等位基因为 30 kb 缺失。此外,*G270D*(809G>A)和 *L629R*(1886T>G)基因突变通常认为与成人 Krabbe 有关。婴儿型或青年型患者在出现神经缺损症状之前进行骨髓造血干细胞移植有效。亦有报道晚发型 Krabbe 病患者造血干细胞移植后症状得到改善,部分患者临床症状和影像学未再进展。但整体上 Krabbe 病缺乏特异性治疗,对症治疗及功能康复是改善患者生活质量的主要方式。

第六节 神经元核内包涵体病

 临床资料

患者,女性,61 岁,农民,小学文化程度。主诉"反复间断头痛 6 年,记忆力下降 1 年,步态不稳 6 个月,再发 5 d"于 2019 年 7 月 5 日收入我院。患者于 2013 年 5 月无明显诱因下出现头痛,以双侧眉弓、前额头痛为主,表现为胀痛,症状呈持续性,伴烦躁、易激惹,无发热、意识障碍,遂至当地医院就诊,行"腰椎穿刺术"等相关检查,考虑"脑膜炎",给予对症治疗后(具体治疗不详)头痛症状逐渐缓解。2013 年 7 月患者再次出现头痛、吞咽困难,头痛性质同前,就诊于"当地肿瘤医院",行检查后考虑"食管癌"行手术治疗,头痛给予对症治疗后症状好转出院。其间每隔 2~3 个月发作 1 次头痛,性质同前,每次自行服用止痛药物(具体药物不详)后头痛症状可逐渐缓解。自 2018 年以来患者逐渐出现记忆力减退,以近记忆力下降为主,表现为不能记起刚刚发生的事情,不能保留新获得的信息,丢三落四,计算不能,但能完成日常生活劳动,如使用洗衣机、做饭等,伴便秘、尿频、尿急,未予处理。2019 年 1 月患者再次出现头痛,全身乏力,出现步态不稳,就诊于当地医院,行头颅 CT 示双侧白质病变伴脑萎缩,未给予特殊处理。5 d 前(2019 年 6 月 30 日)患者再次出现头痛,程度较前加重,伴四肢乏力,遂至我院就诊,以"头痛原因待查"收住入院。

既往史:患"高血压病"8 年,最高血压 160/100 mmHg,血压控制基本正常。患"2 型糖尿病"6 年,未正规治疗及监测血糖。家族史:母亲、大哥、二哥、大姐均因"食管癌"已故。家族中无头痛等类似病史。

入院查体:BP 138/89 mmHg,疼痛 3 分。意识清楚,精神差,言语流利,远、近记忆力减退,计算力明显减退,定向力、理解力稍减退。脑神经(−)。四肢肌力 5 级,肌张力正常,腱反射(−),双侧巴宾斯基征阴性。深浅感觉、共济运动未见异常。颈软,克尼格征、布鲁津斯基征阴性。心肺听诊未见明显异常。MMSE 21 分;MOCA 14 分;CDR 1.0 分;ADI 23 分。

辅助检查:葡萄糖 7.81 mmol/L。糖化血红蛋白 8.69%。传染病八项:乙肝病毒核心抗体(+),乙肝病毒 e 抗体(+),乙肝病毒表面抗体(+)。余常规、生化、免疫全套、肿瘤标志物均正常。脑脊液压力 120 mmH$_2$O。CSF 常规:潘氏试验(+)。生化:PRO 115.05 mg/dL。结核分枝杆菌涂片、细菌培养、抗酸染色、ADA、墨汁染色、AQP4、自身免疫性脑炎六项、寡克隆区带均阴性。头颅 MRI+MRA+CEMRA 示(图 3-6):双侧额叶、顶叶、颞叶可见白质异常信号影,DWI 成像可见双侧额、顶、颞叶沿皮髓质交界处呈绸带状高信号。泌尿系超声:膀胱残余尿量 86 mL。四肢肌电图:左腓总神经 MCV 减慢,波幅下降;双尺神经、双正中神经、双胫神经、右腓总神经 MCV 减慢,波幅正常;SCV:右桡神经、双腓浅神经 SNAP 未引出;双尺神经、右正中神经、左桡神经 SCV 减慢,波幅正常;提示四肢多发性周围神经损害。肛门括约肌肌电图未见异常。脑电图未见异常。留取左侧小腿处距外踝约 10 cm 的皮肤进行活检,病理检查提示(图 3-7):小汗腺细胞、成纤维细胞、脂肪细胞内可见核内包涵体。基因检测提示 *NOTCH2NLC* 基因 5' 端的 GGC 异常重复扩增。入院后给予止痛、改善认知功能、控制血压、血糖等对症支持治疗,好转出院。

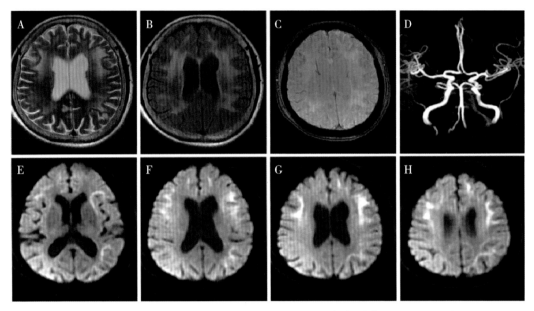

头颅 MRI T$_2$(A)、FLAIR(B)示双侧额叶、顶叶、颞叶及皮质下可见白质异常信号影;C. SWI 示未见出血;
D. MRA 未见明显异常;E ~ H. DWI 示双侧额、顶、颞、枕叶沿皮髓质交界处绸带状高信号影。

图 3-6 头颅 MRI+MRA+CEMRA

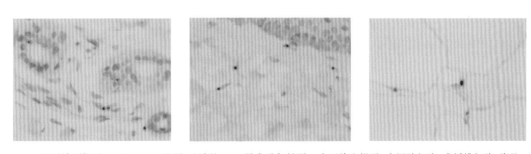

基因检测提示 *NOTCH2NLC* 基因 5' 端的 GGC 异常重复扩增。病理检查提示:小汗腺细胞、成纤维细胞、脂肪细胞内可见核内包涵体。

图 3-7 基因检测

讨论及文献综述

该患者中年女性,慢性进展性起病,主要临床表现为 3 点。①中枢神经系统受累:包括头痛,认知功能减退,精神行为异常,步态不稳。②周围神经症状:肌电图提示多发周围神经损害。③自主神经症状:患者出现便秘,尿频、尿急,查体可见双侧瞳孔缩小,膀胱残余尿量为 86 mL。影像学表现 MRI T_2、FLAIR 可见广泛的脑白质病变,DWI 上可见额叶、颞叶沿皮质、髓质交界处呈飘带状高信号。皮肤活检小汗腺细胞、成纤维细胞、脂肪细胞内可见核内包涵体。根据患者既往病史、临床症状、体征及辅助检查,诊断:散发型成人型神经元核内包涵体病(neuronal intranuclear inclusion disease,NIID)。

神经元核内包涵体病,也被称为神经元在细胞核内的嗜酸性透明质疾病(neuronal intranuclear hyaline inclusion disease,NIHID),是一种进展缓慢的神经退行性疾病,其特征性表现是在中枢和外周神经系统以及内脏器官中存在有嗜酸性透明质核内包涵体。

1968 年由 Lindenberg 在 1 例临床表现为进行性痉挛、精神发育迟滞、共济失调和自主神经功能损害的 28 岁患者的大脑和内脏细胞内发现了核内包涵体,首次提出"NIID"的诊断。此后 NIID 的发展史分为两个阶段,第一阶段从 1968 年到 2011 年,通过尸检、神经活检、直肠活检等途径报道了大约 40 余例的 NIID 患者,绝大多数患者均为婴幼儿或者青少年起病,主要表现为大脑皮质功能障碍和锥体外系症状为主的神经系统变性病变。第二阶段 2011 年由日本学者 Sone 等采用皮肤活检成功诊断了 NIID 疾病。2014 年 Sone 在 NIID 患者的磁共振影像中发现了特征性的改变即 DWI 成像显示皮质–髓质交界高信号病变,可以作为诊断此病的一个重要线索。因此,目前认为 NIID 的诊断主要通过磁共振成像联合皮肤活检来确诊。

目前,关于 NIID 的病理生理机制尚未明确,NIID 是遗传性神经变性疾病中的一种重要病理表现。其组织细胞中存在嗜酸性透明包涵体,而此包涵体是位于核周直径为 $1.5 \sim 10.0~\mu m$ 的圆形物质,泛素、p62 阳性,且由电镜下无模结构的纤维物质组成。嗜酸性透明包涵体主要存在于神经元和神经胶质细胞中,并且神经胶质细胞占大多数比例,这种嗜酸性透明包涵体主要分布在 3 个系统包括中枢、周围神经系统和非神经组织中。大部分神经变性疾病是由基因突变表达的三核苷酸重复疾病蛋白引起,并且所有已知的三核苷酸重复疾病神经元内都存在神经元核内包涵体,故目前对神经元核内包涵体的研究主要表现在此类疾病中。神经元核内包涵体形成的必要条件是特异性基因扩增的三核苷酸重复序列,其主要是通过泛素/蛋白水解酶途径在包涵体的形成中发挥重要作用。有研究指出嗜酸性核内包涵体主要存在于患者的脂肪细胞、成纤维细胞和皮肤组织中的汗腺细胞。因此,皮肤活检中特征性核内包涵体的存在可以作为 NIID 的主要诊断标准。

NIID 的临床症状主要累及三大系统,包括中枢、周围及自主神经系统。其临床特征多种多样,从婴儿到老年均可发病,根据发病年龄分为未成年型和成年型,未成年型分为儿童型和青少年型;成年型分为散发型和家族型。①散发型 NIID:平均发病年龄为

63.6岁,病程平均持续时间5.3年,其主要临床表现常以痴呆为主,还可以表现为精神行为异常、共济失调、全面强直阵挛发作、发作性意识障碍、亚急性发作性脑炎、强直、震颤、肌无力、感觉障碍及自主神经障碍。②家族型NIID的临床症状往往长达数十年,主要分为痴呆组和肢体无力组两组。痴呆组的平均发病年龄为56.2岁,平均持续时间为7.6年,以痴呆(100%)为主,伴有轻微的周围、中枢及自主神经症状。而肢体无力组的平均发病年龄为27.5岁,病程平均持续时间为21.1年,以肢体无力(100%)为首发症状,其余可出现感觉障碍、呕吐、膀胱功能障碍等。本例患者系散发性,临床表现主要累及中枢、周围及自主神经系统,为散发型NIID常见的临床症状。

磁共振是诊断评估疑似神经退行性疾病的重要工具,特别是在早期临床症状和体征呈现非特异性。NIID患者的头颅MRI T_2 及FLIAR成像可见广泛脑白质病变,在 T_2 成像上均可见Fazekas分级评分2级以上的脑白质病变,部分患者病变可累及胼胝体、外囊、小脑中叶、丘脑及基底神经节等。所有的患者均可出现广泛性脑及小脑萎缩等改变。另外,DWI成像上均可见皮质下灰质与白质交界处明显的曲线性高信号,此高信号仅存在于皮质、髓质交界处,主要累及额叶、顶叶和颞叶,并随着疾病的进展病灶不断向后延伸至枕叶。这种特征性的DWI高信号被命名为"皮质下绸带征",为诊断NIID提供了强有力的线索。因此,当患者出现特征性的临床表现,结合皮质髓质交界区DWI高信号时,提示临床医生应该疑诊NIID,建议进一步行皮肤活检病理检查,明确NIID的诊断。成人型NIID的诊断流程图见图3-8。

NIID是一种神经系统变性病,随着诊断的明确,目前尚无有效的药物治疗,目前对于该病的治疗,主要以对症支持治疗为主,如头痛给予对症止痛药物,癫痫发作给予抗癫痫治疗,周围神经受累给予营养神经治疗等。

综上所述,成人发病的NIID似乎不是一种非常罕见的疾病,其患病率可能比以前认为的要高,并且NIID的诊断可能被低估。因此,当 T_2 加权像上出现广泛的脑白质病变,DWI成像上出现皮质下绸带征时,需从影像中快速识别NIID患者。神经内科及放射科医师都应该认识到此典型的磁共振影像表现,结合临床症状及皮肤活检,来进一步确诊NIID。通过对临床上不断增多的新的病例的总结,期待更多的有关NIID的发病机制及治疗方面的研究。

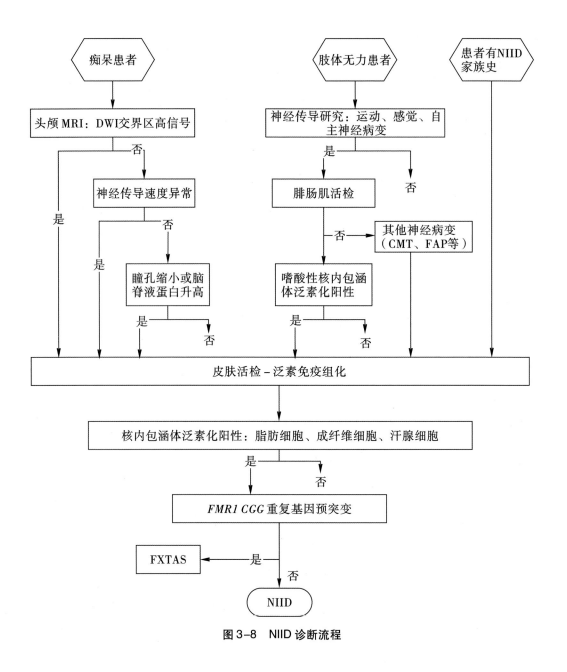

图 3-8 NIID 诊断流程

第七节 皮质基底节变性

 临床资料

患者,女性,55 岁,右利手,农民,小学文化。以"进行性言语障碍 4 年,加重伴右上肢无力 1 年"代主诉于 2018 年 10 月 28 日收入我院。入院 4 年前患者由老家去信阳居住后出现性格改变,言语较前减少(既往性格开朗),对话能力减退,偶有找词困难,家属未介意。3 年前因拔牙后出现言语障碍,表现为口齿不清、语速变慢、找词困难,经常语言不连续,但能与他人交流,家属自认为与拔牙有关,未治疗。同年言语障碍逐渐加重,其间因"胃部不适"就诊于信阳某医院,行头颅 MRI 提示:脑萎缩,给予药物治疗(具体不详)效差。2 年前言语障碍进一步加重,只能简单交流,例如"我吃饭、不吃"等,同期因"胃部不适"症状加重,再次就诊于信阳某医院,诊断为脾巨大囊肿、胆囊结石,行脾切除术、胆囊切除术,术后语言障碍症状明显加重,仅能用"是、不是"表达,伴有右上肢行动笨拙,表现为不会开门、不能持筷,尚能做简单动作,例如:可切菜但大小不等、炒菜仅能推,就诊于郑州某医院行头颅 MRI 示脑萎缩,头颈部 CTA 未见明显异常,未特殊治疗。1 年前患者不能言语,仅能通过点头、摇头表达意思,其中正确率约 60%,同时右上肢行动笨拙加重,精细动作不能,再次就诊于郑州某医院,头颅 MRI 检查提示脑萎缩,给予艾地苯醌片、奥拉西坦片治疗效果差。后就诊于武汉协和医院,诊断为"抑郁症",给予抗抑郁治疗(具体用药量不详),因无效患者自行停用。近期逐渐出现反应迟钝,时有易怒、发脾气、情绪不稳定,为求进一步诊疗,来我院就诊。既往体质健康。个人史、家族史无特殊。

入院查体:BP 120/70 mmHg。意识清楚,步态基本正常,反应迟钝,余高级智能检查不合作,完全运动性失语、不完全感觉性失语。失算症、失写症、左右失认。咽反射迟钝,饮水时有呛咳,30 mL 洼田饮水试验可疑阳性。右上肢肌力 4 级,余肢体肌力 5 级,右侧肢体肌张力增高。四肢腱反射(+++)。双侧下颌反射阳性。右侧巴宾斯基征(+)。深浅感觉系统检查不配合。指鼻试验、跟膝胫试验不配合。脑膜刺激征阴性。

辅助检查:血脂六项示 TG 1.72 mmol/L。血同型半胱氨酸 23.9 μmol/L。甲胎蛋白 9.90 ng/mL。余生化、免疫全项、肿瘤标志物及副肿瘤抗体均阴性。头颅 CT 及头颅 MRI 平扫示(图 3-9):双侧额、颞叶、左侧基底节非对称性萎缩。胸部 CT、脑电图、腹部超声未见明显异常。心理测评 SAS+SDS+HAMA+HAMD:中度抑郁,轻度焦虑。汉语失语症检查量表:谈话(患者不配合);理解:听理解 42/60 分(可理解简单语句,复杂语句理解困难);听辨认 62/90 分(存在左右辨别不能);口头指令 34/80 分(可完成简单指令,复杂指令困难);复述,患者不配合;阅读,听辨认得分 0 分;书写,患者不配合;结构与空间:患者存在空间辨别不能。运用:面部存在部分失用;右上肢失用;计算:患者计算不能。头颅

MRA+SWI+PWI(图3-10):左侧大脑半球达峰时间延迟,余未见异常。PECT(图3-10):左侧额、颞、顶叶、海马、左侧基底节、丘脑及右侧颞叶显著萎缩,葡萄糖代谢减低。

入院诊断:皮质基底节变性。给予改善认知功能、抗焦虑、抑郁等对症支持治疗,患者认知功能未见明显改善出院。1年后随访,患者生活不能自理(不认识家人,完全不能言语,行动需要人搀扶,大小便失禁)。

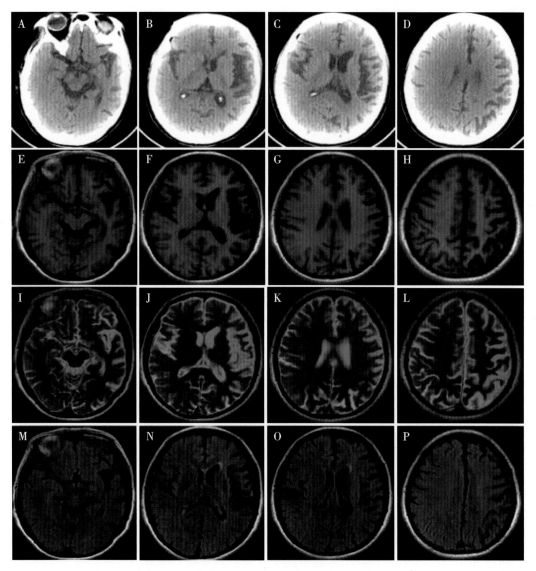

头颅CT(A~D):示双侧额、颞叶、左侧基底节非对称性萎缩;头颅MRI:T_1WI(E~H)、T_2WI(I~L)、FLAIR(M~P)示双侧额、颞叶、左侧基底节非对称性萎缩。

图3-9 头颅CT+MRI

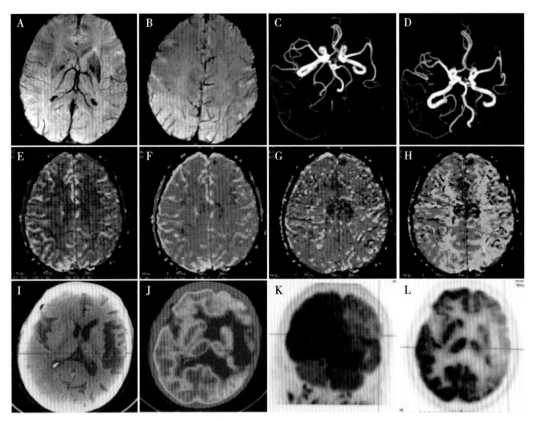

A、B. SWI 未见明显异常；C、D. MRA 未见明显异常；E~H. PWI 左侧大脑半球达峰时间延迟；I~L. PECT 示左侧额、颞、顶叶、海马、左侧基底节、丘脑及右侧颞叶显著萎缩，葡萄糖代谢减低。

图 3-10　头颅 MRA+SWI+PWI

讨论及文献综述

患者进行性言语障碍，提示优势半球言语中枢受累；认知功能障碍、精神行为异常，提示大脑皮质或边缘叶受累；失用，提示岛叶受累；右上肢无力，右侧巴宾斯基征阳性，提示左侧锥体束受累；以上定位于双侧大脑皮质基底节，以左侧为主。患者中年女性，慢性病程，存在神经功能缺损的症状及体征；头颅 MRI 示双侧额、颞叶皮质非对称性萎缩；PECT：左侧额、颞、顶叶、海马、左侧基底节、丘脑及右侧颞叶显著萎缩，葡萄糖代谢减低；FAB 评分：7 分。临床诊断：皮质基底节变性。

1968 年，Rebeiz 报道 3 例以明显运动障碍、缓慢而笨拙的随意运动和姿势异常为特征表现的病例，首次明确地描述皮质基底节变性（corticobasal degeneration，CBD）这一概念。CBD 是一种罕见的神经退行性疾病，其病理学特征主要表现为 tau 蛋白的沉积，大脑皮质和皮质下区域（包括黑质、纹状体）的神经元丢失、气球样变及神经胶质变性。其发病率为每年（0.62~0.92）/10 万，占帕金森病的比例为 4%~6%，患病率为（4.9~7.3）/

10万,其平均发病年龄为63.5岁。

CBD临床表现以运动症状与高级皮质病变相关症状的不同组合为特点。运动症状主要表现为非对称的耐左旋多巴的帕金森病、肌张力障碍和肌阵挛。肌强直(85%)和运动迟缓(76%)是最常见的运动表现,大多数患者对左旋多巴无反应,在极少数患者中,左旋多巴治疗后可出现轻中度缓解,但持续时间短暂。40%的CBD患者存在肌张力障碍,大约80%的患者有上肢肌张力障碍,肌张力障碍通常最初会影响一只手臂,躯干和腿部肌张力障碍很少见。CBD的其他运动症状包括姿势不稳和跌倒、步态异常、震颤等。

高级皮质病变主要表现为失用症、肢体异己征、皮质感觉缺失、认识障碍、行为改变以及失语等。失用症是CBD的核心症状之一,约57%的CBD患者有肢体失用,观念运动性失用为最常见的类型,也可表现为部分肢体运动性失用、口部失用、睁眼失用等。肢体异己征表现为复杂无意识的肢体运动,或感觉肢体不是自己的一部分且有其自己的意志,也可仅仅表现为简单的肢体不受控制的抬高。CBD患者可表现为行为障碍,起初会出现冷漠、反社会行为、性格改变、易怒、过度消费和性欲亢进,但随着疾病的发展,抑郁、冷漠和性快感丧失更为常见。

CBD通常可分4种表型:皮质基底节综合征(cortical basal ganglia syndrome,CBS)、额叶行为空间综合征(frontal behavioral intermediate syndrome,FBS)、非流利性原发性进行性失语(non-fluent primary progressive aphasia,naPPA)、进行性核上性麻痹综合征(progressive supranuclear palsy syndrome,PSPS)。约5%为上述表型的混合表现。很可能CBS,非对称性,并满足以下①~③中的2个运动症状和④~⑥中的2个皮质症状:①肌强直或运动迟缓;②肢体肌张力障碍;③肢体肌阵挛;④口或肢体失用;⑤皮质感觉障碍;⑥异己肢。可能CBS:为对称性,并满足以下①~③中1个运动症状和④~⑥中1个皮质症状:①肌强直或行动迟缓;②肢体肌张力障碍;③肢体肌阵挛;④口或肢体失用;⑤皮质感觉障碍;⑥异己肢。FBS满足以下2个症状:①执行功能障碍;②行为或人格改变;③视空间功能障碍。naPPA:语法错误加以下1个症状:①语法或句子理解障碍而单个词语理解相对保留;②言语产生困难(言语失用症)。PSPS满足以下3个症状:①轴性或对称性肌强直或运动障碍;②姿势不稳或跌倒;③尿失禁;④行为改变;⑤核上性垂直凝视麻痹或垂直扫视速度下降。

CBD辅助检查主要包括影像学检查、基因检测、病理检查。结构影像学:CBD影像学多表现为大脑额、颞、顶部不对称皮质萎缩。CBD及CBS的典型MRI表现为运动前区、辅助运动区和扣带回后部、额叶中部不对称性皮质萎缩。功能影像学:DTI检查可显示胼胝体及皮质-脊髓束白质纤维及下丘脑异常。SPECT和PET检查显示不对称性额颞叶及基底节葡萄糖代谢及灌注减低。DAT成像检查可发现CBD患者不对称性皮质及基底节区DAT活性下降。tau蛋白PET成像检查可提示CBD患者皮质及基底节的tau蛋白沉积,但采用不同放射性配体的有关表现仍需进一步研究。经颅超声(transcranial sonography,TCS)检查可能显示双侧黑质强回声。目前,尚未发现与CBD发病相关的明确致病基因,有研究显示CBD的病理机制主要为tau的异常沉积,微管相关蛋白tau基因突变可导致 CBD。与其他神经变性疾病相似,CBD 的诊断仍以病理学为"金标准",但研究表明仅有 25% ~56% 临床诊断的患者可获得病理活组织检查。

CBD 鉴别诊断主要包括 PD、PSP、AD、路易体痴呆等。①PD 患者的震颤多表现为 4~6 Hz 的静止性震颤,对左旋多巴有持续反应性。CBD 的震颤多为姿势性和动作性,可进展为肌阵挛,震颤及强直多见于上肢,且对左旋多巴治疗反应差,常伴有皮质感觉缺失、失用和异己肢等。中晚期 CBD 患者的 MRI 可见不对称性额顶叶皮质萎缩。②PSP:若早期出现垂直性眼肌麻痹、步态障碍及跌倒,需考虑 PSP。CBD 与 PSP 都可出现强直、姿势不稳。CBD 患者多伴有肌阵挛、皮质感觉缺失、失用、异己肢征等;CBD 的临床分型中 PSPS 型的临床表现与 PSP 早期临床难以鉴别,后期可出现核上性凝视麻痹和跌倒。PSP 患者头颅 MRI(正中矢状位 T_1WI)可表现为以中脑萎缩为主的特征性征象:中脑被盖上缘平坦及蜂鸟征。PSP 和 CBD 在临床上鉴别诊断困难。③AD:AD 患者多在早期出现近记忆损害,早期遗忘症状明显及存在 AD 相关基因突变,而 CBD 患者的认知功能障碍多于病程中晚期出现,且学习和记忆相对保留,主要表现为皮质感觉缺失、失用、异己肢征等。AD 患者 MRI 检查显示的海马萎缩有助于和 CBD 相鉴别,AD 患者脑脊液 Aβ42 降低也有助于鉴别。④路易体痴呆:DLB 患者主要表现为帕金森病、波动性认知功能障碍和视幻觉,常伴有快速眼动睡眠期行为障碍,可有记忆缺失、失语、失用、皮质感觉缺失等。CBD 患者幻觉少见有助于鉴别。

CBD 无特效药物治疗,临床治疗主要是症状性治疗。症状性治疗一般是针对患者的运动症状及认知和精神症状。通过改善症状,从而提高患者的生活质量。

综上所述,皮质基底节变性临床相对少见,本病例旨在提高对这一类疾病的认识。但本病例仍有不足:①缺乏 PECT,非^{18}F-AV45PET 检查;②缺乏组织病理学、DTI、DAT 成像。

第八节　多系统萎缩

 临床资料

患者,女性,71 岁,主诉"头晕、步态不稳 2 年,加重 20 d"于 2018 年 8 月 13 日入院。患者入院 2 年前无明显诱因逐渐出现头晕、步态不稳,如踩棉花感,夜间不敢独自行走,呈持续性,无视物模糊,无恶心、呕吐,无饮水呛咳、吞咽困难,无胸闷、呼吸困难,无跌倒发作,无四肢抽搐,意识障碍,无大小便失禁等,就诊于当地医院,行头颅 MRI+颈、胸、腰椎 MRI 提示颈椎病、腰椎间盘突出,给予间断治疗效果差(具体不详)。20 d 前上述症状较前加重,行走需人搀扶或搀扶其他工具,伴尿频、尿急、便秘等,无记忆力减退等。为求进一步诊治,今来我院就诊,以"共济失调原因待查"收入院。发病以来,意识清楚,长期便秘,尿频、尿急、夜尿增多,体重无显著变化。

既往史:否认"脑血管病、高血压病、2 型糖尿病、冠心病、肾病"史。

入院查体:卧立位血压,卧位 127/97 mmHg,坐位 83/62 mmHg,立位 1 min 84/62 mmHg,立位 5 min 87/63 mmHg。步基增宽,意识清楚,精神差,言语流利,高级智能稍减退。脑神经均查体阴性。四肢肌力 5 级,四肢肌张力增高,左侧为著,四肢腱反射(++),双侧巴宾斯基征阳性,双下肢图形觉、两点辨别觉、位置觉减退,双侧指鼻试验欠稳准,双侧跟膝胫试验欠稳准,龙贝格征阳性(睁闭眼均不稳)。

辅助检查:甲状腺功能三项示 T_3 7.21 pmol/L,T_4 17.36 pmol/L,TSH 0.23 mIU/L,余生化均未见明显异常。肌电图:双正中神经腕部脱髓鞘,以左侧为重;双胫神经 H 反射未引出;右下肢自主神经功能损害,双上肢及左下肢自主神经功能未见异常;双正中神经、双尺神经、双胫神经 F 波未见异常;四肢深感觉径路未见异常。头颅 MRI 示(图 3-11):小脑、脑桥萎缩,脑桥呈"十字征",双侧桥臂异常信号;颅脑 MRA 未见异常。颈部超声未见异常。根据患者以上病史、症状及体征,临床诊断考虑多系统萎缩,出院治后非药物治疗给予穿弹力袜、高盐饮食、夜间抬高床头,药物给予米多君片 2.5 mg/(3 次·d)、美多芭片 125 mg/(3 次·d)(空腹)、奥昔布宁片 5 mg/(3 次·d)、帕罗西汀片 20 mg/(2 次·d)。

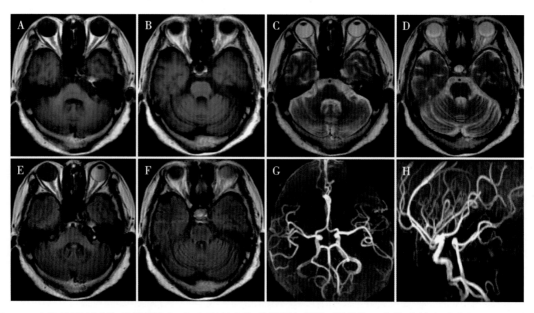

A、B. T_1WI 示小脑、脑桥萎缩;B~D. T_2WI 示小脑、脑桥萎缩,桥臂可见稍长 T_2 信号,脑桥呈"十字征";E~F. FLAIR 示小脑、脑桥萎缩,桥臂高信号,脑桥呈"十字征";G~H. MRA 示脑颅内血管正常。

图 3-11 头颅 MRI+MRA

讨论及文献综述

患者头晕、步态不稳、共济失调,提示小脑神经核受累;双下肢复合感觉减退,提示脊髓后索、侧索受累;四肢肌张力增高,提示锥体外系受累;双侧巴宾斯基征阳性,提示锥体束受累;卧立位血压阳性、便秘、尿频,提示自主神经受累,综合定位于小脑、后索、锥体外系、锥体束、自主神经。患者老年女性,慢性起病,进行性加重;逐渐出现小脑、后索、锥体外系、锥体束、自主神经损害症候群,头颅 MRI 提示小脑、脑桥萎缩,桥臂呈"十字征",临床诊断:多系统萎缩。

多系统萎缩(multiple system atrophy,MSA)是一种散发性、快速进展的神经系统退行性疾病,临床表现为以自主神经功能障碍、小脑性共济失调、帕金森病及锥体束受损为主的症状与体征。目前主要分为两种临床类型:帕金森型(MSA-P)和小脑型(MSA-C),不同患者可表现为各种症状重叠组合。多系统萎缩多于 50~60 岁发病,男性发病率高于女性。该病多隐匿起病,缓慢进展,总体预后不良,平均生存时间小于 9 年。

MSA 的临床表现主要包括自主神经功能障碍、帕金森病表现、小脑性共济失调等。①自主神经功能障碍为 MSA 各亚型的共同特征,主要包括体位性低血压(收缩压下降>20 mmHg 或舒张压下降>10 mmHg),泌尿生殖系统功能障碍(尿频、尿急、尿失禁、夜尿增多、残余尿量增加,部分男性患者常伴有勃起功能障碍)、排便费力(便秘)、排汗异常等。②帕金森病表现(MSA-P 型):运动迟缓、肢体僵直、姿势性震颤、姿势平衡障碍等。对左旋多巴治疗反应不佳,静止性震颤少见,可与原发性帕金森病相鉴别。③小脑性共济失调(MSA-C 型):临床表现为进行性步态和肢体共济失调,从下肢开始,以下肢表现较突出,并伴有显著的构音障碍和眼球震颤等小脑性共济失调。MSA 常见锥体束征,大多数 MSA 患者可于发病前数年出现快速眼动睡眠期行为障碍(rapicl eye movement sleep behavior disorder,RBD)、睡眠呼吸暂停,推测这可能是该病的前驱症状。中晚期患者一般表现为颈项前屈,腰部酸软无力,明显弯腰姿势;部分患者还可出现吸气性喘鸣。本病例患者以头晕、步态不稳起病,指鼻、跟膝胫试验均欠稳准,存在小脑性共济失调,符合MSA-C 型;查体示步基增宽、四肢肌张力增高,考虑患者存在部分锥体外系病变,存在MSA-P 型症状,同时患者卧立位血压阳性,存在便秘、尿频等自主神经功能损伤的症状,故根据患者临床症状及体征,综合考虑患者符合 MSA 的典型临床症状。

MSA 在头颅 MRI 上的典型特点是壳核变薄伴高信号、壳核后外侧部变窄伴高信号、壳核、小脑中脚、脑桥、小脑萎缩和脑桥"十字征"。其中"十字征"和"壳核边缘高信号征"被认为是 MSA 的特异性 MRI 表现。脑桥"十字征"的病理学基础是脑桥核及其发出的通过小脑中脚到达小脑的纤维(桥横纤维)选择性变性,而小脑上脚纤维、锥体束、内侧丘系和脑桥背盖部却未受损,脑桥神经元、桥横纤维、小脑中脚因变性而严重减少,同时神经胶质增生使其水量增加,从而导致"十字征"形成。其中"十字征"演变过程分为6 期:0 期正常;Ⅰ期开始出现垂直高信号影;Ⅱ期出现清晰垂直高信号影;Ⅲ期继垂直线后开始出现水平高信号影;Ⅳ期为清晰的垂直线和水平线同时出现;Ⅴ期为水平线前方的脑桥腹侧出现高信号,或脑桥基底部萎缩引起的腹侧脑桥体积缩小,并发现水平线总是在垂直线后出现。本例患者头颅 MRI 可见典型脑桥、小脑萎缩,同时 T_2WI 及 FLIAR 脑桥可见典型的"十字征"形成,符合 MSA 的典型影像学表现。

　　MSA 的诊断标准,基于自主神经功能和排尿功能障碍、帕金森病、小脑功能障碍和锥体束损害,将其分为"可能的"(possible)、"很可能的"(probable)和"确诊的"(definite)共3 个等级:"可能的"MSA 为帕金森病或小脑功能障碍合并至少 1 项自主神经功能障碍和至少 1 项其他特征;"很可能的"MSA 为自主神经功能和排尿功能障碍诊断标准加多巴胺反应差的帕金森病或小脑功能障碍;"确诊的"MSA 为经病理证实的少突胶质细胞胞质中可见包涵体伴黑质纹状体和橄榄体脑桥小脑通路的变性改变。本例患者慢性起病,进行性加重,出现自主神经功能障碍,同时存在帕金森病和步态共济失调,考虑患者临床诊断"很可能的"MSA 明确。

　　MSA 的治疗尚无特异性治疗,主要是针对自主神经障碍和帕金森病进行治疗。体位性低血压患者,可以试用盐酸米多君口服,排尿障碍患者可选用曲司氯铵、奥昔布宁或托特罗定;帕金森病患者可选择左旋多巴,可能改善患者的运动功能。MSA 作为进展快、预后差的神经退行性疾病,早期诊断和治疗对患者生活质量改善至关重要,因此,在临床中典型的临床表现及磁共振影像学能帮助快速诊断,尽早治疗。

第九节　Hallervorden-Spatz 综合征

临床资料

　　患者,女性,50 岁,右利手,农民。主诉"发作性跌倒 3 年,言语不利 1 年"于 2019 年4 月 20 日入院。入院 3 年前患者无明显诱因出现行走时向前跌倒,后可自行爬起,伴行动迟缓,无静止性震颤,无饮水呛咳、吞咽困难,无嗅觉减退,无便秘、尿频、尿急,无四肢抽搐、意识障碍等,上述症状间断出现,多次就诊于当地医院,按照"脑梗死"治疗效果差,1 年前患者出现言语不利,无肢体麻木、无力,症状呈进行性加重,为进一步诊治收入我院。

　　既往史:否认"高血压病、2 型糖尿病、肝病、肾病"等病史。

　　入院查体:T 36.8 ℃,P 80 次/min,R 16 次/min,BP 110/68 mmHg。意识清楚,构音障碍,高级智能稍减退。双侧瞳孔等大等圆,直径约 3.0 mm,对光反射灵敏,双侧鼻唇沟对称,伸舌居中,咽反射存在,饮水有时呛咳。四肢肌力 5 级,四肢肌张力增高,四肢腱反射对称存在,双侧巴宾斯基征阳性。颈软,克尼格征、布鲁津斯基征阴性。心、肺、腹部查体未见异常。

　　辅助检查:脑利尿钠肽 111.3 pg/mL。C 反应蛋白 13.2 mg/L。类风湿因子

110 IU/mL。红细胞沉降率 46 mm/h。甲状腺功能三项、血清铜蓝蛋白均正常,余生化、风湿免疫全套、肿瘤标志物未见明显异常。颈部血管超声:双侧颈动脉内中膜增厚并斑块(多发),左侧颈内动脉狭窄(近段 50% ~ 69%),右侧锁骨下动脉斑块。双下肢血管超声:双下肢动脉内中膜增厚并斑块(多发)。心脏彩超、腹部彩超未见明显异常。头颅 MRI(图 3-12):双侧苍白球可见短 T_2 信号影,呈"虎眼征"改变,双侧侧脑室旁及基底节区见斑片状异常信号影;头颅 SWI(图 3-13)示双侧苍白球可见含铁血黄素沉积。头颅 MRI 增强未见强化改变;头颅 MRA 未见明显狭窄。

出院时给予吞咽功能康复锻炼、美多芭片缓解肌张力治疗,同时给予抗血小板聚集、高强度他汀等对症治疗。6 个月门诊随访,患者因跌倒发作,不敢自行行走,肌张力较前稍好转。

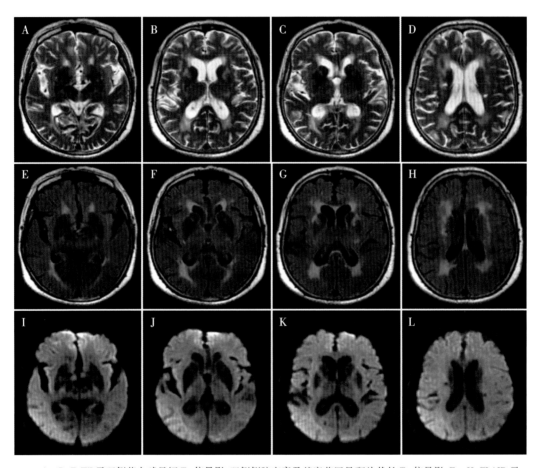

A ~ D. T_2WI 示双侧苍白球呈短 T_2 信号影,双侧侧脑室旁及基底节区见斑片状长 T_2 信号影;E ~ H. FLAIR 示双侧苍白球呈"虎眼征",侧脑室旁、基底节区斑片状高信号影;I ~ L. DWI 呈双侧苍白球呈低信号影。

图 3-12 头颅 MRI

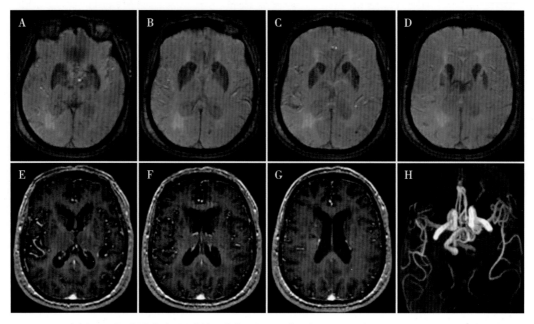

A～D.头颅SWI示双侧苍白球可见含铁血黄素沉积,呈"虎眼征";E～G.头颅MRI增强未见强化改变;H.头颅MRA未见明显狭窄。

图3-13　头颅SWI+MRI增强+MRA

讨论及文献综述

患者发作性跌倒、肌张力增高、行动迟缓,提示锥体外系受累;构音障碍,饮水呛咳,提示双侧皮质及脑干束受累,双侧巴宾斯基征阳性,提示锥体束受累,定位于双侧基底节区;患者中年女性,亚急性起病,进行性加重,主要表现为锥体外系、锥体系受累及假性球麻痹等症候群;头颅MRI示双侧苍白球对称性异常信号,呈"虎眼征",SWI示双侧苍白球可见含铁血黄素沉积。临床诊断:Hallervorden-Spatz综合征(Hallervorden-Spatz syndrome,HSS)。

Hallervorden-Spatz综合征又称为苍白球黑质红核色素变性,是一种罕见的因铁代谢障碍引起的中枢神经系统变性疾病。本病为常染色体隐性遗传,由于大多数HSS患者存在泛酸盐激酶2基因突变,因此称为泛酸盐激酶相关神经变性,突变导致铁盐在苍白球、黑质沉积。Hallervorden和Spatz于1922年首先报道该病。

HSS的典型神经病理改变包括大体标本可见苍白球和黑质棕色素沉积;镜下可见苍白球和黑质有髓神经纤维和神经元脱失,伴有胶质细胞增生,在苍白球、黑质、大脑皮质、脑干等部位广泛播散的局灶性神经轴球形肿胀,称为"球形体"。甚至在"球形体"内均可见广泛分布的α-突触核蛋白免疫阳性的Lewy小体。因此,推测突触核蛋白在HSS发病中可能起重要作用。研究发现,有和无Lewy小体在HSS表型上没有差别。少数患者可累及海马和脊髓。部分患者有额颞叶萎缩。HSS 除累及中枢神经系统外,肌肉系统也可受累,但肌肉病理改变是原发性损害还是继发性神经损害并不清楚。

　　HSS 的临床表现多样,具有很强的临床异质性。根据发病年龄、临床表现及疾病进展速度可将 HSS 分为经典型和非经典型。经典型和非经典型主要临床症状有所不同。经典型 HSS 的发病年龄往往较早,多在 6 岁以前,且进展迅速。主要临床表现为肌张力障碍、构音障碍、肌强直、皮质脊髓束受累,随病情进展可逐渐出现痉挛步态、腱反射增高、病理征阳性等锥体束受累症状以及视神经萎缩及视网膜色素变性等;亦有部分患者始终仅表现单一的症状。患者多于发病后 10～15 年失去独立行走能力,部分患者可出现智能发育迟滞。而非经典型 HSS 则呈高度临床异质性。发病年龄较晚,通常为 14 岁以上,但有相关文献报道最大发病年龄为 80 岁。且进展相对缓慢。言语障碍(包括语句重复和构音障碍)和精神异常(抑郁、情绪行为冲动或暴力倾向)为非典型患者较为特异的症状。同时,由肌张力障碍及肌强直所导致的运动障碍和步态异常仍然是非典型 HSS 的主要症状,进展速度相对较慢,通常在发病后的 15～40 年失去独立行走能力。本例患者临床表现为肌张力障碍、构音障碍,符合非经典型 HSS 临床表现,但患者发病年龄晚,提示发病年龄可能存在个体差异。同时患者临床表现进展缓慢,需重点关注有无精神异常,因此,长期随访是有必要的。

　　HSS 影像学上有较为特异性的表现。头颅 MRI 检查对 HSS 的诊断有重要价值,是 HSS 的有效检查手段。在 T_2WI 影像中双侧苍白球部位由于铁沉积显示低信号,而苍白球的前内侧由于神经元死亡、胶质增生而显示高信号,称“虎眼征”。晚期患者由于铁沉积进一步加重,中间高信号逐渐消失,呈均一低信号。研究发现,“虎眼征”存在于所有泛酸酰激酶 2 基因突变的患者中,而未发生泛酸酰激酶 2 基因突变的患者中无此征象。正常儿童及青年人脑部的铁沉积较少,故“虎眼征”在 HSS 的诊断中具有重要的意义。SWI 在显示铁质沉积、静脉结构及血液代谢产物等方面十分敏感,对该病的诊断和鉴别诊断非常有意义。SWI 可以很好地显示 HSS 患者脑内的铁沉积,表现为苍白球、黑质的低信号。本例患者影像学检查示双侧苍白球对称性异常信号,呈“虎眼征”,SWI 双侧苍白球含铁血黄素沉积,符合典型 HSS 影像学表现。

　　由于 HSS 患者通常全身及脑脊液的铁含量正常,血浆中的铁蛋白、转铁蛋白及血浆铜蓝蛋白含量也正常,故实验室检查对该病诊断价值有限。血生化检查如血清铁、铁蛋白、转运铁蛋白及铜蓝蛋白等一般正常,有些患者外周血检查可见棘红细胞增多,少数患者可见血清肌酶显著增高,除了棘红细胞增多外,血清蛋白电泳显示前 β 脂蛋白明显减少甚至缺如,临床和视网膜检查有视网膜色素变性,MRI 显示“虎眼征”。这类患者被称为低前 β 脂蛋白血症-棘红细胞增多症-视网膜色素变性-苍白球变性综合征。因此,对临床怀疑 HSS 的患者可进行血棘红细胞、肌酶和血清蛋白电泳等检查,以期发现 HSS 罕见的临床亚型。

　　HSS 需要和一氧化碳中毒、生理性钙化、肝豆状核变性、Fahr's 综合征多种病变相鉴别。一氧化碳中毒常可累及双侧基底节区,造成局部变性及坏死,MRI 病变晚期基底节

区可见对称性长 T_1 长 T_2 改变,鉴别时需要结合临床病史。生理性钙化多见于40岁以上的人,常见于双侧苍白球,CT表现比较有特异性,典型的高密度可以鉴别。肝豆状核变性是一种铜代谢障碍而引起的肝硬化和脑变性疾病,脑部改变以豆状核明显,也可累及尾状核、红核、丘脑、脑干及大脑皮质,SWI可以鉴别该病与HSS,SWI该病由于不是铁沉积所致,故SWI上不呈低信号。本例患者SWI示双侧苍白球可见含铁血黄素沉积,血清铜蓝蛋白正常,故不支持肝豆状核变性。Fahr's综合征又称为特发性家族性脑血管铁钙质沉着症,常见于儿童,以锥体外系损害为重,病理上以双侧基底节区铁钙质沉积为主,这种铁钙质沉积也可以发生于丘脑、小脑齿状核及皮质下区,可以与HSS相鉴别。另外陈旧性脑出血边缘也可以出现铁质沉积的现象,但是通常为单侧,MRI鉴别不难。

HSS预后不佳,尚无针对HSS的特殊治疗方法,治疗主要包括药物治疗、手术治疗及铁离子螯合剂等均为对症治疗。本例患者入院后给予美多芭片改善肌张力等对症治疗后患者症状未见明显改善。曾经有学者试图通过铁螯合作用清除脑组织中沉积的铁离子,但研究显示此法既未能减少铁离子的沉积,亦对临床病程无改善作用。其他对症治疗措施包括:舞蹈手足徐动症予以安定;呼吸困难者可考虑气管切开术;构音障碍的早期阶段可进行语言康复训练;伴有癫痫发作的患者可以应用抗癫痫药物,如卡马西平或苯妥英钠治疗部分性发作;当患者不能吞咽或营养受到影响时,可考虑实施胃造瘘术;但对伴有视神经萎缩的视力障碍及智能减退患者无有效治疗方法。苍白球切开术和丘脑切开术对部分患者有短期疗效,苍白球内侧脑深部电刺激术是目前治疗的热点,可能是一种有前途的治疗方法。早期诊断、早期治疗、加强临床护理,对改善患者的生活质量有重要意义。

参考文献

[1] LIU J, WANG Z, SHEN D, et al. Split phenomenon of antagonistic muscle groups in amyotrophic lateral sclerosis: relative preservation of flexor muscles[J]. Neurol Res, 2021, 43 (5): 372-380.

[2] WITIW C D, O'TOOLE J E. Electric shocks and weakness of the right hand in a young man: Hirayama disease[J]. Lancet, 2019, 394 (10199): 684.

[3] WIJESEKERA L C, MATHERS S, TALMAN P, et al. Natural history and clinical features of the flail arm and flail leg ALS variants[J]. Neurology, 2009, 72 (12): 1087-1094.

[4] RODRIGUES F B, QUINN L, WILD E J, et al. Huntington's disease clinical trials corner: January 2019[J]. J Huntingtons Dis, 2019, 8 (1): 115-125.

[5] WRIGHT M D, POE M D, DERENZO A, et al. Developmental outcomes of cord blood transplantation for Krabbe disease: A 15-year study[J]. Neurology, 2017, 89 (13): 1365-1372.

[6] TIAN, Y, WANG J L, HUANG W, et al. Expansion of human-specific GGC repeat in neu-

ronal intranuclear inclusion disease-related disorders[J]. American Journal of Human genetics,2019,105(1),166-176.

[7]SAKAE N,SANTOS O A,PEDRAZA O,et al. Clinical and pathologic features of cognitive-predominant corticobasal degeneration[J]. Neurology,2020,95(1):10.1212.

[8]MIKI Y,FOTI S C,ASI Y T,et al. Improving diagnostic accuracy of multiple system atrophy:a clinicopathological study[J]. Brain,2019,142(9):2813-2827.

[9]VOGES L,KUPSCH A. Renaming of Hallervorden-Spatz disease:the second man behind the name of the disease[J]. J Neural Transm (Vienna),2021,128(11):1635-1640.

第四章

中毒与代谢性疾病

第一节 一氧化碳中毒性脑病

临床资料

患者,男性,56 岁,工人。以"发现意识不清 11 h"为代主诉于 2022 年 3 月 26 日入我院。入院 11 h 前同事发现患者呼之不应,无口吐白沫、双眼上翻,无恶心、呕吐,无四肢抽搐,无大小便失禁,认为患者仍为睡眠状态后离开,8 h 前再次呼喊患者,仍呼之不应,此时同事发现屋内门窗紧闭,可闻及浓郁煤气气味,可见煤炉中存在未燃烧完全的蜂窝煤,拨打 120 后至郑州某医院急查头 CT 提示脑白质密度减低,为进一步诊治,就诊我院,急诊以"一氧化碳中毒"收入院。发病以来,意识昏迷,未进食,留置尿管,大便正常。既往体健,个人史及家族史无特殊。

入院查体:BP 125/91 mmHg。中昏迷状态,疼痛刺激四肢过伸状态,双侧额纹对称,双侧瞳孔等大等圆,直径约 3.0 mm,直接及间接对光反射均迟钝,双侧鼻唇沟对称,四肢肌力 0 级,四肢肌张力减低,四肢腱反射对称(−),双侧巴宾斯基征阴性。颈软,克尼格征、布鲁津斯基征阴性。

辅助检查:白细胞 13.74×10^9/L,红细胞 4.26×10^{12}/L,脑利尿钠肽 310 pg/mL,超敏肌钙蛋白 0.089 0 ng/mL,肌酸激酶 4 348 U/L,肌酸激酶同工酶 61 U/L,血清肌红蛋白 685.7 ng/mL,余血生化、免疫检查及感染指标未见明显异常。脑电图监测:背景中度异常脑电图。颅脑 CT(图 4-1A ~ D)可见双侧大脑半球白质区密度似广泛减低。头颅 MRI(图 4-1E ~ P)双侧颞叶内侧、基底节区、半卵圆中心异常信号。

临床诊断:一氧化碳中毒性脑病。

治疗经过:入院后给予高压氧、亚低温、脱水降颅压、激素、营养神经、营养支持等对症、支持治疗,患者治疗效果欠佳,后家属因经济原因要求出院,3 个月后随访患者仍处于昏迷状态。

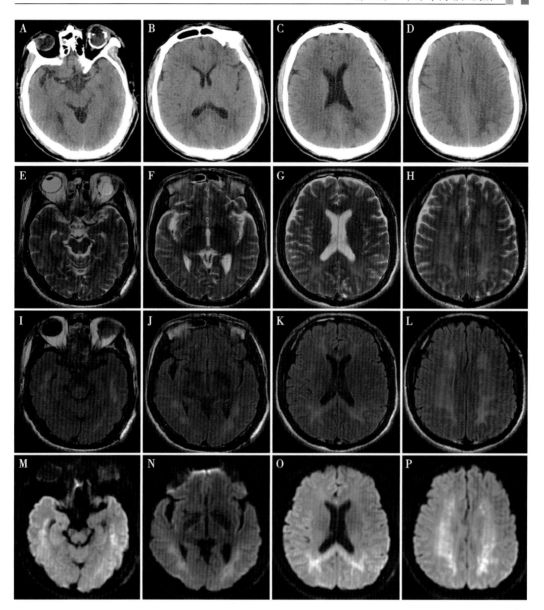

A～D. CT 示双侧大脑半球广泛白质低密度影；E～H. MRI T₂WI 示双侧颞叶内侧、基底节区、半卵圆中心长 T_2 信号；I～L. FLAIR 示双侧颞叶内侧、基底节区、半卵圆中心呈高信号；M～P. MRI DWI 示双侧颞叶内侧、基底节区、半卵圆中心呈高信号。

图 4-1 头颅 CT+MRI

 ## 讨论及文献综述

　　患者昏迷状态，提示双侧大脑皮质及脑干网状激活系统受累；患者四肢瘫痪，提示双侧皮质脊髓束受累，故定位双侧大脑皮质、皮质下及脑干网状激活系统。患者中年男性，急性起病，房间密闭，存在一氧化碳接触史；有神经功能缺损的症状及体征，头颅 CT

示双侧大脑半球白质区低密度影。头颅 MRI 示双侧颞叶内侧、基底节区、半卵圆中心异常信号。临床诊断:一氧化碳中毒性脑病。

一氧化碳(CO)是一种无色、无味、无臭的气体,不溶于水,经呼吸道吸入可引起中毒,CO 中毒通常指煤气中毒,凡是碳或含碳物质在氧气不充分燃烧,均可产生 CO,空气中浓度超过 30 mg/m³ 时即能引起中毒。中毒性脑病是有毒物质引起的中枢神经系统病变,可表现为器质性病变或功能性异常。从病理角度来讲,CO 中毒导致的中毒性脑病不属于脑白质病变,虽然大脑皮质的神经元细胞对缺血、缺氧最为敏感,但大脑皮质的血供存在丰富血管吻合网,而大脑白质则缺乏明显的交通和吻合血管,尤其是深层白质及其间分布的核团的血供主要来源于穿支血管,对缺氧的耐受力差,因此在 CO 中毒时脑组织的主要病变在大脑白质部分。

缺血缺氧学说是 CO 中毒的经典学说之一。CO 与血红蛋白的亲和力较强,比氧气与血红蛋白的亲和力大 300 倍,因此误吸入人体后会与血红蛋白结合形成碳氧血红蛋白。①CO 可与氧气竞争血红蛋白,形成的碳氧血红蛋白不易分解,阻碍血红蛋白中的氧释放,使脑组织缺氧而形成缺氧性脑病。②CO 浓度较高时可与细胞色素氧化酶的铁结合,抑制组织细胞的呼吸过程,从而导致组织缺氧。CO 所致脑组织缺氧引起中毒性脑病的基本原因是脑血管痉挛,继而出现脑组织广泛缺血、出血及水肿,严重者可致脑血栓形成,致脑白质广泛脱髓鞘改变,甚至基底节区及大脑皮质形成软化灶。③氧化应激也是 CO 中毒的机制之一,CO 吸入后可产生活性氧类,产生过多或抗氧化防御系统失衡可能导致细胞损伤以及细胞信号转导通路的广泛破坏。部分学者认为,CO 中毒后深部白质的突触或少突胶质细胞中的儿茶酚胺持续在较高水平,导致轴突损伤或继发性髓鞘损伤,最终导致深部白质神经损伤延迟。

CO 中毒症状取决于 CO 暴露的持续时间和吸入 CO 气体的浓度,与血中碳氧血红蛋白的含量成正比,大多数的 CO 中毒的患者会出现头痛或头晕,严重的会出现意识混乱、晕厥、癫痫、卒中样症状或昏迷。通常碳氧血红蛋白含量<10% 不产生症状,含量 10% ~40% 为轻度中毒,含量 40% ~50% 为中度中毒,含量>50% 为重度中毒,超过 80% 可致人死亡。轻度中毒表现为头晕、头痛、恶心、呕吐、全身无力。中度中毒时患者口唇呈"樱桃红色",上述症状加重,出现兴奋、判断力减低、运动失调、幻觉、视力减退、意识模糊或浅昏迷。重度中毒表现为抽搐、深昏迷、低血压、心律失常和呼吸衰竭,部分患者因误吸发生吸入性肺炎,也可发生应激性溃疡、大脑局部性损害,受压部位皮肤可出现类似烫伤的红肿、水疱,受压部肌肉可发生压迫性肌肉坏死,释放肌球蛋白而导致急性肾功能不全。而急性 CO 中毒可引起的大脑弥漫性功能和器质性损害,也就是中毒性脑病。分为全脑症状及局灶表现,其中全脑症状通常表现为不同程度的意识障碍、精神症状、抽搐和癫痫等,局灶表现常表现为偏瘫、单瘫、震颤等。该患者出现中昏迷,考虑存在重度中毒表现,存在全脑症状。

血中碳氧血红蛋白含量可借助氢氧化钠进行简易测定,患者血样约 15 s、30 s、50 s、80 s 后变为草黄色分别相当于 10%、25%、50%、75% 碳氧血红蛋白含量。动脉血气分析可表现为低氧血症及酸碱平衡失调,未经处理的中毒患者血 PaO₂ 明显降低,最低可至 20～30 mmHg。脑电图检查可见弥漫性轻度、中度、重度异常,与其 CO 中毒程度有关,需要注意的是,急性 CO 中毒清醒后测定视觉和体感诱发电位持续异常,可预示迟发性脑病的可能。CT 可见脑水肿,脑白质和双侧苍白球、内囊、胼胝体密度减低。急性期 CT 若存在灰质密度比白质低,预示不可逆性脑损伤。而 MRI 可见脑室周围白质、苍白球对称性 T_1WI 低信号、T_2WI 高信号病灶。该患者的脑电图存在中度异常,同时影像学检查符合 CO 中毒性脑病的表现。

治疗上,开窗通风,将患者置于空气流通处,注意保暖;若出现呼吸、心搏停止应立即吸氧和人工心肺复苏,尽快转送医院抢救;立即给予大流量面罩吸氧或高压氧舱治疗,增加动脉血氧分压,加速碳氧血红蛋白解离,可降颅内压和控制脑水肿。年龄大于36岁,血碳氧血红蛋白达 25% 或以上是高压氧治疗的指征。需要强调的是患者从昏迷中苏醒后依然存在迟发性脑病的可能,应尽可能休息观察 2 周。最新的研究表明,正丁基苯酞(N-Butylphthalide)联合高压氧治疗可改善急性 CO 中毒后迟发型脑病患者的认知和运动功能。病情严重可输血或换血治疗,减轻组织缺氧及远期并发症;严重 CO 中毒后,24～48 h 脑水肿达高峰,注意给予脱水治疗,可用地塞米松静脉滴注,减轻组织反应和防治脑水肿。出现高热及频繁抽搐发作者,可给予镇静、抗痫、解除血管痉挛等对症治疗,也可应用三磷酸腺苷、辅酶 A、细胞色素 c 和大剂量维生素 C 等促进脑细胞功能恢复。

第二节　亚急性1,2-二氯乙烷中毒性脑病

 临床资料

患者,女性,30 岁,农民,主诉"头痛、记忆力减退 10 d"于 2018 年 7 月 11 日入院。入院 10 d 前无明显诱因出现头痛,以双侧额颞叶为主,呈持续性胀痛,伴记忆力减退、反应迟钝,做过的事情转身就会忘记,说过的话不记得。无发热,无畏声、畏光,无饮水呛咳、吞咽困难,无视物晃动、视物成双,无肢体抽搐、意识障碍等,就诊于当地县医院,行头颅 MRI 示"脑白质弥漫性病变"未治疗,为求进一步诊治入院。

个人史:近 3 个月(2018 年 3 月 20 日至发病时)在当地家具厂从事油漆工作(工作环境无通风设施,气味刺鼻,未戴口罩、手套等防护措施)。

入院查体:BP 110/86 mmHg。意识清楚,言语欠流利,反应迟钝,远记忆力明显减退,近记忆力明显减退,计算力明显减退,理解判断力明显减退,人物定向力减退。粗测视力、视野均正常,双侧眼球运动充分,无眼球震颤,双侧瞳孔等大等圆,直径约 3.0 mm,对光反射灵敏。双侧额纹对称,双侧鼻唇沟对称,双侧听力正常,伸舌居中,双咽反射存在。30 mL 洼田饮水试验阴性。四肢肌力 5-级,肌张力正常,双上肢腱反射

（++），双下肢腱反射（+++），双侧巴宾斯基征阳性。深浅感觉系统、共济运动检查不合作。脑膜刺激征阴性。心肺腹查体未见明显异常。MMSE 11 分；MOCA 7 分；CDR 0.5 分；ADI 18 分。

辅助检查：血常规示白细胞 $11.61×10^9/L$，中性粒细胞比率 84.5%，中性粒细胞数 $9.82×10^9/L$。尿常规、便常规+潜血、肝功能、肾功能、电解质、心肌酶、血糖、糖化血红蛋白、凝血四项、传染病八项、甲状腺功能六项、叶酸、网织红细胞、同型半胱氨酸均正常。头颅 MRI 平扫+增强+MRA 示（图 4-2）：双侧额叶、颞叶皮质下及深部白质、双侧脑室前后角旁、丘脑、双侧齿状核对称性弥漫病变。脑电图示广泛弥漫性损害。胸部正位片示：胸部未见异常。心电图未见明显异常。颅内压 220 mmH_2O，脑脊液常规、生化、墨汁染色、抗酸染色、ADA、病毒全套、自身免疫性脑炎抗体、寡克隆区带、AQP4 均正常。

入院诊断：亚急性中毒性脑病。

治疗上给予甲泼尼龙注射液冲击并 3 d 递减（1 000 mg、500 mg、250 mg、125 mg）、20%甘露醇注射液、甘油果糖注射液脱水降颅压、营养神经、清除自由基、改善认知功能、维持水、电解质平衡等对症、支持治疗，头痛、认知功能等症状较前好转；于治疗第 13 天（2018 年 7 月 24 日）（甲强龙注射液减量至 125 mg）患者头痛、认知障碍加重，伴频繁恶心、呕吐，复查头颅 MRI 双侧皮质下脑白质病变较前稍加重（图 4-3），加大脱水药物剂量，再次给予甲强龙注射液 1 g 冲击治疗，同时外送北京某医院毒物筛查：血液、尿液中可检测到 1,2-二氯乙烷（1,2-DCE），诊断为亚急性 1,2-二氯乙烷中毒性脑病，继续给予脱水降颅压、激素递减、清除自由基、营养神经、改善脑代谢、大剂量维生素等对症、支持治疗，2018 年 8 月 28 日症状明显好转出院，出院前复查头颅 MRI 上述病变较前明显好转（图 4-4）。

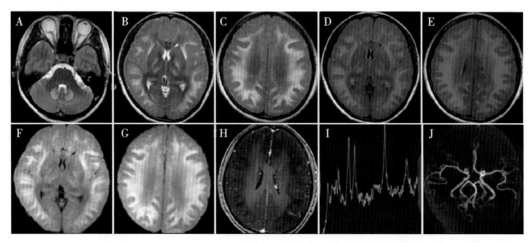

头部 MRI 示（2018 年 7 月 12 日）T_2（A～C）、FLAIR（D～G）示双侧额叶、颞叶皮质下及深部白质区、双侧半卵圆中心、丘脑区、双侧齿状核对称性弥漫异常信号，边界模糊；H. 增强示病变无明显强化；I. MRS 示左侧脑室体旁感兴趣区波谱示病变区氨基酸峰（NAA）降低，胆碱峰（CHO）明显升高，乳酸双峰可见升高；J. MRA 示右侧大脑前动脉起自前交通动脉，余未见异常。

图 4-2　头颅 MRI 平扫+增强+MRA

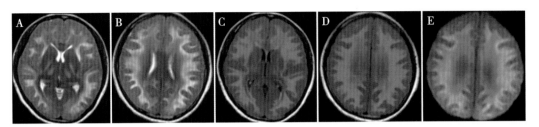

双侧额叶、颞叶皮质下及深部白质区、双侧脑室前后角旁白质区、丘脑区、双侧齿状核对称性弥漫性异常信号影较入院时稍加重。

图4-3 复查头颅MRI(2018年7月24日)

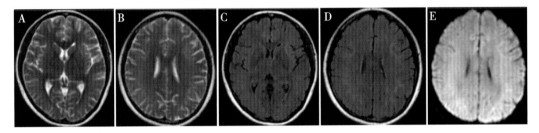

双侧额顶颞枕叶皮质下白质、双侧基底节区异常信号较2018年7月23日MRI片对比明显减轻。

图4-4 复查头颅MRI(2018年9月28日)

讨论及文献综述

1,2-二氯乙烷中毒性脑病是临床上少见的对称性中毒性脑白质病变,患者在发病前均有二氯乙烷(dichloroethane,DCE)接触史,DCE主要通过吸入、摄入或者皮肤接触进入机体,并且迅速地广泛分布于全身对中枢神经系统、肝、肾、肺和心血管系统产生影响,由于DCE为脂溶性毒害物质,因而多累及中枢神经系统,其中大脑皮质下的DCE含量可为血液中的2倍。1,2-DCE中毒性脑病临床表现多为中枢神经系统受累,脑水肿为突出症状。本病具体发病机制不明,不同学者提出各种推测及学说,目前主要的学说为以下几点。①血脑屏障受损学说:DCE可通过作用于脑微血管内皮细胞从而导致血脑屏障受损,增加血脑屏障通透性。同时,由于神经胶质细胞可影响脑微血管内皮细胞的修复及血脑屏障功能,而DCE对神经胶质细胞造成的毒性作用比对血管内皮细胞影响更早且严重,受累的血脑屏障修复会受到影响。②细胞外液兴奋性氨基酸(excitatory amino acid,EAA)/抑制性氨基酸(inhibitory amino acid,IAA)比例失衡学说:在DCE刺激下,EAA的含量持续增高,同时,也伴有GABA等IAA的含量不断地增加,而GABA含量的增高,可能是机体应激保护机制的一种结果,但由于EAA增幅相比IAA更高,或者是GABA受体功能受损,使得其抑制作用不能有效地发挥,会使得脑损伤程度进行性加重。③N-甲基-D-天冬氨酸1型受体(N-methyl-D-aspartate type 1 receptor,NMDAR1)表达上调学说:接触 DCE 后,EAA 迅速加快释放的同时会导致 NMDAR1 表达数量上调,反之,EAA 又通过作用于 NMDAR1 加速脑皮质细胞的肿胀,从而加重脑水肿。④钙超载学说:EAA 导致 NMDAR1 表达数量上调的过程中,也会导致大量 Ca^{2+} 进入细胞内,造成钙超载,可导致血脑屏障受损、神经元损伤以及脑水肿的发生。⑤自由基学说:DCE 作用于机体产生大量自由基,同时自由基清除机制受到抑制,导致大量自由基蓄积于体内,而自由基的脂质过氧化作用可导致细胞内外水肿。⑥水通道蛋白4(AQP4)表达上调学说:接触 DCE 后,可在早期导致 AQP4 蛋白表达上调,AQP4 可能促进脑水肿的发生。在病情早期,多以血管源性水肿为主,主要原因是血脑屏障受损;随着病情发展,多以细胞性脑水肿为主,主要原因多为以上几种机制共同作用。

1,2-DCE 中毒性脑病发病人群多见于发展中国家,以青壮年多见,女性多于男性,起病隐匿,迅速进展。发病前患者有数天到数月不等的 DCE 接触史,根据接触 DCE 的剂量、时间以及接触方式的不同可表现为不同临床症状,但是均多以中枢神经系统症状为首发症状。文献表明,患者的首发症状多表现为颅高压症状,如头痛、恶心、呕吐等,严重者可有脑疝;其后认知功能障碍较为常见,主要表现为反应迟钝、记忆力下降、定向力下降等;可有癫痫发作;亦可有锥体外系受累;患者可出现不同程度的意识障碍。全身表现可表现为腹痛、腹泻、血尿、电解质紊乱等。本例患者即使脱离毒物的接触,在治疗后第13天出现临床症状加重,水肿进行性加重,考虑是血管源性脑水肿合并细胞性脑水肿,考虑与细胞外液兴奋性氨基酸含量增多引起的一系列变化有关。

1,2-DCE 中毒性脑病患者血常规检查中白细胞总数多增加,其中以中性粒细胞增多为主。脑脊液常规检查常有颅内压升高,脑脊液生化多正常。电解质可有低钠、低氯等。尿常规可有白细胞数和红细胞数增高、潜血、尿糖、尿蛋白。肝功能可有胆红素、谷丙转氨酶、谷草转氨酶增高。心肌酶谱可有血清乳酸脱氢酶和肌酸激酶同工酶增高。脑电图可表现为广泛弥漫性损害脑电图。患者血中可检出毒物 DCE 有助于确诊此病,但因为 DCE 在血液中的半衰期短暂,所以阳性率不高。本例患者血液、尿液中均检测到 1,2-DCE,对临床诊断提供重要线索。

在影像学检查中,CT 多表现为颅内多发的对称性边界模糊低密度影。而 MRI 有以下特点。①病灶部位:两侧的大脑半球脑白质对称性弥漫性受累,其中以皮质下弓形纤维受累为主,小脑齿状核、基底节区及丘脑也可受累。②病灶特点:由于细胞内外水分增多,表现为长 T_1 长 T_2 病灶,DWI 呈高信号,ADC 可表现为高信号或者低信号,同时,根据 DWI 和 ADC 上信号可以鉴别引起脑水肿的原因:在 DWI 为高信号的基础上,ADC 为高信号,水肿多为血管源性脑水肿;ADC 为低信号,水肿多为细胞毒性脑水肿。病灶区在 MRS 中多表现为 NAA/Cr 比值明显降低,而 Cho/Cr 比值升高。此外,ADC 值与预后有关,低 ADC 值预后较差,可造成不可逆性损伤;MRS 可以较为早期反应出神经损伤的程度以及脑损伤的进展情况。③病灶占位:脑组织弥漫性水肿,可表现为脑回扩大,脑沟变浅,中线结构可无移位,增强后无病灶强化。本例患者头颅 MRI 示:双侧额叶、颞叶皮质下及深部白质、双侧脑室前后角旁、丘脑、双侧齿状核多发弥漫对侧分布片状略长 T_1 长

T₂ 信号,边界模糊;FLAIR、DWI 示高信号;MRS 左侧脑室体旁感兴趣区 NAA 减低,Cho 明显升高,Cr 双峰可见升高;增强相对应病变无明显强化。

诊断标准:根据患者接触 DCE 的病史,以中枢神经系统受累为主的临床表现以及影像学特点,参考相关检验结果以及实验室检查,结合现场职业卫生学调查研究,在排除其他病因情况下,进行综合分析诊断。

鉴别诊断如下。①苯中毒:临床上有密切接触苯病史,MRI 主要表现为脑室旁白质受累,而非弓状纤维,MRS 主要表现为 Cho、Cr 峰升高而 NAA 峰正常。②一氧化碳(CO)中毒:临床有 CO 暴露病史,MRI 多表现为基底节区对称性受累,结合血液中 COHb 水平测定可明确诊断。③海洛因所致海绵状白质脑病,有明确海洛因接触史,MRI 上脑白质呈现对称性弥漫性长 T₁ 长 T₂,无占位效应。

1,2-DCE 中毒性脑病发病急,进展快,早期诊断和治疗是降低死亡率的关键,目前没有特异性治疗药物,现国内外基本治疗方法:给予大量糖皮质激素和脱水药物,降低颅内压及减轻脑水肿,清除自由基,促进神经功能恢复,防治并发症等。本病在治疗过程中易出现脑水肿进行性加重,尤其是在青年人中,因此要及时采取干预手段,防止脑疝的形成。近年来,有学者建议,患者在入院后及时给予高压氧治疗,能有效改善患者缺氧的症状,可以增加血氧浓度,从而增加脑组织的储氧能力,进而改善脑组织内的供氧能力以及脑血管壁的功能,加强对微小血栓的吸收,对于后期症状的改善至关重要。本患者先后经过大剂量激素冲击、脱水降颅压、营养神经、清除自由基、改善认知功能、维持水和电解质平衡、大剂量维生素等对症、支持治疗后,临床症状逐渐缓解。

1,2-DCE 中毒性脑病在临床工作中较为少见,急性起病,病情进展迅速,在治疗过程中可出现进行性加重的情况,所以,遇到亚急性中毒性脑病患者,在详细询问病史的基础上结合临床表现、毒物学筛查以及影像学特点,要考虑到本病可能,早期诊断,及时治疗,能明显改善预后。

第三节　苯类化合物致中毒性脑病

 临床资料

患者,男性,33 岁,初中文化,油漆工。主诉"头痛伴呕吐 10 h"于 2014 年 5 月 16 日收入我科。患者入院 10 h 前活动时出现头痛,为双颞部胀痛,症状持续,伴恶心、呕吐,为喷射状,呕吐物为胃内容物,量约 200 mL,急来我院,门诊以"头痛原因待查"收入院。病后意识清楚,精神不佳,未进食、睡眠,大小便正常。

既往史:患者有 6 年油漆接触史,主要成分为苯、甲苯、二甲苯等。

入院查体:BP 110/70 mmHg,疼痛 4 分。轮椅推入病房,意识清楚,言语流利,高级智能正常。脑神经检查无异常。四肢肌力、肌张力正常,腱反射(++),双侧巴宾斯基征阴性。深浅感觉系统未见异常。指鼻试验、跟膝胫试验稳准,龙贝格征睁眼、闭眼均稳准。颈软,克尼格征、布鲁津斯基征阴性。心、肺、腹检查未见异常。

辅助检查:同型半胱氨酸19.37 μmol/L,余常规、生化、免疫指标未见异常。河南省职业病防治中心毒物筛查显示尿酚升高,提示苯类化合物中毒。头颅CT(图4-5)示双侧大脑皮质及皮质下脑白质、豆状核弥漫对称性低密度影,伴皮质肿胀,脑室缩小。头颅MRI+MRA(图4-6):示双侧大脑半球脑白质、外囊、基底节区、豆状核对称弥漫性异常信号影,呈"向日葵花"征,灰白质边界清晰,皮质肿胀。头颅MRA:颅内血管未见异常。颅内压310 mmH$_2$O,脑脊液常规、生化、墨汁染色、抗酸染色、ADA、病毒全套、自身免疫性脑炎抗体、寡克隆区带、AQP4均正常。

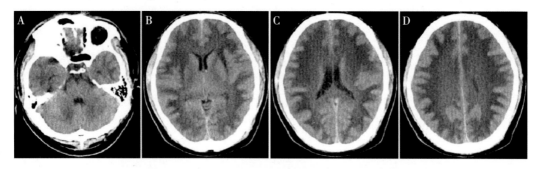

A~D. 双侧大脑皮质及皮质下脑白质、双侧基底节区豆状核弥漫对称性低密度影,伴皮质肿胀,脑室缩小。

图4-5 头颅CT

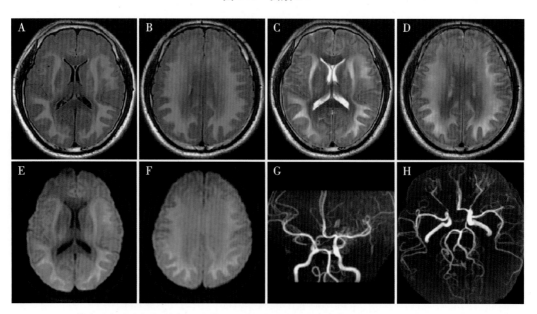

A~F. 双侧大脑半球脑白质、外囊、基底节区豆状核对称弥漫性异常信号影,呈"向日葵花"征,灰白质边界清晰,皮质肿胀;G~H. 头颅MRA颅内血管未见异常。

图4-6 头颅MRI+MRA

临床诊断:苯类化合物致中毒性脑病。

治疗经过:入院后给予甘露醇、甘油果糖降颅压联合改善循环、改善脑代谢等对症支持治疗,症状进行性加重,出现痫性发作,考虑中毒性脑病继发症状性癫痫,给予激素冲击治疗,同时加用丙戊酸钠抗癫痫治疗,患者症状逐渐好转,出院时患者未诉头痛,无痫性发作,复查 MRI 提示颅内病灶较前缩小,3 个月后随访,患者恢复正常生活。

讨论及文献综述

患者青年男性,急性起病,进行性加重,既往油漆接触史,头痛伴恶心、呕吐等高颅压表现;实验室检查提示尿酚增高;头颅 CT 及 MRI 提示广泛白质病变,呈"向日葵花"征。根据该患者的病例特点,临床诊断:苯类化合物致中毒性脑病。

苯,无色透明的芳香液体,属于中等强度毒物,作为最简单的芳香烃类有机化合物,可衍生为二甲苯、甲苯等多种苯的同系物。这些苯类化合物作为重要的化工原料,在化工、制药、印刷、装修等领域发挥着举足轻重的作用,而油漆、涂料等装修材料中常含有苯及苯的同系物,接触此类物质可威胁健康。苯类化合物很容易挥发,一般常以蒸汽的形式通过呼吸道进入机体导致中毒,其中急性中毒常以中枢神经系统损害为主,而慢性中毒则常以造血系统损害为主。

中毒性脑病是有毒物质引起的中枢神经系统病变,可表现为器质性病变或功能性异常,病理改变通常会有弥漫性充血、水肿,神经细胞的变性、坏死,神经纤维脱髓鞘等。通常由于有毒物质种类不同,引起中毒性脑病的发病机制略有差异,因此相应的临床表现、辅助检查以及治疗也有一定的不同之处。

苯类化合物具有很强的亲脂性,而人体细胞膜均为脂质双层结构,苯类化合物吸入人体引起急性中毒时大多聚集在细胞膜内,导致细胞膜脂质双层结构肿胀,从而抑制细胞膜的氧化还原功能,引起细胞缺氧,使细胞活性降低,ATP 合成减少,同时影响乙酰胆碱的合成,造成中枢神经系统兴奋性和抑制性递质的失调,从而引起中枢神经系统麻痹。甲苯引起的中毒性脑病的原因与轴突病变和引起神经胶质增生有关。而慢性中毒是由于苯及其代谢产物影响造血干细胞功能,干扰其增殖和分化,从而导致造血系统损害。

急性苯类化合物所致的中毒性脑病引起的神经系统症状,常有头痛、呕吐、意识障碍、抽搐等,其中头痛是颅内压升高早期的重要症状,头痛位置不固定,常为持续性钝痛,呕吐常在空腹或剧烈头痛时出现,严重者有喷射性呕吐的现象,由于脑细胞存在缺氧、水肿,脑干网状激活系统受到影响时,部分患者会出现局限性和全身性抽搐,严重者呈癫痫大发作或癫痫持续状态。本病例的临床表现符合上述特征,且在病程中曾出现癫痫大发作。而苯类化合物致中毒性脑病也可以精神症状为主要表现,表现为谵妄、幻觉、妄想、胡言乱语及定向力障碍,也可表现为言语迟钝、表情淡漠、动作缓慢等。文献报道中也存在脑疝、呼吸循环衰竭、中枢性高热、感染等严重并发症,常与恶性高颅压相关,也有些患者存在不同程度的后遗症,例如认知功能减退、情绪不稳、步态异常等,极少数患者最终呈现去大脑强直状态。

由于酚是苯类化合物的主要产物,因此可以通过尿酚的排出量来反映苯类化合物接触程度,尿酚的值大于 10 mg/L 时提示该患者可能存在苯类化合物中毒。而腰椎穿刺可发现颅内压增高,但脑脊液的常规生化多数正常或轻度的蛋白增高,缺乏特异性。脑电图检查常表现为 θ 波、δ 波增多,可有 α 波节律紊乱,严重者可出现尖棘波,同样缺乏特异性,研究表明,脑电图波幅明显降低甚至消失,常可提示患者病情危重。影像学上,CT 呈弥漫性白质区、外囊及齿状核对称性片状低密度表现,磁共振则表现为大脑白质投射系统及双侧基底节豆状核、小脑齿状核等灰质核团 T_2 像、FLAIR 像弥漫对称高信号,呈"向日葵花"状,灰质与白质分界清晰,为特征性表现;T_1 像呈低或稍高信号,增强扫描一般无强化;病变不累及颅内血管。

苯类化合物致中毒性脑病的诊断需要具有明确的接触史、神经系统症状、尿酚升高并排除其他病因导致的中枢神经系统疾病。治疗上,脱离中毒现场,加速苯的排出。目前针对苯类化合物中毒,尚无有效的解毒剂,可使用维生素 C、高渗葡萄糖或葡糖醛酸内脂 100～200 mg,加速苯代谢产物的排出,必要时使用血液透析有助于解毒。中毒性脑病存在高颅压及脑水肿,研究表明在两个绝对大气压的高压氧仓,吸纯氧可使颅内压下降 37%,适当降低 CO_2 分压同样有助于降低颅内压。对于血脑屏障完整的患者可使用脱水剂如甘露醇、甘油果糖、高浓度钠溶剂、呋塞米等脱水降颅压治疗。研究表明,糖皮质激素与脱水剂合用对血管源性脑水肿治疗效果显著。部分合并精神症状的患者,可采用镇静与镇痛措施,例如地西泮、苯妥英钠、氯丙嗪等,而针对继发性癫痫患者需结合抗癫痫药物应用。改善细胞代谢的药物,对于促进脑功能恢复有一定作用,可采用三磷酸腺苷、细胞色素 C、辅酶 A、胞二磷胆碱等药物。

第四节 Wernicke 脑病

 临床资料

患者,男性,54 岁,小学文化,主诉"间断性腹胀 15 d,伴上腹部疼痛 5 d"于 2017 年 1 月 1 日入住普通外科病房。患者于入院 15 d 前无明显诱因出现上腹部胀满感不适,呈间断性发作,进食后加重,伴恶心,无呕吐、腹泻、黑便等不适,就诊于社区医院,给予口服药物应用(具体不详)效差,5 d 前出现上腹部疼痛不适,以中上腹为主,呈间断性绞痛,伴腹泻,5～10 次/d,黄色水样便,外院行彩超提示:胆囊体积增大、胆囊壁增厚,左肾结石。为求诊治来我院,急诊以"腹痛待查"收入院。患者发病以来,神志清,精神欠佳,饮食差,睡眠不佳,小便正常,体力差,体重无明显减轻。

体格检查:T 36.6 ℃,P 74 次/min,R 18 次/min,BP 120/86 mmHg,疼痛 3 分。痛苦面容,神经系统查体未见明显异常,腹部平坦,全腹柔软,中上腹偏左部位压痛、反跳痛,右上腹轻压痛,无反跳痛,无波动感及振水音,腹部未触及包块。肝、脾肋下未触及,Murphy 征弱阳性性。叩诊腹部呈鼓音,肝区叩击痛弱阳性。

辅助检查:腹部数字化摄影示肠梗阻。腹部增强 CT 示结肠脾曲肠腔内异常密度影,考虑肿瘤性病变合并局限肠套叠。肠镜距肛门 80 cm(考虑脾区),见巨大菜花样隆起,表面黏膜糜烂坏死,质地僵硬,腔变形。

诊疗经过:明确诊断后于 2017 年 1 月 6 日在全身麻醉下行"腹腔镜腹腔探查+横结肠癌根治术+双套管置入术",术后给予禁食水、抗感染、抑酸、补液对症治疗,术后第 11 天患者出现肠瘘,自双腔套管行持续引流管冲洗引流。术后第 27 天出现意识模糊、反应迟钝、答非所问,步态不稳需人搀扶,伴间断恶心、呕吐,呕吐胆汁样液体及黄色混浊液体,给予对症治疗效果欠佳,请神经内科会诊,查体:BP 130/70 mmHg,意识模糊,构音障碍,远、近记忆力、理解力、定向力、计算力均明显减退,双侧眼球向各方向运动欠充分,双侧瞳孔等大等圆,直径约 5 mm 光反射消失;双侧鼻唇沟对称,伸舌居中,四肢肌力 5-级,肌张力低下,腱反射(+),双侧巴宾斯基征阳性,指鼻试验、跟膝胫试验欠稳准。脑膜刺激征阴性。由于患者禁食,生化提示低钠血症,头颅 MRI(图 4-7):示第 3、4 脑室周缘、脑桥、中脑导水管、丘脑内侧、乳头体可见异常信号,考虑 Wernicke 脑病。给予维生素 B_1 注射液、皮质醇激素、营养神经、改善循环等药物支持治疗效果差。术后 38 d 患者出现昏迷,呼吸循环衰竭,转入重症医学科后行气管插管术+呼吸机辅助呼吸,持续多巴胺联合去甲肾上腺素持续泵入,同时给予抗感染、营养支持、血液净化等治疗,症状逐渐加重,抢救无效死亡。

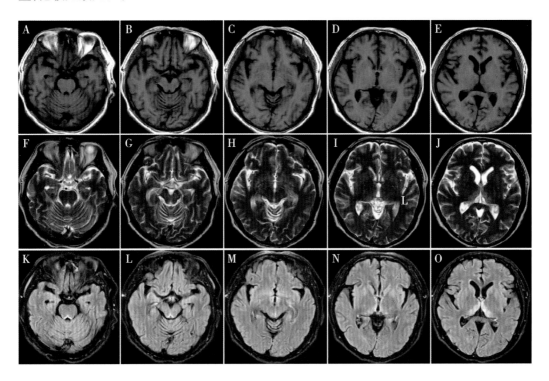

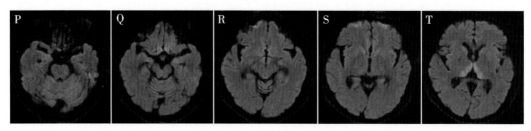

A~E. T₁WI 示第3、4脑室周缘、脑桥、中脑导水管、丘脑内侧、乳头体长 T_1 信号；F~J. T₂WI 示第3、4脑室周缘、脑桥、中脑导水管、丘脑、乳头体可见长 T_2 信号；K~O. FLAIR 示相应病灶高信号；P~T. DWI 示相应病灶高信号。

图4-7　头颅 MRI

 ## 讨论及文献综述

患者中年男性,急性起病;有腹部手术、长期禁食水病史(未补充 B 族维生素);术后逐渐出现意识模糊、高级智能障碍、脑神经受损、共济失调,逐渐出现昏迷等症候群;头颅 MRI 第3、4脑室周缘、脑桥、中脑导水管、丘脑、乳头体可见异常信号。临床诊断:Wernicke 脑病。

Wernicke 脑病(Wernicke encephalopathy,WE)是硫胺素,即维生素 B_1 缺乏引起的急性代谢性脑病。硫胺素是机体代谢不可缺少的水溶性维生素,以焦磷酸硫胺素的形式作为丙酮酸脱氢酶复合体、α-酮戊二酸脱氢酶复合体和转酮醇酶的辅酶,参与细胞的三羧酸循环和磷酸戊糖代谢途径,故硫胺素缺乏会导致脑细胞能量代谢障碍、局部乳酸中毒、氧化损伤、谷氨酸受体介导的兴奋性毒性损伤、血脑屏障破坏以及核糖和部分神经递质合成障碍,从而出现一系列临床表现。因此,WE 的病因主要包括慢性酒精中毒、妊娠导致持续性呕吐、消化道手术后营养不良、肿瘤等恶性消耗性疾病、克罗恩病、重度烧伤等。上述病因导致硫胺素持续摄入过少或吸收障碍是 WE 发病的根本原因。本例即为肠道恶性肿瘤术后患者,同时术后患者禁食水进一步导致硫胺素摄入过少导致患者发病。

复杂的多基因依赖性硫胺素转运系统可能是导致该病临床表现异质性的原因。WE以精神意识障碍、眼肌麻痹和共济失调"三联征"为典型临床表现,精神意识障碍常见表现有定向力障碍、淡漠、注意力不集中、反应迟钝、记忆力减退、幻觉、嗜睡,是丘脑核团、乳头体、脑干网状激活系统受累所致;眼部症状常见水平或垂直眼震、眼外肌麻痹、复视、眼睑下垂、侧向凝视麻痹,原因是病变累及脑干的动眼神经核、展神经核、前庭神经核及中脑上端的眼动中枢;共济失调表现为步态、姿势异常,站立行走困难,肢体共济失调少见,是小脑蚓部和前庭功能障碍导致。但临床上"三联征"均出现的患者仅占16%,多数患者只表现其中一种或两种,19%的患者不具备其中的任何症状,而以罕见不典型症状为主要表现,尤其在非酒精性 WE 的病程早期阶段。WE 罕见临床表现包括:①罕见神经系统表现,如视力下降、视神经乳头水肿、视网膜出血、瞳孔不等大、对光反射迟钝、光-近反射分离、听力下降、癫痫发作、迟缓性四肢或双下肢瘫痪、构音障碍、吞咽困难、舞蹈症、扑动性震颤、感觉异常；②非神经系统特异性表现，如低体温、高热、低血压、心动过速、心动过缓、胃肠道反应、顽固性低钠血症。本例患者以意识模糊、认知障碍为首发表现，同时存在眼部症状及共济失调表现。

WE 缺乏实验室检查手段，血清硫胺素水平和红细胞转酮酶活性降低支持诊断，但缺乏敏感性，且因技术难度大而使用受限，硫胺素水平正常也不能作为排除 WE 的依据。MRI 是 WE 首选影像学检查方法，特异性约为 93%，对于症状不典型者尤其重要。典型病变区域为丘脑内侧、乳头体、下丘脑、中脑顶盖、第三四脑室及中脑导水管周围，这些区域氧化代谢率高且血脑屏障薄弱，对硫胺素缺乏敏感。不典型者小脑齿状核、尾状核、红核、胼胝体、皮质也可受累。受累部位细胞毒性水肿或血管源性水肿，呈双侧对称性 T_1WI 稍低或等信号，T_2WI、FLAIR 高信号，DWI 高信号，ADC 值下降或升高，无占位效应，乳头体、丘脑内侧、导水管周围可明显强化。需要注意的是 MRI 敏感性不高，即使未见异常也不能除外 WE。本例患者第 3、4 脑室周缘、脑桥、中脑导水管、丘脑内侧、乳头体可见长 T_1 信号区异常信号，为此病的典型病变区域。

临床上一旦怀疑 WE 应立即给予足量维生素 B_1 治疗，诊断性检测不应延迟治疗，在补充碳水化合物之前给药，直到临床症状不再改善为止。及时补充维生素 B_1 后"三联征"中眼肌麻痹多在数小时后改善，精神意识恢复需数天或数周，共济失调有所改善但不完全，可遗留步态不稳、记忆力下降等后遗症状。罕见表现方面，多数患者视力可在数小时到数天内快速恢复，患者听力损害 40% 在 2 周内消失，50% 持续约 3 个月后消失，癫痫发作很少复发，其他罕见症状也对治疗反应良好，可快速消失，但如果合并多发周围神经病变，肢体瘫痪通常需要很长的恢复期。该例患者由于病程长，治疗过程存在会诊延误等导致诊断延迟。

总之，由于缺乏可靠的常规实验室检查和高敏感性的影像学标志，WE 的诊断仍然基于临床，熟悉 WE 的典型及罕见临床表现对诊断至关重要。WE 的临床症状复杂多变，视力下降、视网膜出血、视神经乳头水肿、听力下降、癫痫发作、弛缓性瘫痪、舞蹈症、低体温等是罕见的临床表现。有硫胺素缺乏危险因素的患者，出现上述症状时应高度警惕 WE 的可能性，尽早完善 MRI 等相关检查，眼底检查及脑干视听诱发电位等可作为可疑 WE 患者的常规检查，此外，一旦怀疑此病应及时给予足量维生素 B_1 以改善预后。

第五节 酗酒者癫痫发作的亚急性脑病（SESA 综合征）

临床资料

患者,男性,50 岁,小学文化,失业人员,以"突发意识不清伴四肢抽搐 30 min"为代主诉于 2021 年 7 月 1 日 16:06 分急诊收入我院 NICU。患者入院 30 min 前被路人发现突然出现意识丧失,呼之不应,伴四肢抽搐、双眼上翻、口吐白沫、大小便失禁、舌咬伤,四肢抽搐呈发作性,但意识障碍持续不缓解,无发热、恶心、呕吐,我院 120 接诊途中给予地西泮注射液 20 mg 静脉注射等对症处理,急诊以"癫痫持续状态"收入院。

个人史:吸烟史 30 年,每日 20 支;饮酒史 20 年,每日 500 mL,家属诉近期记忆力明显减退。

入院查体:T 36.5 ℃,P 130 次/min,R 25 次/min,BP 120/65 mmHg。氧饱和度 80%。浅昏迷状态,双侧额纹对称,双侧瞳孔等大等圆,直径约 3 mm,对光反射灵敏。双眼向左侧凝视,双侧鼻唇沟对称,口角无歪斜,伸舌查体不配合。四肢痛刺激不能抬离床面,四肢肌张力减弱,四肢腱反射(+),双侧巴宾斯基征阳性。颈软,克尼格征、布鲁津斯基征阴性。GCS 评分:5 分,E1V1M3。

入院诊断:癫痫持续状态原因待查:①单纯疱疹病毒性脑炎? ②自身免疫性脑炎? ③代谢性脑病?

治疗过程:入院后给予地西泮注射液静脉滴注+苯巴比妥注射液肌内注射、脱水降颅压、维持水和电解质平衡等对症处理,患者意识清楚,但癫痫仍有间断发作。认知功能评分:MMSE 19 分,MOCA 14 分,CDR 1.0 分。头部 MRI 示(图 4-8):FLAIR 序列双侧海马稍高信号,海马、颞叶及大脑皮质萎缩,DWI 序列双侧海马呈高信号,MRA 未见明显异常。脑脊液检查:颅内压 230 mmH₂O;葡萄糖 4.98 mmol/L,蛋白 47.32 mg/dL,潘氏试验+,墨汁染色、抗酸染色、ADA、细菌涂片、真菌涂片、隐球菌涂片、结核分枝杆菌涂片均阴性。血清、脑脊液病毒全套、自身免疫性脑炎抗体、寡克隆带均为阴性。脑电图:中度异常脑电图。血生化检查:血细胞分析示中性粒细胞百分比 86%;肝功能:谷草转氨酶 316 U/L,乳酸脱氢酶 272 U/L;超敏肌钙蛋白 1.57 ng/mL,血清肌红蛋白 195.4 ng/mL,血钾 3.04 mmol/L,脑利尿钠肽 885 pg/mL;余常规、生化未见异常;风湿免疫全套均阴性;肿瘤标志物未见异常。结合患者症状、体征、腰椎穿刺及头颅 MRI 检查,考虑酒精代谢性脑病可能大,给予丙戊酸钠缓释片+左乙拉西坦片抗癫痫等对症治疗。患者癫痫发作逐渐缓解,复查头部 MRI(图 4-9):FLAIR 序列示双侧海马区高信号较前略增高,海马、颞叶及大脑皮质萎缩;DWI 序列示双侧海马高信号较前好转。复查脑脊液:颅内压 160 mmH₂O;脑脊液常规、生化均正常。血清、脑脊液病毒全套、自身免疫性脑炎抗体均为阴性。根据患者病史、临床表现、头颅 MRI 及脑脊液结果,诊断:酗酒者癫痫发作的亚急性脑病(SESA 综合征),出院时复查电解质、肝功能均正常,出院后继续给予联合抗癫痫、小剂量逐渐酒精戒断等对症治疗,1 个月后随访患者癫痫症状未再发作,认知功能评分:MMSE 21 分;MOCA 18 分;CDR 1.0 分。

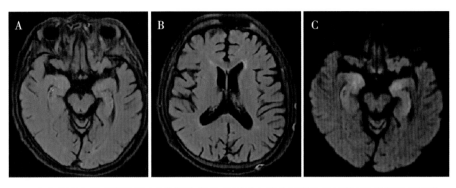

A、B. FLAIR 示双侧海马区略高信号,海马、颞叶及大脑皮质萎缩;C. DWI 示双侧海马高信号。

图 4-8　头部 MRI 示(2021 年 7 月 2 日)

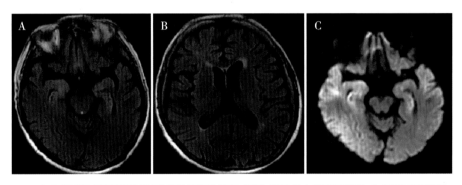

A、B. FLAIR 示双侧海马区高信号较前略增高,海马、颞叶及大脑皮质萎缩;C. DWI 示双侧海马高信号较前好转。

图 4-9　头部 MRI(2021 年 7 月 9 日)

 讨论及文献综述

　　患者中年男性,急性起病,长期酗酒史,主要临床特点为癫痫持续状态、认知功能障碍,影像学表现 FLAIR 双侧海马异常高信号,脑脊液检查排除感染、免疫介导相关脑炎等疾病,此患者诊断为酗酒者癫痫发作的亚急性脑病(subacute encephalopathy with seizures in alcohiolics syndrome,SESA)综合征。该病 1981 年由 Niedermeyer 和 Freund 等首次提出,其临床特点包括癫痫发作、认知功能障碍、脑电图偏侧周期性放电(lateralized periodic discharge,LPD)、神经影像学上的边缘叶损害、脑萎缩及脑白质病变等。SESA 综合征为慢性酒精中毒相关性脑病的一种罕见亚型,病理生理机制可能与长期酗酒导致潜在脑损伤(皮质萎缩、酒精中毒、继发局限性病变等)有关。

常见临床症状包括嗜睡、谵妄、意识混乱、激惹、认知和精神行为异常等,此外,还可出现发作性偏瘫、失语、忽视、偏盲和皮质盲等,在最初报告了局灶性运动和大脑皮质癫痫发作。直到 2006 年,Fernández-Torre 描述了复杂部分性癫痫(complex partial seizure,CPS)和复杂部分性癫痫持续状态(complex partial status epilepticus,CPSE)。神经影像主要表现为海马、颞叶内侧 T_2/FLAIR 高信号,DWI 弥散受限,伴有脑萎缩和脑白质病变。这些损害可能与患者持续癫痫发作引起的代谢增高和高灌注有关,这些损害部分为可逆性损害,如果长期酗酒可导致潜在的脑功能障碍,包括脑萎缩、脑白质损害及微血管病变,多为不可逆改变。

鉴别诊断:①自身免疫性脑炎(autoimmune encephalitis,AE)亦可表现为精神行为异常、认知功能障碍、癫痫发作等。其中 GAD65、LGI1 和接触素相关蛋白样蛋白 2 阳性患者发生慢性局灶性癫痫发生率较高,而癫痫持续状态与 NMDAR、GABA-B 和 GABA-A 相关,本患者曾两次腰椎穿刺检查血、CSF 自身免疫性脑炎抗体均阴性,未给予激素及免疫球蛋白冲击等治疗,复查 DWI 提示双侧海马高信号较前好转,故不支持。②单纯疱疹病毒性脑炎是一种由 1 型单纯疱疹病毒或 2 型单纯疱疹病毒引起的局灶性或弥漫性脑功能障碍的急性或亚急性疾病。临床特征包括发热、头痛、癫痫发作、精神行为异常、认知功能障碍及局灶性神经功能障碍等。头部 MRI 可表现为海马及颞叶内侧等边缘叶出血坏死改变。根据该患者的影像学表现及相应的脑脊液检查,可基本排除该疾病。

SESA 综合征患者对抗癫痫药物反应良好,但合并癫痫者易复发,故抗癫痫药物需要长期应用,且癫痫持续状态发生风险较高,急性期需要重症监护病房管理。目前使用的药物包括苯妥英钠、丙戊酸钠、苯二氮䓬类,以及新型抗癫痫药物左乙拉西坦和拉考沙胺等。本例患者使用抗癫痫药物治疗后,抽搐症状得到控制,认知功能障碍较前明显好转。

综上所述,SESA 综合征在临床中较为罕见,目前对该病认识不足,如急性起病,既往有酗酒史,表现为嗜睡、谵妄、意识混乱、激惹、认知及精神行为异常等症状,神经影像表现对称性海马、颞叶内侧异常高信号,伴皮质广泛脑萎缩/脑白质病变等,实验室等相关检查排除其他疾病,应识别 SESA 综合征可能。通过对临床上不断增多的新的病例的总结,期待更多的有关 SESA 综合征的病因及发病机制方面的研究。

第六节 笑气中毒致脊髓亚急性联合变性

临床资料

患者,男性,20岁,初中文化。主诉"四肢麻木、无力20 d"于2021年1月11日收入我科。患者于入院20 d前(2020年12月21日)在看守所中无明显诱因逐渐出现四肢麻木、无力,下肢为著,无发热、头晕、头痛,无饮水呛咳、吞咽困难,无肢体抽搐,无大小便障碍等,未诊治,症状进行性加重,逐渐出现步态不稳,行走时踩棉花感,保外就医来我院就诊,门诊以"肢体无力查因"收入院。患者无前驱感染史。既往史:父母离异,初中毕业后频繁出入娱乐场所,3个月前开始吸食笑气,20瓶/d(8 g/瓶),1个月前被拘留后停止吸食。

入院查体:BP 135/77 mmHg,轮椅推入病房,意识清楚,精神欠佳,言语流利,高级智能正常。脑神经检查无异常。四肢肌力近端5级,远端4级,双上肢肌张力减弱,双下肢肌张力正常,四肢腱反射(+),双侧巴宾斯基征阴性。四肢末梢痛、温觉正常,双下肢震动觉、图形觉、两点辨别觉、位置觉明显减退,远端为著。双侧指鼻试验、跟膝胫试验欠稳准。龙贝格征睁、闭眼均不稳。颈软,克尼格征、布鲁津斯基征阴性。心、肺、腹检查未见异常。

辅助检查:血清维生素 B_{12} 63.00 pmol/L,同型半胱氨酸52.1 μmol/L,肝功能示谷氨酰转肽酶101 U/L,谷丙转氨酶276 U/L,谷草转氨酶160 U/L,心肌酶:乳酸脱氢酶303 U/L,余生化、风湿、免疫检查未见明显异常。ECG、颅脑CT平扫、颅脑MRI平扫未见异常。颈髓MRI(图4-10)矢状位 C_2 ~ C_6 可见条索状长 T_2 信号;轴位可见脊髓后索倒"V"形 T_2 高信号。肌电图提示上下肢多发周围神经损害,下肢远端为主,轴索及脱髓鞘损害;上下肢深感觉路径传导异常。脑脊液常规、生化、自身免疫抗体未见异常。

临床诊断:笑气中毒致脊髓亚急性联合变性。

治疗经过:入院后给予甲钴胺1 000 μg/d静脉注射,联合叶酸、维生素 B_1、神经妥乐平注射液等营养神经药物应用,患者症状逐渐好转,14 d后复查颈髓MRI(图4-11)可见矢状位原病灶范围减小;横贯位可见脊髓后索倒"V"形高信号范围较前减小。出院时患者肌力完全恢复,可自行下地行走。15个月后随访患者恢复正常生活。

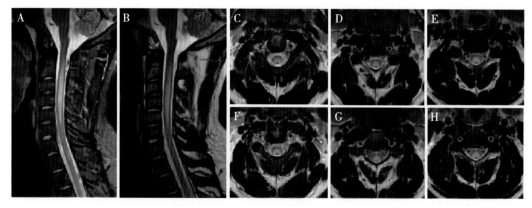

A、B. 矢状位 $C_2 \sim C_6$ 可见条索状长 T_2 信号;C ~ H. 轴位可见脊髓后索倒"V"形 T_2 高信号。

图 4-10　颈椎 MRI

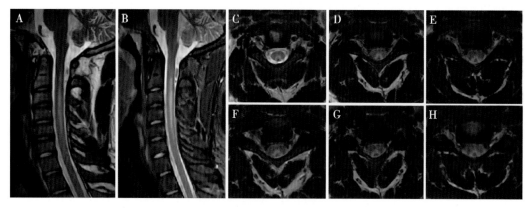

A、B. 可见矢状位原病灶范围减小;C ~ H. 横贯位可见脊髓后索倒"V"形高信号范围较前减小。

图 4-11　复查颈髓 MRI

讨论及文献综述

　　患者青年男性,亚急性起病,进行性加重,既往有吸食笑气史;查体存在脊髓后索、脊髓侧索、周围神经损害症候群,血清维生素 B_{12} 降低,同型半胱氨酸显著增高;肌电图示多发周围神经损害,上下肢深感觉路径传导异常,颈髓 MRI 可见倒"V"形 T_2 高信号。诊断为笑气中毒致脊髓亚急性联合变性。

　　笑气,化学名称为氧化亚氮(nitrous oxide),是无色、微甜的气体,18 世纪 90 年代英国化学家 Hathout 发现该气体具有轻微麻醉作用,大量使用可使人产生欣快感,致人发笑,因此而得名。据统计,目前笑气在娱乐场所滥用率可达12% ~ 20%,滥用人群为青少年,平均年龄为 23.4 岁。长期接触笑气可导致贫血以及神经系统损伤,可能与维生素 B_{12} 缺乏有关。笑气可将维生素 B_{12} 氧化为钴胺素类似物排出体外,该氧化反应不可逆,导致维生素 B_{12} 减少并失活,而维生素 B_{12} 是维持神经髓鞘产生和代谢的必需辅助因子,该物质的减少以及失活必然影响髓鞘磷脂甲基化过程,从而导致中枢及周围神经系统脱髓鞘病变。

脊髓亚急性联合变性是一种由于维生素 B_{12} 缺乏引起的神经系统变性疾病,主要累及脊髓后索、侧索及周围神经,临床表现为双下肢深感觉功能障碍、感觉性共济失调、痉挛性截瘫以及周围神经病变等。近年来,国内外文献报道多为笑气中毒导致维生素 B_{12} 缺乏,出现类似脊髓亚急性联合变性的临床表现。

笑气可导致急性中毒和慢性神经或精神后遗症,急性中毒时,可能会引起癫痫发作、心律失常、窒息、甚至呼吸、心搏骤停。50% 的笑气使用者可表现为肢体无力或麻木,最常见的临床症状包括感觉异常、步态不稳和乏力。长期滥用笑气导致维生素 B_{12} 缺乏,从而导致中枢和外周神经系统脱髓鞘,精神症状、贫血、皮肤变化和免疫障碍都与之相关,慢性笑气中毒可导致严重的神经系统疾病,如脊髓神经病变,亚急性联合变性、周围神经病变和脊椎病,其神经系统损害程度与吸入量以及维生素 B_{12} 水平呈正相关。精神症状大多表现为情绪变化、谵妄、精神错乱以及认知功能障碍。

慢性笑气中毒特征性的表现是血清维生素 B_{12} 水平的降低以及血清同型半胱氨酸的升高,而同型半胱氨酸敏感性更高,对诊断具有重要意义。在笑气中毒累及血液系统以后,患者可出现巨幼红细胞贫血、血小板减少、粒细胞减少等表现。神经电生理上,笑气中毒所导致的周围神经损伤多以髓鞘损害为主,伴有轴索损害,表现为长度依赖性,以下肢更为常见。肌电图可同时累及运动及感觉神经,相应的波幅、传导速度存在不同程度的减低,以传导速度的减慢为主。影像学检查,磁共振常表现为脊髓后索长 T_1、长 T_2 信号,横断面呈标准"外八字或倒 V"形表现,研究表明,不同病程的患者脊髓磁共振阳性率不同,病程小于 6 个月的患者磁共振阳性率为 55.6%,而病程大于 6 个月的患者阳性率仅为 8.3%。

典型的吸食笑气病史,实验室检查中维生素 B_{12} 降低、同型半胱氨酸升高,结合电生理及影像学特征性改变可明确诊断。停止接触笑气和维生素 B_{12} 的替代疗法是治疗笑气中毒最有效的方法,可每日给予维生素 B_{12} 1 000 μg 肌内注射,持续 1 周,然后每周注射 1 次,持续 4~8 周,随后可每月注射 1 次。研究表明,口服蛋氨酸也可有一定的治疗效果。然而在大量使用笑气前或使用笑气的同时,预防性补充维生素 B_{12} 不能阻止神经损伤。笑气中毒患者的康复治疗同样具有重要意义,尤其是运动和感觉功能训练,其中运动训练主要是肌力训练以及平衡功能的训练,而感觉功能训练则是采用对感觉减退区域刷擦、拍打及冷热交替等方法进行感觉刺激,同时辅以日常生活能力训练,心理疏导对该类患者的康复具有促进作用。

患者的恢复程度与脊髓受损的程度相关,若神经系统功能缺损程度较重提示预后较差,而神经受累较轻、影像学显示病灶小或早期治疗,均提示预后较好,神经系统功能恢复多需要 14 d 到 21 个月,最常见的遗留症状是感觉障碍和乏力。同型半胱氨酸作为诊断的生物标志物,对随访也同样具有重要意义。

第七节 脑桥中央髓鞘溶解症

 临床资料

患者,男性,39 岁,农民,初中文化。主诉"突发左下肢无力 4 d,加重 5 h"于 2020 年 12 月 18 日入院。患者入院 4 d 前活动时突然出现左下肢无力,行走拖地,持续不缓解,无视物旋转、视物成双,无饮水呛咳,无意识障碍及四肢抽搐,患者遂至当地县医院住院,其间患者多次出现腹泻,伴有恶心、呕吐,食欲差,多次化验血钠降低 105 mmol/L,给予补钠等对症处理后,血钠恢复至 138 mmol/L。5 h 前患者自觉左下肢无力较前明显加重,伴意识模糊,为求进一步治疗,转入我院,门诊以"急性脑血管病?"收住院。

既往史:患"肺结核"10 年,已治愈。患"高血压病、2 型糖尿病"2 年,平素未服用药物。2 年前诊断为"肝癌",给予药物治疗(具体不详)。

入院查体:BP 258/116 mmHg。嗜睡状态,高级智能明显减退。双侧额纹对称,双侧瞳孔等大等圆,直径约 2.5 mm,对光反射灵敏。鼻饲,双侧鼻唇沟对称,口角无歪斜,左下肢肌力 2 级,肌张力下降,左侧巴宾斯基征阳性。余神经系统查体未见异常。NIHSS 评分:3 分。

辅助检查:血常规示血小板 94×10^9/L;谷草转氨酶 47 U/L,碱性磷酸酶 149 U/L,谷氨酰基转移酶 154 U/L,白蛋白 29.9 g/L,血糖 14 mmol/L,尿素氮 15.65 mmol/L,血肌酐 227 mmol/L,电解质 133 mmol/L,钾 3.3 mmol/L。头颅 MRI+MRA(图 4-12):示右侧胼胝体膝部、右侧额顶叶急性脑梗死。右侧大脑前动脉 A2 次全闭塞。

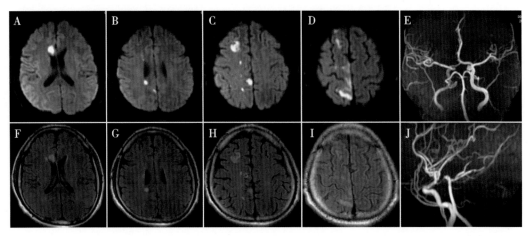

A~D. MRI DWI 示右侧胼胝体膝部、右侧额顶叶高信号;F~I. FLAIR 示右侧胼胝体膝部、右侧额顶叶高信号;
E、J. MRA 示右侧大脑前动脉 A2 次全闭塞。

图 4-12 头颅 MRI+MRA

临床诊断:脑梗死,右侧颈内动脉系统 TOAST 病因分型为大动脉粥样硬化型。高血压,2 型糖尿病。

患者入院第 3 天出现病情加重,查体:BP 130/80 mmHg,昏睡状态,双侧瞳孔等大等圆,直径约 3.0 mm,对光反射灵敏,左上肢肌力 4 级,左下肢肌力 2 级,右侧肢体肌力 4 级,四肢肌张力下降,双侧巴宾斯基征阳性。再次复查头颅 MRI 示:双侧脑桥弥漫性异常信号影(图 4-13)。诊断考虑脑桥中央髓鞘溶解症。给予免疫球蛋白、抗血小板聚集、高强度强化他汀、清除自由基、保护线粒体、控制血糖、控制血压、纠正低钠血症、补液、维持水和电解质平衡紊乱等对症治疗效果差,4 d 后家属放弃治疗出院。

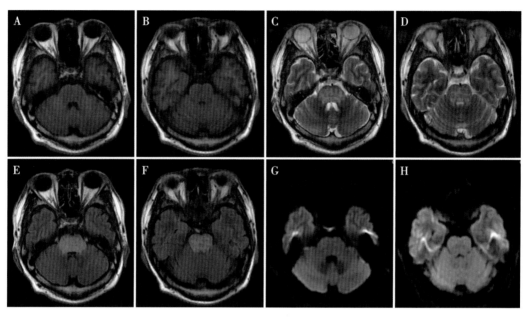

A、B. T$_1$ 示双侧脑桥弥漫性稍长 T$_1$ 信号影;C、D. T$_2$ 示双侧脑桥弥漫性长 T$_2$ 信号影;E、F. FLAIR 示双侧脑桥弥漫性高信号影;G、H. DWI 未见明显异常。

图 4-13　复查头颅 MRI

🔍 讨论及文献综述

患者中年男性,急性起病,进行性加重;既往有高血压病、2 型糖尿病等动脉粥样硬化高危因素;存在肢体无力等神经功能缺损症状及体征,结合头颅 DWI,脑梗死诊断明确,病程中出现低钠血症,给予快速补钠后症状逐渐加重;复查头颅 MRI 双侧脑桥弥漫性异常信号。临床诊断:脑桥中央髓鞘溶解症。

脑桥中央髓鞘溶解症(central pontine myelinolysis,CPM)是临床罕见的代谢性脱髓鞘疾病。病理学表现为脑桥基底部对称分布的神经纤维脱髓鞘,其髓鞘脱失并不伴炎症反应,神经细胞和轴索相对完好。CPM 的病因与慢性低钠血症过快或过度纠正[>12 mmol/

（L·d）]有关：血钠水平改变过快导致脑组织内环境紊乱，胞外渗透压升高使细胞脱水，进而导致对渗透压变化最敏感的少突胶质细胞发生损伤，造成髓鞘破坏，因此最易受损的区域往往是少突胶质细胞和髓鞘的灰质。除此之外，其他能引起血浆渗透压改变如低磷血症、低钾血症、血糖的急剧变化等，慢性酒精中毒后期，伴有 Wernicke 脑病和多发性周围神经病，经透析治疗后的慢性肾功能衰竭、肝移植、晚期淋巴瘤及癌症，各种病因引起的恶病质，严重细菌感染等均可导致 CPM。本病例患者既往有肝癌病史，此次急性脑梗死入院，病程中多次出现腹泻导致低钠血症，当地医院给予快速补钠后导致 CPM 的发生。

CPM 的临床症状常在快速纠正低钠血症后 2 ~ 10 d 出现。患者症状与受累部位密切相关，如脑桥、皮质脑干束和延髓受累，则会出现构音障碍和吞咽困难；如皮质脊髓束受累，则最初呈四肢弛缓性瘫，后期表现为程度不同的痉挛性瘫；如存在中脑被盖病变，出现眼震及眼球凝视障碍；严重时可能导致闭锁综合征。该患者在低钠血症纠正后出现意识障碍、四肢中枢性瘫痪，结合患者头颅 MRI 表现，符合脑桥脱髓鞘溶解症临床诊断。

CPM 通常对称性累及脑桥基底部、桥小脑纤维，相对保留了脑桥腹外侧和皮质脊髓束，在 MRI 上表现为脑桥基底部呈对称性分布的 T_1WI 低信号，边缘欠清晰，脑桥大小和形态正常，无占位征象，T_2WI 呈高信号，均质或不均质。病灶仅累及脑桥中央区，而边缘部分不受累，病灶前方和侧方仅存一薄层脑组织未受累，病灶后缘可延伸到被盖的腹侧。脑桥最下部及中脑常不受累。MRI 横切位上病变形态为类圆形、蝴蝶形或三叉戟样，矢状位图像上呈卵圆形，冠状位上较具特征者可呈蝙蝠翼状。增强 CT 和 MRI 扫描病灶一般无强化，但也可出现部分强化。临床情况的严重程度相关性差，临床情况好转可早于 MRI 表现，即使临床已经完全恢复的病例，MRI 上仍然有异常表现，可代现为胶质增生。结合该患者头颅 MRI 符合 CPM 的典型临床表现。

CPM 的治疗包括免疫球蛋白、血浆置换、环磷酰胺、皮质类固醇可能有效，其机制可能是清除髓鞘毒性物质。对于电解质紊乱（严重的低钠血症）而导致的 CPM 患者，重点是预防 CPM 发生。正确处理低钠血症可有效避免 CPM 发生，目前推荐纠正重度低钠血症第 1 个 24 h 不应超过 8 ~ 10 mmol/L，之后每 24 h < 8 mmol/L。若同时存在酗酒、营养不良等危险因素，纠正速度不应超过 4 ~ 6 mmol/L，否则可能增加 CPM 发生风险。

综上所述，在临床工作中，医师需警惕低钠血症患者补钠后出现 CPM。在补钠期间，应遵照原则，限制补钠速度，密切观察血钠变化及患者神经精神症状。一旦怀疑有 CPM 发生，应尽早完善头颅 MRI，有必要在 1 ~ 2 周后再次复查，避免漏诊。

参考文献

[1]SHAH N,TAVANA S,OPOKU A,et al. Toxic and metabolic leukoencephalopathies in e-

mergency department patients：A primer for the radiologist［J］. Emergency Radiology，2022，29（3）：545-555.

［2］CHEN S，ZHANG Z，LIN H，et al. 1，2-Dichloroethane-induced toxic encephalopathy：a case series with morphological investigations［J］. J Neurol Sci，2015，351（1-2）：36-40.

［3］GAO Y，ZHANG B，YUAN D，et al. Successful treatment of severe toxic hepatitis and encephalopathy without respiratory failure caused by paraquat intoxication［J］. The American Journal of the Medical Sciences，2022，363（3）：267-272.

［4］OTA Y，CAPIZZANO A A，MORITANI T，et al. Comprehensive review of Wernicke encephalopathy：pathophysiology，clinical symptoms and imaging findings［J］. Jpn J Radiol，2020，38（9）：809-820.

［5］ISEN D R，KLINE L B. Neuro-ophthalmic manifestations of wernicke encephalopathy［J］. Eye Brain，2020，12：49-60.

［6］VOGRIG A，JOUBERT B，OBADIA N A，et al. Seizure specificities in patients with antibody-mediated autoimmune encephalitis［J］. Epilepsia，2019，60（8）：1508-1525.

［7］EDOUARD B，GUILLAUME F，KARINE A，et al. Nitrous oxide induced predominantly motor neuropathies：a followup study［J］. Journal of Neurology，2022，269（5）：2720-2726.

［8］EL-MASRI S，DWYER C，PRICE S，et al. A case of Cotard syndrome associated with central pontine myelinolysis as a result of normally corrected hyponatremia［J］. Aust N Z J Psychiatry，2022，56（7）：874-875.

第五章

神经系统发育异常与遗传性疾病

第一节 强直性肌营养不良合并脑白质病变

 临床资料

患者,女性,52 岁。主诉"双下肢无力,步态不稳 20 年"于 2022 年 8 月 17 日入院。入院 20 年前无明显诱因逐渐出现肢体无力,双下肢为著,主要表现为爬楼梯时费力,下蹲站立、卧位坐起时明显,伴步态不稳,行走时步幅缓慢,向两侧摇摆,症状呈持续性。伴视物模糊、视力减退,无大小便失禁等。发病以来,意识清楚,精神尚可,饮食、睡眠可,大小便基本正常。家族中无遗传疾病史。

入院检查:声音低沉,秃顶,面容瘦长,颧骨隆起,呈"斧状脸",言语流利,反应迟钝,远期记忆力正常,近期记忆力稍减退,理解力稍减退,计算力减退,定向力正常,四肢肌张力正常,双上肢肌力 5 级,双下肢肌力 4 级,双侧足背伸 4 级,四肢腱反射(−),双侧巴宾斯基征阴性。起立试验阳性,双侧跟膝胫试验稳准,蹒跚步态,走"一"字不稳。余未见阳性体征。MOCA 评分 18 分,MMSE 评分 19 分。

辅助检查:胆固醇 5.82 mmol/L,甘油三酯 3.63 mmol/L。肝功能:谷丙转氨酶 182 U/L,谷草转氨酶 154 U/L,谷氨酰基转移酶 107 U/L,余生化基本正常。肌电图:四肢被检肌可见肌强直电位,MUP 时限短,双下肢周围运动神经及末梢感觉传导未见异常,双胫神经 H 反射正常。基因检测:受检者强直性肌营养不良 1 型 *DMPK* 基因 3UTR 区的 CTG 重复数目扩增出现两种片段:5 次(正常片段)和超过 52 次(全突变片段)。眼科会诊提示双眼白内障。头颅 CT(图 5-1A ~ D)示双侧侧脑室旁、放射冠区斑片状低密度影。头颅 MRI(图 5-1E ~ P):示双侧侧脑室旁、半卵圆中心、额颞顶枕叶、岛叶异常信号影。

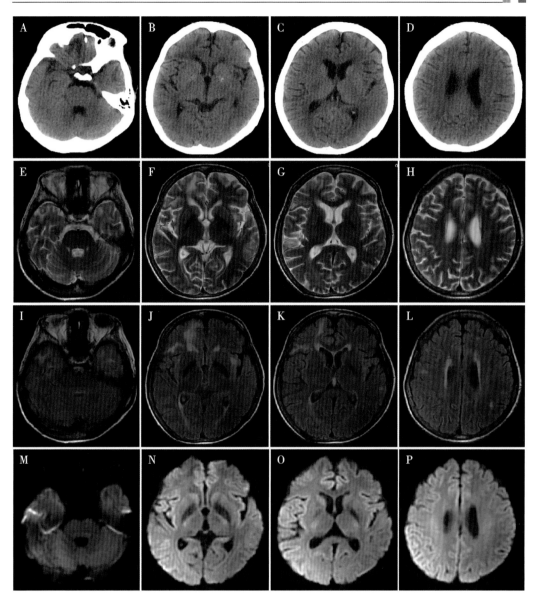

A～D. 头颅 CT 示双侧侧脑室旁、放射冠区斑片状低密度影；头颅 MRI 示双侧侧脑室旁、半卵圆中心、额颞顶枕叶、岛叶 T_2（E～H）呈稍高信号影、FLAIR（I～L）呈高信号影、DWI（M～P）未见明显异常信号影。

图 5-1　头颅 CT+MRI

讨论及文献综述

本例患者男性，以双下肢无力、步态不稳为首发症状，伴视力减退、视物模糊。查体：秃顶、斧状脸、蹒跚步态，四肢肌力减弱。血脂提示高脂血症，肌电图：四肢被检肌可见肌强直电位，结合基因检测结果。临床诊断：强直性肌营养不良（myotonic dystrophy，DM）。

患者认知功能减退,头颅 MRI 示双侧侧脑室旁、半卵圆中心、额颞顶枕叶、岛叶异常信号影,故最终诊断:强直性肌营养不良合并脑白质病变。

强直性肌营养不良根据基因不同分为 DM1 型和 DM2 型,是成人中最常见的肌营养不良症。DM1 由位于 19 号染色体长臂(19q13.3)的肌营养不良蛋白激酶基因(myotonic dystrophy protein kinase,DMPK)中不稳定三核苷酸即 CTG 的异常扩增所致;DM2 由锌指蛋白 9 基因(zinc finger protein 9,ZNF9)的内含子中存在一个四核苷酸即 CCTG 的异常扩增所致。正常人有 5~37 个 CTG 重复序列;DM2 由锌指蛋白 9 基因(zinc finger protein 9,ZNF9)的内含子中存在一个四核苷酸即 CCTG 的异常扩增所致。研究表明,DM1 和 DM2 的共同临床特征涉及一种新的遗传机制,即重复 RNA 发挥毒性作用。此外,DM1 基因缺陷引起的选择性剪接调控失调涉及脑内 3 个基因:微管相关蛋白 Tau(microtubule-associated protein Tau,MAPT)、N-甲基-D-天冬氨酸受体(N-methyl-D-aspartate receptor,NMDAR)和淀粉样前体蛋白(APP)基因,这些基因编码蛋白表达的改变可能导致大脑参与 DM1。

1 型强直性肌营养不良的患病率为(3~15)/10 万,男性发病率高于女性,多在 30 岁以后隐匿起病,主要累及骨骼肌系统,以肌无力、肌强直和肌萎缩为特点。肌无力和肌萎缩累及头面部时,颞肌、咬肌萎缩呈"斧状脸",颈部肌肉萎缩而稍前屈,形成"鹅颈",累及胫前肌群时出现跨越步态及足下垂的表现。肌强直主要影响臂、手及舌的活动,用叩诊锤叩击双手大鱼际处时可见肌球。DM 患者的肌张力在休息后更为明显,随着肌肉活动的"热身现象"而逐渐有所改善。骨骼肌以外的临床症状与年龄密切相关,在成年患者中表现较为明显。90% 的成年患者在早期出现白内障症状,可作为 DM1 患者早发唯一的临床特征。呼吸系统受累引起膈肌无力和肺泡通气不足,因而导致肺部反复感染,呼吸衰竭是 DM1 患者最常见的死亡原因。DM1 对心脏的影响主要表现为心律失常,尤其是心脏传导阻滞是继呼吸衰竭之后的第二大死因。DM1 累及胃肠道时可表现为胃痛、腹泻、便秘、腹痛、大便失禁、吞咽困难、肝脏异常、肠易激综合征;其中吞咽困难是 DM1 患者最常见的胃肠道症状,肝功能异常在 DM 疾病中很常见,表现为谷丙转氨酶、谷草转氨酶及 γ-谷氨酰转移酶升高。DM1 患者代谢紊乱会引起胰岛素抵抗、胆固醇升高和高甘油三酯血症。累及内分泌系统可能会引起男性秃顶、睾丸萎缩、勃起功能障碍等,导致生育能力下降。患有 1 型强直性肌营养不良的女性患者在怀孕期间有发生并发症的风险,包括自然流产率增加、延长分娩时间、胎盘滞留和产后出血等。

神经系统受累常见的症状包括冷漠、疲劳、认知困难、智力低下、白天嗜睡、睡眠呼吸暂停和睡眠中的周期性腿部运动,除了神经精神症状和认知障碍外,伴糖尿病的 DM1 患者患脑肿瘤的风险增加,而星型细胞瘤是最常见的脑肿瘤类型。DM1 颅内病变异质性较大,其影像学表现包括弥漫性脑萎缩、脑室扩大、扩张的血管周间隙、脑白质高信号及颅骨增厚等。脑白质高信号主要位于额叶和颞叶,其中前颞叶的白质病变在 DM1 患者中表现出较高的患病率,并且是 1 型肌营养不良的特征性表现。伴脑白质病变的 DM1 与 CADASIL 在核磁上均可表现为双侧颞极白质的病变,CADASIL 的一些特征性的核磁表现形式可出现在 DM1 中,因此应当注意鉴别,本例患者头颅 MRI(图 5-2)示:双侧侧脑室旁、半卵圆中心、额颞顶枕叶、岛叶异常信号影。因此,本例患者亦不排除合并 CADASIL。

　　DM1 虽然尚无治愈方法,但积极的治疗可能会显著降低患者的病死率,多项研究通过对 DM 发病机制的进一步了解已发现许多潜在的治疗策略,包括小分子治疗、基于反义寡核苷酸的治疗、针对被改变的 DNA、RNA 或下游信号通路的基因组编辑、CRISPR/Cas。CRISPR/Cas 系统可使细胞功能得到永久性挽救,具有 DM1 的巨大潜力,但是需要考虑 CRISPR/Cas9 引起的意外脱靶切割事件的风险。RNA 疗法通过靶向有毒的 CUG 扩张,在治疗 DM1 方面显示出特别的前景。这些策略在体外、细胞内和患者体内有效性和安全性目前尚无定论,还需更深入的研究。

第二节　脊髓空洞症合并 Chiari 畸形

 临床资料

　　患者,男性,29 岁,主诉"右上肢抬举、背伸困难 1 个月"于 2022 年 1 月 4 日入院。入院 1 个月前活动时出现右上肢抬举、背伸困难,伴有右肩部疼痛,不能卧向患侧,疼痛呈持续性钝痛,休息后无缓解,活动劳累后加重,无肢体麻木,无饮水呛咳,吞咽困难,无大小便障碍,就诊于我院,门诊以"右上肢无力原因待查"收住院。

　　入院查体:意识清楚,言语流利,高级智能正常,脑神经未见异常,右肩部无畸形,局部无肿胀,右肩关节肩峰下压痛,肩关节活动受限,在外展 30°、后伸 20°、内旋 30°时可诱发疼痛。右肩关节外展疼痛弧征阳性,Neer 征阳性,Hawkin 征阳性,Jobe 征阳性,撞击试验阳性,外展抗阻力试验阳性,远端伸、屈肌力均正常,右上肢肌张力正常,腱反射(-),余肢体肌力 5 级,肌张力正常,左上肢及双下肢腱反射(+),双侧巴宾斯基征阴性。深浅感觉系统未见明显异常。

　　辅助检查:右肩关节 MRI 示肱骨头颈及关节盂损伤、水肿,右侧肩袖损伤改变,考虑冈上肌肌腱、冈下肌肌腱、肩胛下肌肌腱及盂肱韧带撕裂。肌电图:右冈下肌、右三角肌、右大菱形肌急性神经源性损害,右第一骨间肌、右拇短展肌、右拇长屈肌、右尺侧腕屈肌急性并慢性神经源性损害,右侧 C_5 椎旁肌可疑神经源性损害,右肩胛上神经重度损害,合并右侧 C_5 节段神经源性损害(急性期);右侧 C_8、T_1 节段神经源性损害;右腕管综合征(中度)。颈椎 MRI(图 5-2A、B):矢状位颈髓全段及 T_1 ~ T_3 椎体水平脊髓内空洞形成,小脑扁桃体下端疝入枕骨大孔。横贯面可见脊髓内空洞形成。

　　临床诊断:①颈髓空洞合并 Chiari 畸形;②继发臂丛神经综合征。

　　治疗经过:入院后给予改善循环、营养神经及康复治疗,疼痛缓解,但抬举及背伸困难无明显改善,患者拒绝进一步手术治疗,要求办理出院。

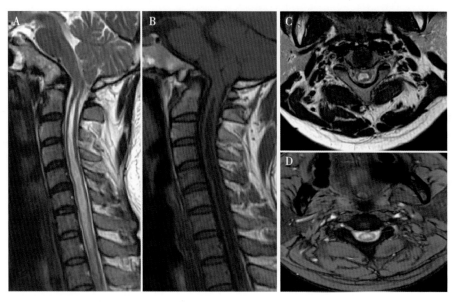

A、B.矢状位示颈髓全段及胸 1~3 椎体水平脊髓内空洞形成,小脑扁桃体下端疝入枕骨大孔;C、D.横贯面示颈髓空洞形成。

图 5-2　颈椎 MRI

 讨论及文献综述

患者青年男性,亚急性起病;主要表现为右上肢抬举、背伸困难及右肩部疼痛;查体肩关节活动受限;颈髓 MRI 示颈、胸髓空洞形成,肌电图提示臂丛神经急性并慢性神经源性损害,临床诊断:脊髓空洞症合并 Chiari 畸形,继发臂丛神经综合征。

小脑扁桃体下疝畸形,又称 Arnold-Chiari 畸形,指表现为小脑扁桃体经枕骨大孔疝入椎管内的颈枕部神经系统畸形,是临床上比较常见的一组涉及脑干、小脑和上段脊髓的先天性畸形,依矢状面下疝的小脑扁桃体顶端至枕骨大孔前后方下缘连线的距离可反应畸形的严重程度。对其发病机制有胚胎时期发育异常、脑积水及牵引学说,目前观点认为:中胚胎中轴叶轴旁的枕骨原节在胚胎的发育过程中出现了发育异常,导致枕骨发育速度慢于后颅窝脑组织,引起小脑扁桃体向下推移和小脑幕上抬,最终导致部分脑组织受压而挤入椎管内并引起一系列压迫及梗阻症状。

研究发现,20% ~40%的 Chiari 畸形患者会合并脊髓空洞症。脊髓空洞症分型至今仍比较混乱,有人将脊髓空洞症分为交通性与非交通性;有学者按病因分为:①可找到病因的继发性脊髓空洞症,包括外伤后脊髓空洞症、伴发肿瘤的脊髓空洞症、合并先天畸形的脊髓空洞症、其他(如合并蛛网膜炎等)。②不能找到病因的原发性脊髓空洞症;也有学者按受损部位不同分型,如脊髓节段灰质型、脊髓前角型、脊髓后角型、脊髓侧索后索型、脊髓半切型、脊髓横贯型、脊髓延曲型等。脊髓空洞大多发生在颈段,亦可向上到脑干或向下延伸到胸段,少数延伸到腰段,偶尔可有多发性空洞,少数仅发生延髓部位,极个别病例发生在腰段。研究表明,基底动脉阻塞和颅颈交界处上方脑脊液压力升高是脊髓空洞的始发因素。伴有空洞的 Chiari 畸形患者枕颈区脑脊液流速降低明显,因此推测空洞的出现可能会进一步加重脑脊液循环障碍,造成压力梯度的增大,对枕颈区神经组织压迫的加重,因此认为脊髓空洞是患者出现临床症状的重要原因。本例患者脊髓空洞发生颈髓全段、部分胸髓节段,因患者拒绝进一步胸椎磁共振检查,不能明确具体胸髓节段病变长度。

Chiari 畸形影像学表现为脑桥和延髓延长、扭曲或下疝,以及后颅窝发育不良,也可合并颅底、枕骨大孔区畸形及脊髓脊膜膨出。因磁共振检查对软组织的显像效果更好,能够清晰显现小脑扁桃体下移的程度、有无脑组织及神经受压,对合并脊髓空洞的可以清楚地显示空洞的位置、大小、形态及枕骨大孔区解剖,并且与颅颈交界区其他疾病的鉴别诊断上有重要意义,是 Chiari 重要的诊断方法,目前该病较为统一的诊断标准为:小脑扁桃体向下延伸达枕骨大孔水平 5 mm 及以上。Chari 畸形分类,即 Chiari Ⅰ、Ⅱ、Ⅲ 和 Ⅳ 型畸形。Ⅰ 型为单侧小脑扁桃体下端疝入枕骨大孔平面 5 mm 以上,且第四脑室和延髓的位置正常;Ⅱ 型,在 Ⅰ 型基础上伴有延髓、脑桥下部和第四脑室下移延长者;Ⅲ 型,当出现小脑、第四脑室和延髓疝入枕部或上颈段膨出的硬膜囊中;Ⅳ 型,严重小脑发育不全或缺如伴有脑干发育不良者。19 世纪后 Chari 畸形研究有了突破性的进展,说明了病理生理机制和目前的 Chiari 0 型、Chiari Ⅰ 型、Chiari 1.5 型、Chiari Ⅱ 型、Chiari Ⅲ 型、Chiari 3.5 型、Chiari Ⅳ 型、Chiari Ⅴ 型等 8 种分类。其中 Ⅰ 型最常见,在普通人群中发病率为 0.6% ~0.9% ,而在儿童中发病率为 0.6% ~1.0% 。合并脊髓空洞出现的 Chiari 畸形 Ⅰ 型的患病率高达 25% ~65% 。本例患者符合 Chiari Ⅰ 型,颈椎磁共振提示患者存在脊髓空洞症。

Chiari 畸形患者临床表现复杂多样且没有特异性,主要临床表现包括进展性头部及颈枕部疼痛,严重者出现四肢感觉减退、肌力下降、肢体发育不对称和脊柱畸形等。随着 MRI 在临床上的推广普及,有症状或无症状的 Arnold-Chiari 畸形患者检出率明显增加。成人和儿童最常见的症状是枕颈区和头部疼痛。由于枕骨大孔缩小,Valsalva 动作常使 Ⅰ 型患者产生的头痛加重。虽然 Ⅰ 型患者偏头痛的发病率与一般人群相似,但在发病年龄较早的患者中,临床表现较严重。本例患者主要表现为右上肢抬举、背伸困难及右肩部疼痛,否认头痛病史。

目前 Chiari 畸形的治疗和管理没有明确的共识和指南。目前对于影像学上证实小脑下降,阻碍脑脊液流动,表现出严重或恶化症状的患者推荐手术治疗。后颅窝减压术是采用最多的神经外科方法,主要是恢复脑脊液流过枕骨大孔。对于轻型无症状患者建议长期随访,而对于下疝程度重、症状明显的患者,外科手术可以扩大后颅窝空间,解除压迫和梗阻达到改善脑脊液流通。手术治疗只能延缓病情的进展,目前常见的手术方式有单纯后颅窝减压、后颅窝减压联合硬脊膜修补术、小脑扁桃体切除。

第三节 灰质异位症

临床资料

患儿,女性,13 岁,小学学生。主诉"发作性左侧上肢不自主抖动 10 d,加重 2 h"于 2019 年 7 月 5 日收入我院。患者入院 10 d 前活动时突然出现左侧上肢不自主抖动,持续 2～3 min 后缓解,无意识丧失,四肢抽搐、口角流涎,无牙关紧闭、双眼上翻,无舌咬伤、大小便失禁,未在意,后类似症状共发作 7 次,就诊当地医院,脑电图示:轻度异常脑电图,给予"丙戊酸镁片"口服治疗;2 h 前上述症状再发,持续约 10 min 后缓解,为求进一步诊治来我院急诊,急诊以"癫痫"收入院。

既往史:12 年前因"病毒性脑炎"在当地医院治疗(具体不详),未遗留后遗症。

个人史:足月产,生长发育正常。家族史无特殊。

入院查体:意识清楚,言语流利,高级智能正常。脑神经未见异常。四肢肌力 5 级,四肢肌张力正常,腱反射正常。深浅感觉检查未见异常,双侧巴宾斯基征阴性,共济运动未见异常,颈软,克尼格征阴性,布鲁津斯基征阴性。

辅助检查:常规、生化、免疫全项未见异常。丙戊酸镁血药浓度在有效范围内。脑脊液压力 140 mmH$_2$O,CSF 常规未见明显异常,生化:蛋白 46.4 mg/dL,氯化物 136 mmol/L,结核分枝杆菌涂片、细菌培养、抗酸染色、ADA、墨汁染色、自身免疫性脑炎抗体全项、NGS 均阴性。头颅 MRI+MRA 示(图 5-3):双侧侧脑室周围白质区可见厚环状、带状异常信号与灰质信号近似,边缘模糊。头颈联合 CTA:颅颈血管未见明显异常。脑电图提示:左侧半球多量中-高幅尖波/尖慢波散发、连续发放,睡眠期为著。

临床诊断:灰质异位症,继发性癫痫单纯部分型发作。

治疗经过:给予奥卡西平片 0.15 g/(2 次·d),告知患儿及家属注意事项,出院随访左侧肢体抖动未再发作。

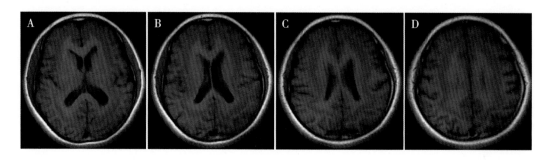

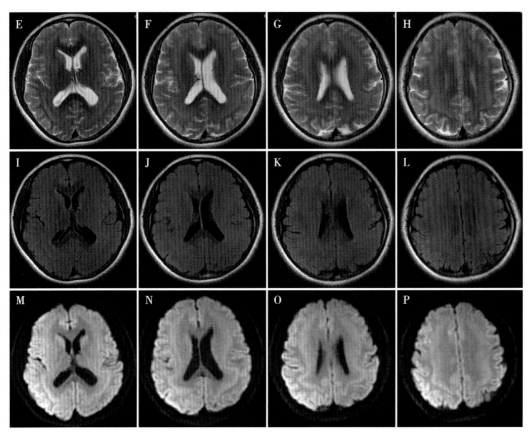

头颅 MRI:双侧侧脑室周围白质区可见厚环状、带状异常信号与灰质信号近似,边缘模糊;T₁(A～D)呈等/低信号,T₂(E～H)呈高信号,FLAIR(I～L)呈等/略高信号,DWI(M～P)呈略高信号。

图 5-3　头颅 MRI

🔍 讨论及文献综述

患儿女性,急性起病,发作性病程,发作性左侧左上肢不自主抖动,脑电图:左侧半球多量中-高幅尖波/尖慢波散发、连续发放,睡眠期为著。头颅 MRI:双侧侧脑室周围白质区可见厚环状、带状异常信号与灰质信号近似,边缘模糊。临床诊断:灰质异位症。

灰质异位症(gray matter heterotopia,GMH)为皮质发育异常的一个类型。特点为正常神经元位于异常的部位。由于胎儿在 6～16 周龄时神经元从侧脑室壁胚芽基层向大脑表面移行过程中发生障碍,因而移行停顿使神经元停留于白质,称之为神经元移行疾病(neuronal migration disease,NMD)。

灰质异位是 Tungel 于 1857 年在尸检的病理检查中首次发现。本病多为儿童期或青春期发病,少数成年期发病。发病年龄为 8 个月至 47 岁,平均 14 岁。男性略多于女性。但在 MRI 出现前临床难以诊断,20 世纪 80 年代 MRI 应用于临床后,尤其是高分辨率

MRI 可以清晰地发现异位的灰质团簇。根据灰质异位的部位,一般分为 3 型:脑室周围(室管膜下)结节状灰质异位(periven tricular hodular heterotopia,PNH);白质内结节状灰质异位,皮质下带状灰质异位(subcotrical band heterotopia,SBH),又称双皮质。其中以PNH 最为常见。PNH 可再分为双侧对称性、一侧性、局限性 3 类。

目前尚未完全明确脑灰质异位症详细的发病机制,多认为放射状胶质纤维完整性、趋化因子、细胞外基质黏附因子、神经生长因子及神经递质均参与脑灰质异位症病理过程。妊娠 7 周,沿放射状胶质纤维自脑室表面向脑表面迁移,促进脑皮质形成,在此过程中放射状胶质纤维完整性是实现神经元移行的基础条件。而促进神经元细胞向远侧移行的趋化因子则为神经元细胞移行的驱动因素。妊娠 12 周后,感染、辐射、中毒及相关遗传因素均可破坏放射状胶质纤维细胞完整性,降低趋化因子水平,引起神经元纤维移行受阻,导致脑灰质异位。

灰质异位的临床表现主要有癫痫发作、运动障碍和智能发育障碍等主要症状或其他大脑以及躯体畸形,多以癫痫为首发症状,在所致癫痫发作中各种癫痫发作类型均可出现,但以全面性强直阵挛发作(generalized tonic-clonic seizure,GTC)为主,其次为局灶性发作继发 GTC;所致的癫痫发作中绝大多数为药物难治性癫痫。双侧对称 PNH 神经系统检查大多无异常,IQ 在平均以上。双侧 PNH 及双侧不对称或一侧性 PNH 可有轻度神经系统异常及轻度智力低下。IQ 正常者神经心理测试可发现阅读速度障碍及阅读困难。此外尚可合并其他颅内畸形,多小脑回畸形最为常见,亦可出现全身其他脏器发育障碍。PNH 的癫痫发作可有多种类型,发作类型与灰质异位的侧别或部位无一定相关性。灰质异位与相关皮质其他部位(特别是颞叶内侧结构)甚至对侧皮质形成复杂的癫痫网络。癫痫发作最常起源于灰质异位及相关皮质,仅起源于灰质异位本身者仅为 6%。癫痫发作最基本的原因为异常的神经元间的联系而非异位神经元。部分性发作可始于内侧边缘系统、颞叶内侧、颞枕区、顶叶及额叶。其中以颞叶内侧发作最常见,其次为枕叶。

PNH 临床发作及头皮脑电图无特异性,临床诊断主要依靠 MRI。灰质异位的 MRI 表现在各序列均与正常皮质密度(信号)相同(isointense)。结节呈圆形或椭圆形(<5 mm 为小结节,>5 mm 为大结节),多个结节可融在一起沿整个脑室壁排列并突入脑室,使脑室壁呈凸凹不平状,但不涉及第三、第四脑室。连续结节可位于双侧脑室壁,对称或不对称,亦可位于一侧脑室壁,多为右侧,单个结节多位于脑室后角或三角区,较少见于颞角。少数病例结节可深入白质,甚至侵犯正常皮质。PNH 可以合并其他大脑发育障碍,如脑室扩大、胼胝体发育障碍、小脑发育障碍、枕大池扩大、相关皮质萎缩、多小脑回畸形、颞叶内侧体积小或扭转以及海马硬化。深部电极对确定 PNH 发作的起源及扩布过程对外科治疗术前设计有重要价值,并有助于研究灰质异位的功能及异常网络。近年颅内电极 fMRI(iEEG-fMRI)可以发现异位灰质在癫痫异常网络中的作用。

脑灰质异位症需与转移瘤、结节性硬化及沿室管膜生长的颅内肿瘤进行鉴别。一般转移瘤密度、信号与正常脑皮质不同,常伴水肿及明显占位效应;而结节性硬化常可见沿侧脑室壁分布钙化灶,病灶中心见低信号影,附近组织呈环状信号影,且增强扫描伴明显强化特点;颅内肿瘤 MRI 扫描则呈长 T_1、长 T_2 信号改变,伴水肿及占位效应,增强扫描见明显结节状及环状强化征。

目前灰质移位尚无统一的治疗方法。由于其最常见的症状为癫痫发作,故临床上主要是药物治疗。对部分长期服药疗效不佳的难治性癫痫患者应积极行手术治疗。手术治疗是脑灰质移位致顽固性癫痫的一种安全、有效的外科方法,其疗效取决于致痫灶的精确定位和其他手术方式的联合应用。手术方式包括脑灰质移位病灶切除术、脑灰质移位病灶切除加周围皮质低功率皮质热灼术、立体定向脑灰质移位病灶射频毁损术、脑灰质移位病灶切除和前颞叶/海马杏仁核切除术、脑灰质移位切除和胼胝体切开术。

第四节　Dandy-Walker 综合征

 临床资料

患者女性,18 岁,学生。主诉"头晕、步态不稳 5 个月"于 2019 年 8 月 3 日就诊于我院神经内科。患者于入院 5 个月前无明显诱因出现头晕,伴步态不稳,呈持续性,头晕与体位变化无关,无发热、头痛,无视物晃动、视物成双,无耳鸣、听力减退及耳聋,无肢体麻木及无力,无大小便失禁,无四肢抽搐、意识障碍等,未诊疗。为求进一步诊治来我院。

既往史:自小学习成绩差,足月生产,生长发育史无特殊,家族史无特殊。

体格检查:意识清楚,言语流利,高级智能稍减退。双侧眼球活动自如,可见旋转性眼震,双侧瞳孔等大等圆,直径约 3.0 mm,对光反射灵敏,粗测听力正常,双侧额纹、鼻唇沟对称,示齿口角无偏斜,咽反射灵敏,伸舌居中。四肢肌力 5 级,肌张力正常,腱反射正常,双侧巴宾斯基征阴性。深浅感觉检查未见异常。指鼻试验、跟膝胫试验欠稳准。龙贝格征阳性。颈软,克尼格征阴性,布鲁津斯基征阴性。K-F 环阴性。

辅助检查:血生化、脑囊虫抗体、甲状腺功能三项、Hcy、血清铜蓝蛋白均正常。头颅 MRI(图 5-4)示双侧侧脑室、第三脑室、第四脑室扩大,小脑蚓部缩小,枕大池扩张。腰椎穿刺压力:230 mmH$_2$O。CSF 常规、生化、墨汁染色、病毒全套均阴性。

初步诊断:Dandy-Walker 综合征。

治疗经过:建议行脑室腹腔分流术,家属要求出院择期手术治疗。

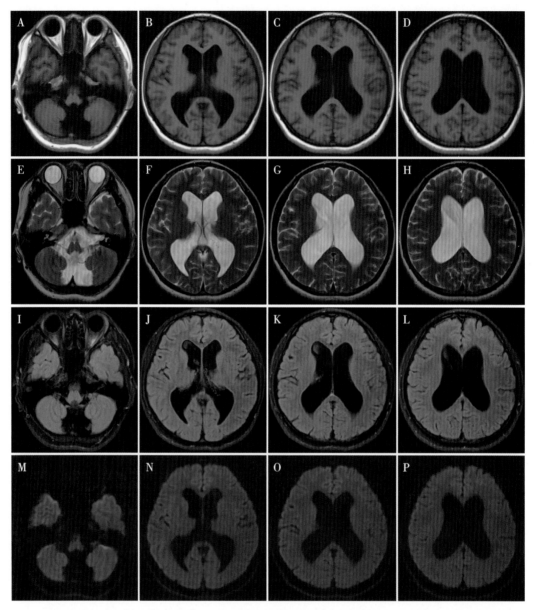

T₁WI（A～D）、T₂WI（E～H）、FLAIR（I～L）示双侧侧脑室、第三脑室、第四脑室扩大，小脑蚓部缩小，枕大池扩张，DWI（M～P）像未见明显异常信号影。

图5-4 头颅MRI

讨论及文献综述

患者青少年女性，慢性隐匿性起病，临床表现为头晕、步态不稳及共济失调症候群，头颅MRI示双侧侧脑室、第三脑室、第四脑室扩大，小脑蚓部缩小，枕大池扩张。临床诊断为 Dandy-Walker 综合征。

Dandy-Walker 综合征（Dandy-Walker syndrome，DWS）是菱脑发育过程中的复杂畸形，一种罕见的神经系统发育畸形，又称第四脑室闭锁综合征，为常染色体显性遗传病，主要表现为小脑蚓部发育不全或不发育、后颅窝增宽与扩张的第四脑室相通等。根据小脑蚓部的发育情况将 DWS 分为 3 型：Dandy-Walker 畸形（Dandy-Walker malformation，DWM）；Dandy-Walker 变异型（Dandy-Walker variant，DWV）；单纯后颅窝池增宽（Mega cistern magna，MCM）。发病率为 1/35 000 ~ 1/25 000，女性多见，可见于任何年龄，85% 的患者在 1 岁之前得到诊断，占儿童先天性脑积水的 2% ~ 4%。DWS 患者存活至成人较少见，而在成人发病的报道更为罕见。

DWS 的病因和发病机制尚不完全清楚，但大多认为可能是遗传病、染色体异常和某些致畸因素（感染、化学、代谢），如风疹病毒感染、巨细胞病毒感染、弓形体病、饮酒及母体糖尿病等所致，同时还可伴发多种畸形，可以是一种独立的发育畸形或与其他基因综合征相关联的疾病。小脑蚓部在小脑中间，连接左右小脑半球，从妊娠的第 9 周开始由小脑半球中线发育，到 16 ~ 18 孕周时发育良好的小脑半球及蚓部完全覆盖第四脑室，阻断了第四脑室与后颅窝池之间的交通。因此，小于 18 孕周的胎儿诊断小脑蚓部畸形需慎重。大多数患儿或胎儿的性染色体 X 和 9 号常染色体异常，提示 DWS 的发生与性染色体 X 和 9 号常染色体变异密切相关。也有学者报道，DWS 的发病可能与 NDUFA4 和 PHF14 基因的表达异常有关。有学者对本病起因进行研究，归纳为以下几点：①胚胎期第四脑室出孔闭塞；②胚胎期小脑蚓部融合不良；③胚胎期神经管闭合不全；④脑脊液动力学改变；⑤菱脑顶部的斜形唇不能正常分化，神经细胞不能正常增殖和移行。其中第四脑室正中孔闭塞为主要原因。

DWS 的主要病理表现为：①小脑蚓部全部或部分缺失，其中部分缺失者以下蚓部缺失为多见；②后颅窝囊肿；③第四脑室囊性扩张；④后颅窝囊肿可通过蚓部缺失处与第四脑室相通，同时伴有窦汇和小脑幕上移；⑤小脑蚓部分缺失者异常改变的程度较轻。DWS 囊肿呈气球样扩张的第四脑室，并向前外侧推移小脑半球。囊肿壁分为 3 层，内层是室管膜，与前方的第四脑室室管膜相延续；外层是软脑膜，其在囊肿周围反折与小脑半球表面软脑膜相延续；中间是神经胶质组织，以外侧和上方最厚，这些组织中发现钙化占 7%。脑脊液梗阻的位置也不同，有研究发现脑导水管狭窄占 28%，第三脑室与囊肿交通占 72%，第四脑室正中孔未闭占 39%，幕切迹处梗阻占 11%。

临床特点为：精神发育迟缓、颅内压增高和小脑症状，部分患儿伴有其他部位畸形。DWS 成人期发病的临床表现无特异性，易出现误诊和漏诊，其典型临床表现为：①脑积水和颅内高压；②小脑症状，如躯干及双下肢共济失调，走路不稳，宽基步态，眼球震颤等；③其他神经症状，如精神运动发育迟滞、展神经麻痹、智力低下、癫痫发作等，严重者可出现痉挛步态，还可能压迫脑干导致中枢呼吸衰竭而死亡。此类患者中智力正常者为 75%，50% 以上精神运动发育迟滞和智力低下。部分患者智力正常，这也是患者至成年才被诊断的原因之一。该病最常见的外观特征是枕骨区突出，全颅非特异性扩大等，

50%以上有共济失调表现,还有的患者以突发单侧感音性神经性耳聋和眩晕为首发症状,可合并多种畸形,2/3以上的患者可合并其他先天畸形,如胼胝体发育不全、枕骨部脑膜膨出及心脏、面部、胃肠道和泌尿系统畸形。

DWS的影像学典型表现,小脑蚓部缺如、第四脑室扩张、脑积水;目前依据颅脑MRI或CT诊断的较多,结合临床表现可确诊,有条件可行染色体检查进一步证实。DWS须与后颅窝巨大蛛网膜囊肿、大枕大池、四脑室囊虫病、后颅窝肿瘤、中脑导水管畸形或炎症粘连引起的脑积水等鉴别。

DWS目前国内外尚无有效的内科治疗方法,20%左右的DWS无临床症状,无须特殊治疗,外科治疗的目的是改善脑脊液回流、缓解颅高压,提高患者生活质量,针对该病的手术治疗方法主要有以下几种:①单纯囊肿切除术,该方法适用于无脑积水患者;②脑室分流术或囊肿分流术;③侧脑室和囊肿双分流术。联合分流使后颅窝囊肿和侧脑室同时减压,可能是此病的有效手术方法。有研究采用三脑室底造瘘(endoscopic third ventriculostomy,EVT)及在三脑室与后颅窝囊肿间置入支架治疗DWS合并中脑导水管梗阻的患者,取得了满意的效果。

第五节　局灶性脑皮质发育不良

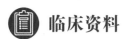 临床资料

患者,女性,18岁,农民,小学文化。以"发作性意识障碍、四肢抽搐14年,再发10 h"为代主诉于2021年12月20日就诊于我院门诊。患者于入院14年前无明显诱因突然出现意识丧失,伴双眼上翻、口吐白沫、四肢抽搐,持续约5 min左右自行缓解,无发热、头痛、恶心、呕吐,意识好转后无肢体瘫痪等,就诊于当地医院,诊断为"癫痫",给予抗癫痫药物治疗(具体不详),其间上述症状仍间断发作,每月发作1次,其间服用丙戊酸钠、卡马西平等多种药物,症状仍发作,且病程中逐渐出现反应迟钝、记忆力下降,无法完成学业而辍学。10 h前患者腹泻后再次出现上述症状,持续约30 min仍未缓解,至当地医院就诊,诊断为"癫痫持续状态",给予地西泮等救治后症状缓解,为求进一步诊疗至我院门诊。既往出生时无难产病史、无外伤、脑炎等相关病史,家族中无癫痫等类似病史。

入院查体:T 36.3 ℃,R 20次/min,P 72次/min,BP 112/68 mmHg。意识清楚,言语欠流利,远、近记忆力、计算力、定向力、理解力均减退。颅神经检查正常,四肢肌力5级,肌张力正常,腱反射正常,双侧巴宾斯基征阳性。深浅感觉、共济运动未见异常。脑膜刺激征阴性。MMSE:10分。MOCA:7分。

辅助检查:肝肾功能、甲状腺功能、血清铜蓝蛋白均正常。头颅MRI(图5-5):示双侧额叶(右侧为主)萎缩,灰白质边界不清,右侧侧脑室旁可见异常信号。24 h动态脑电

图未见异常。

临床诊断:①局灶性皮质发育不良;②癫痫持续状态。

治疗经过:门诊给予左乙拉西坦、奥卡西平联合托吡酯治疗。随访 6 个月,上述症状未再发作。

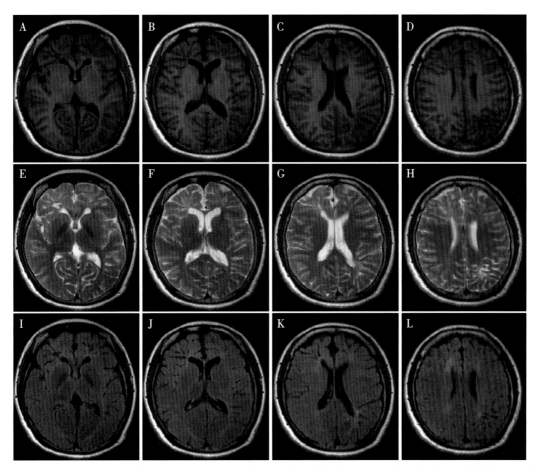

T₁(A～D)、T₂(E～H)、FLAIR(I～L)示双侧额叶(右侧为主)、萎缩,灰白质边界不清,右侧侧脑室旁可见异常信号。

图 5-5 头颅 MRI

讨论及文献综述

患者儿童时期发病,反复发作病程,表现为难治性癫痫,认知功能障碍;头 MRI 示双侧额叶(右侧为主)萎缩,灰白质边界不清,右侧侧脑室旁可见异常信号。临床诊断:局灶性脑皮质发育不良(focal cortical dysplasia,FCD)。

FCD 是指由神经元移行障碍或细胞增殖障碍所导致的局灶性脑皮质结构发育异常的疾病,主要临床表现为药物难治性癫痫和局灶神经功能障碍,50% 以上的儿童癫痫和约 20% 的成人癫痫都是由 FCD 引起。大脑皮质在胚胎发育的任何一个阶段受到遗传因素或周围环境中有害因素的影响都可能导致 FCD。FCD 的病理改变包括：①皮质结构异常，如层状结构紊乱、柱状结构紊乱、白质和（或）分子层内神经元数目增多等。②细胞结构异常，如出现巨大神经元、不成熟神经元、异形神经元和气球样细胞。

2004 年癫痫病学家和神经病理学家根据病理表现将 FCD 分为 FCD Ⅰa、Ⅰb、Ⅱa 及 Ⅱb 等 4 型，这是目前被广泛接受和应用的分类标准，FCD Ⅰa 型只有皮质结构的异常，而 Ⅰb 型不仅结构异常而且存在巨大神经元或不成熟神经元。FCD Ⅱ 型存在异形神经元或气球样细胞，其中 Ⅱa 型存在异形神经元但没有气球样细胞，而 Ⅱb 型同时存在异形神经元和气球样细胞。而后 2011 年国际抗癫痫联盟在 2004 年分类的基础上进行了修改，增加了结合型 FCD 分类，将海马硬化、癫痫相关性肿瘤、血管畸形相邻的 FCD 命名为结合型 FCD。这样 FCD 分为单纯型 FCD 和结合型 FCD，单纯型 FCD 包括 Ⅰ型和 Ⅱ型，结合型 FCD 为 Ⅲ型。近来国际抗癫痫联盟汇总了既往 FCD 患者相关信息，提议将轻度皮质发育畸形（mild malformations of cortical development，mMCDS）、伴有少突胶质细胞增生（oligo-dendroglial hyperplasia，MOGHE）及组织病理上未确定的 FCD 增加为新类别。

癫痫是 FCD 的主要临床表现。FCD Ⅰ型可表现为癫痫发作、认知障碍或无神经系统症状，部分 FCD Ⅰ型患者无明显临床症状，预后较好。FCD Ⅱ型表现为难治性癫痫发作，发作形式多样，可为部分性发作，亦可继发全面性发作，甚至可出现癫痫持续状态，脑电图可见癫样异常放电，预后较差。

FCD 可以发生于大脑的任意脑叶，但大约 60% 的 FCD 病灶位于颞叶内。FCD Ⅰ型常见于颞叶，FCD Ⅱ型常见于额叶。FCD 主要局限性地累及皮质及皮质下区，但也有报道 FCD 广泛地累及白质，有的病例从皮质累及侧脑室。FCD 典型的 MRI 表现包括局限性脑皮质增厚、灰白质分界模糊、皮质下白质 T_2WI 和 FLAIR 高信号、T_1WI 等或低信号、放射带、皮质浅凹、脑回增宽、脑沟形态异常及邻近蛛网膜下腔或侧脑室扩大。这些表现可能不会同时出现，其中脑皮质增厚、灰白质分界模糊和皮质下白质内 T_2WI 或 FLAIR 高信号是 FCD 最重要、最常见的 MRI 表现。该患者 MRI 表现为双侧额叶萎缩，灰白质边界模糊、右侧脑室前角旁斑片状稍长 T_2 异常信号影，符合 FCD 影像特征。绝大多数 FCD 增强扫描无强化。FDG-PET 和 SPECT 可提高对该疾病诊断的敏感度。

FCD 常需与外伤或感染致局灶性脑萎缩、低级别神经胶质瘤、非典型性结节性硬化等进行鉴别。外伤或感染致局灶性脑萎缩有明确相关病史，鉴别较容易。低级别胶质瘤 MRI 表现与 FCD 有相似之处，MRS 可进行鉴别：胶质瘤 Cho 与 Lac 峰增高，且二者发病年龄不同，低级别胶质瘤多发生在 30～40 岁年龄段；10 岁左右年龄段胶质瘤多发生于幕下、松果体区，此与 FCD 病变部位不同。结节性硬化为常染色体显性遗传，50%～70% 结节性硬化患者头颅 CT 可见到脑室周围散在分布的结节或钙化影，其典型临床症状为癫痫、智力障碍及面部淡红色对称多发的呈蝶翼状分布的皮脂腺瘤。然而，有些非典型性结节性硬化患者仅表现为癫痫，此与 FCD 难以鉴别，基因检测是目前鉴别两者最好的方法。

切除性手术是治疗 FCD 合并难治性癫痫的有效手段，对于 FCD 所致的儿童难治性癫痫,可以通过手术治疗的方式使患儿受益。主要术式包括局灶性切除、脑叶切除、多脑叶切除甚至半球切除。目前研究证实,FCD 致难治性癫痫术后的癫痫缓解率可达 50% ~ 80%,但手术的预后却受多种因素影响,如致痫灶所在脑叶的位置、致痫灶是否完全切除、FCD 的病理亚型、MRI 及脑电图监测确定致痫灶的范围、年龄等。

目前 FCD 引发癫痫的致病机制并非完全明确,其诊断的准确率、病变定位的精准程度及治疗的有效程度仍需进一步提高,通过临床病例特点的总结,增强临床医生对 FCD 的认识,以做到更早、更快、更好地为此类患者解除痛苦。

第六节　结节性硬化症

 临床资料

患者,女性,12 岁,学生。主诉"发作性四肢抽搐 8 年"于 2017 年 8 月 3 日收入我科。入院 8 年前吃饭时出现呼之不应,双眼上翻,双上肢强直抖动,持续 2 ~ 3 min 缓解,无大小便失禁,后又发作 2 次,性质同前,于当地医院诊断"癫痫",口服"卡马西平片 50 mg,3 次/d"未再发作,后家人陪同患者来我院复查,行头颅 MRI(2017 年 7 月 28 日)示双侧大脑半球皮质、皮质下广泛血管源性水肿,诊断考虑:脑炎(病毒、免疫性)? 线粒体肌脑病? 长程脑电图未见明显异常,门诊以"线粒体脑肌病"收入院。病后神志清,精神可,饮食、睡眠一般,大小便正常,身材在同龄人中处于中间,学习成绩可。

既往史:自小身上有皮肤色素脱失斑。

家族史:1 弟 4 岁出现"癫痫",存在皮肤色素脱失斑,头颅 CT(图 5-6A ~ D)双侧脑室周围可见多发结节影,呈"烛泪征"。

入院查体:BP 110/60 mmHg。意识清楚,精神可,言语清晰,高级智能正常。脑神经无异常。四肢肌力、肌张力正常,腱反射(++),双侧巴宾斯基征阴性。深浅感觉系统未见异常。双侧指鼻试验、跟膝胫试验稳准。颈软,克尼格征、布鲁津斯基征阴性。腰背部及下颌部散在色素脱失斑,大小 1 ~ 2 mm,双侧面部片状淡棕色丘疹。

辅助检查:血常规、生化、免疫检查未见明显异常。ECG、长程脑电图未见异常。头颅 CT(图 5-6E ~ H)示双侧脑室旁可见多发结节影,呈"烛泪征"。头颅 MRI(图 5-7)提示双侧额颞顶枕叶皮质-皮质下多发异常信号,双侧侧脑室室管膜下多发结节。

临床诊断:考虑结节性硬化症。

治疗经过:患者以癫痫起病,入院后给予抗癫痫药物应用,患者未再发作癫痫,5 年后随访,患者可正常生活。

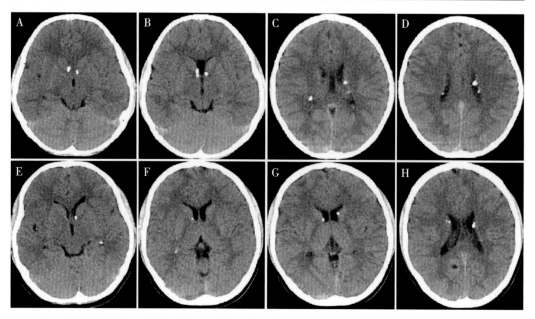

A～D.其弟头颅 CT 示双侧脑室周围可见多发结节影,呈"烛泪征";E～H.患者头颅 CT 示双侧脑室旁可见多发结节影,呈"烛泪征"。

图 5-6　患者及其弟头颅 CT

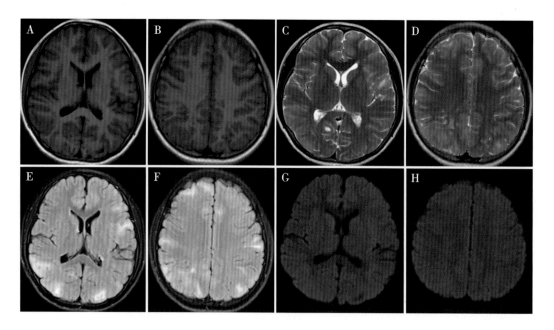

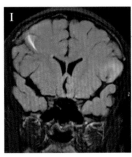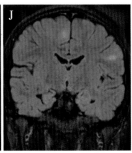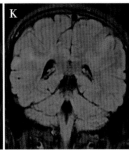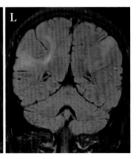

A、B. T$_1$WI 示双侧额颞顶枕叶及皮质下低信号及等信号；C、D. T$_2$WI 示双侧额颞顶枕叶及皮质下呈高信号；
E ~ F. FLAIR 示双侧额颞顶枕叶及皮质下呈高信号；G ~ H. DWI 呈等信号；I ~ L. 冠状位可见多发高信号影。

图 5-7　头颅 MRI

 讨论及文献综述

　　患者青少年女性,慢性病程,其弟出现与其类似病史;临床表现为皮肤损害、癫痫发作、智力低下、发育迟缓;CT 示双侧脑室周围可见多发结节影,呈"烛泪征",MRI 示双侧额颞顶枕叶及皮质下多发异常信号。根据该患者的病例特点,临床诊断:结节性硬化症。

　　结节性硬化症(tuberous sclerosis complex,TSC)是一种累及多系统的常染色体显性遗传病,以全身多器官血管平滑肌脂肪瘤病变为特征,与多种良性错构瘤有关,几乎可以累及人体所有的器官和系统,最常见的是皮肤、脑、肾、肺和心脏,导致相应的器官或系统出现功能障碍,症状轻重不等,主要取决于非癌性肿瘤过度增生的部位和增生的程度。TSC 发病率为 1/14 000 ~ 1/6 000,患者多于儿童时期发病,男性略多于女性,家族病例大概占 1/3,而散发病例大概占 2/3。

　　TSC 目前发现的致病基因有 *TSC-1* 和 *TSC-2* 基因。约有 12% 的 TSC 患者出现 *TSC-1* 基因突变,该基因编码错构瘤蛋白,而约 73% 的 TSC 患者发现 *TSC-2* 基因突变,该基因编码结节蛋白,另外 15% TSC 患者尚未发现明确基因突变。TSC 患者基因突变后可导致 TSC1/2 复合体结构和功能异常,主要影响胎儿的神经前体细胞,会导致相关蛋白合成增加,血管生成增多,细胞生长增快,从而导致细胞的定位和移行障碍,最终出现多器官受累。家族性发病患者中 *TSC-1* 与 *TSC-2* 突变的比例相当,而散发性患者中以 *TSC-2* 突变。

　　典型的临床三联征表现为癫痫发作、智力低下、面部血管纤维瘤。临床常出现皮肤损害、神经系统损害以及其他常见的症状。皮肤损害常包括位于口鼻三角区成对称蝶形分布的血管纤维瘤,常见于四肢及躯干的色素脱失斑,背部及腰骶部的鲨鱼皮斑,以及位于甲沟处的甲下纤维瘤,或是咖啡牛奶斑、皮肤纤维瘤等表现,该患者存在明显皮肤损害,可见皮肤色素脱失斑及双侧面部片状淡棕色丘疹。神经系统损害的临床症状主要包括癫痫、发育迟缓、精神异常和神经功能缺损,其中癫痫是 TSC 的主要神经症状,总体发病率占70%~90%,大约30%的患儿在1岁以内以痫性发作起病,至少有50%~70%的患者为药物难治性癫痫。该患者以癫痫起病,目前使用抗癫痫药物症状控制可,根据受累的位置、患者的年龄不同,可有不同的临床表现,心脏横纹肌瘤多出现在胎儿时期,到学龄期则基本消失,皮质结节在出生时已经形成,而面部纤维血管瘤和肾血管平滑肌脂肪瘤在学龄期以后逐渐出现。

TSC患者在颅内多出现4种典型病变,包括皮质结节、脑白质异常、室管膜下结节以及室管膜下巨细胞星型细胞瘤。90%以上的患者出现皮质及皮质下,是由于增大的、不典型的、无序的神经元以及神经胶质细胞增多组成,可见于皮质及白质下,这种皮质和皮质下结节被视为皮质增生,是影像学诊断的一个主要特征,MRI常表现T_2高信号、T_1等信号或低信号,为其特征性表现。脑白质异常的发生率在40%~90%,常可见脑白质放射状移行束,常出现在两侧额叶的脑白质中,从脑室周围到大脑皮质。室管膜下多发结节,位于室管膜下,向脑室内生长,常发生钙化,因此在CT上可见典型的"烛泪征"。室管膜下星型细胞瘤发生率为26%,肿瘤通常边界清楚,呈分叶状,CT可见混杂的高密度影,可有钙化,MRI增强可见不均匀强化。此外,在其他系统中,肺部可出现肺淋巴管肌瘤病,CT可见双肺弥漫分布的多发囊腔;肾脏可出现肾血管平滑肌脂肪瘤,CT主要表现为含有大量脂肪组织的肿瘤,也有部分患者可出现双侧多发肾囊肿;累及肝脏典型表现为肝血管平滑肌脂肪瘤,同样表现为边界清晰的含有脂肪成分的低密度病变;累及骨骼在影像学上常无特征性表现。

TSC的诊断包括基因诊断和临床诊断两部分,其中基因诊断检测到 TSC-1/2 基因致病性突变可以确诊,但是由于传统的基因检测中部分患者无法检测出基因突变,因此若基因检测为阴性,不能排除TSC的诊断。临床诊断是根据患者的临床特征进行,临床特征分为主要特征和次要特征(表5-1),若患者存在两个主要特征或一个主要特征及两个以上次要特征即可确诊。该患者存在多发色素脱失斑,影像学检查可见多发脑皮质结节及室管膜下小结节,经临床诊断可确诊结节性硬化症。

表5-1　TSC患者的临床特征

	主要特征		次要特征
1	色素脱失斑(≥3个,至少5mm直径)	1	"斑驳状"皮肤改变
2	面部血管纤维瘤(≥3个)或头部纤维斑块	2	牙釉质多发性小凹(≥3处)
3	指(趾)甲周纤维瘤(≥2个)	3	口腔内纤维瘤(≥2个)
4	鲨革斑	4	视网膜色素脱失斑
5	多发视网膜结节状错构瘤	5	多发肾囊肿
6	多发脑皮质结节和(或)辐射状迁移线	6	非肾脏的错构瘤

续表 5-1

	主要特征		次要特征
7	室管膜下小结节(≥2 个)	7	骨硬化病变
8	室管膜下巨细胞星形细胞瘤		
9	心脏横纹肌瘤		
10	肺淋巴管肌瘤病*		
11	肾脏血管平滑肌脂肪瘤(≥2 个)		

注：*仅有肺淋巴管肌瘤病和肾脏血管肌脂瘤这两个主要特征而没有其他表现并不满足确诊标准。

　　TSC 患者的治疗包含病因治疗、抗癫痫治疗以及生酮饮食治疗。TSC 的致病机制主要是哺乳动物雷帕霉素靶蛋白(mammalian targets of rapamycin,mTOR)的去抑制作用,所以病因治疗是利用 mTOR 抑制剂进行治疗,常用药物包括西罗莫司及依维莫司。抗癫痫治疗仍然是根据癫痫发作类型和癫痫综合征进行选药,推荐在出现第一次痫性发作时开始使用抗癫痫药物治疗。生酮饮食抗癫痫的机制尚不完全清楚,有研究表明可能与改变脑代谢,改变细胞特性,改变神经递质,同时改变脑细胞外环境,从而降低兴奋性和同步性有关,因此可辅助治疗 TSC。仍有超过半数的患者,在经过内科治疗后仍无法控制癫痫发作,可以进行综合评估,通过神经调控、姑息或切除手术进行治疗。

第七节　线粒体脑肌病伴高乳酸血症和卒中样发作

 临床资料

　　患者,男性,36 岁,初中文化,身高 161 cm。主诉"突发右上肢无力 2 d"于 2019 年6月24日收入我院。患者于入院 2 d 前活动时突然出现右上肢无力,右上肢不能抬起,持续 7 h 后症状较前稍缓解,右上肢可抬起,但持物不稳,症状呈持续性,其间间断出现言语障碍,不能理解他人言语,自己讲话流利,持续数分钟自行缓解,无发热、头痛,无肢体抽搐,无饮水呛咳、吞咽困难,为求诊治至我院。既往否认高血压、糖尿病、心脏病、脂代谢紊乱病史。家族史无特殊。

　　入院查体:T 37 ℃,P 70 次/min,R 18 次/min,BP 123/87 mmHg。意识清楚,言语流利,远、近记忆力减退,计算力减退,定向力可,理解力可。脑神经检查正常,右上肢肌力4 级,余肢体肌力 5 级,肌张力正常,腱反射正常,双侧巴宾斯基征阴性。深浅感觉、共济运动未见异常。脑膜刺激征阴性。NIHSS 评分:1 分。

　　辅助检查:血乳酸 4.5 mmol/L。血尿粪常规、传染病八项、血生化、抗核抗体、红细胞沉降率、抗链 O 抗体未见异常。头颅 MRI 平扫+增强（图 5-8）:示左侧颞叶、岛叶脑回状长 T~1~ 长 T~2~ 信号影,FLAIR 及 DWI 上呈高信号。头颅 PWI（图 5-9）:左侧颞叶 CBV、CBF 增高。头颈部 MRA 未见异常,MRS 示:左侧颞叶皮质下 Lac 双峰升高。患者因经济原因拒绝行肌肉活检及基因检测。

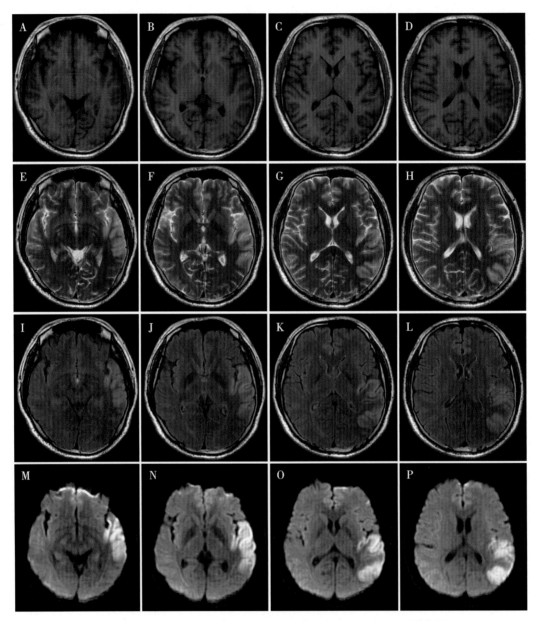

A ~ P.示左侧颞叶、岛叶皮质脑回状长 T~1~ 长 T~2~ 信号影,FLAIR 及 DWI 呈高信号。

图 5-8 头颅 MRI 平扫

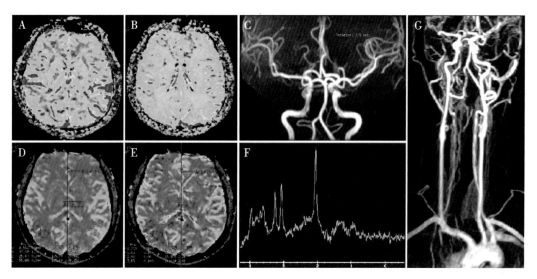

A、B、D、E. 可见左侧颞叶 CBF、CBV 增高；C、G. 头颈部 MRA 未见异常；F. MRS 示左侧颞叶皮质下 Lac 双峰升高。

图 5-9　头颅 PWI+MRS+头颈联合 MRA

临床诊断：线粒体脑肌病伴高乳酸血症和卒中样发作（MELAS）。

治疗经过：住院期间给予左卡尼汀、三磷酸腺苷、艾迪苯醌、辅酶 Q10、维生素 B_1、维生素 B_2 治疗，治疗后右上肢无力较前好转，言语障碍未再发作。患者出院 1 个月后复查头 MRI 示（图 5-10）：左侧颞叶、岛叶皮质异常信号基本消失。

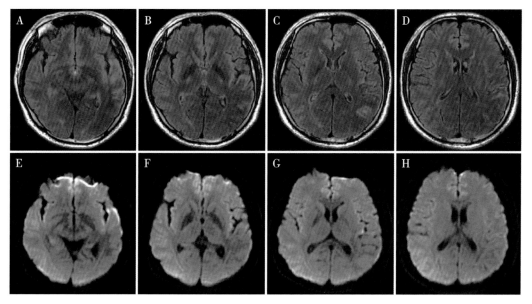

图 5-10　治疗后 1 个月复查头颅 MRI 左侧颞叶、岛叶皮质异常信号基本消失

讨论及文献综述

患者青年男性,身材矮小,急性动态起病;主要表现为右上肢无力,呈卒中样发作;血乳酸升高;头颅 MRI 示左侧颞叶、岛叶皮质脑回状异常信号。MRS 示 Lac 双峰升高。头颅 PWI 示病灶呈高灌注。临床诊断:线粒体脑肌病伴高乳酸血症和卒中样发作(mitochondrial encephalomyopathy with lactic acidemia and stroke-like episodes,MELAS)。

MELAS 最早于 1984 年首次发现及命名的一组母系遗传性疾病,该病也存在部分散发病例,男性患者多于女性,男女发病的比例约为 1.44:1,多在 2~31 岁发病。其主要临床表现为反复出现的卒中样发作、偏头痛、癫痫、肌阵挛等,同时伴有身材矮小、智能减退、神经性耳聋、血糖异常或胰岛素抵抗、血乳酸增高、心脏传导阻滞等多系统受累表现。本例患者表现为卒中样发作。其发病机制是由于 mtDNA 突变所致线粒体酶复合体功能异常,导致脑小血管功能障碍、血脑屏障异常、代谢产物乳酸堆积所致毛细血管通透性增加、离子转运功能障碍等因素引起神经细胞血管源性水肿改变,从而产生卒中样发作的临床表现。

神经影像学检查和实验室生化检验可为 MELAS 综合征的初步筛查提供帮助,病理活检是支持诊断的重要依据。在生化检验方面,通常进行脑脊液和血液的乳酸水平检测,由于 MELAS 综合征是线粒体代谢功能障碍所致,引发无氧酵解功能增加,乳酸堆积,可能会在血液和脑脊液乳酸水平改变中发现线索。基因检测作为诊断 MELAS 综合征的金标准。mtDNA 分析对诊断有决定性意义,目前检测已有 20 多种 mtDNA 位点突变被发现与 MELAS 综合征的发病相关,如 A3243G、T3271C、A3995G、G3959A、A3252G 等,其中约 80% 的患者是由于 mtDNA 转运 RNA 亮氨酸基因位点 3242 的突变所致。本例患者因经济原因拒绝行基因检测。MELAS 患者的颅脑影像学具有以下特征:①病灶处呈现 T_2-FLAIR、DWI 高信号,与脑梗死信号相似,但受累部位在 ADC 上多表现为高信号,提示病灶处多为血管源性水肿,有助于区分急性脑梗死的细胞毒性水肿(受累部位 ADC 呈低信号);②MELAS 综合征的急性皮质病变最常影响初级视觉皮质、初级躯体感觉皮质、初级听觉皮质和所有神经元密度高及代谢需求大的区域病灶,多分布于颞、顶、枕叶皮质及皮质下白质,其范围往往不符合解剖血管分布,而急性脑梗死则累及血管分布区内的灰质和白质;③在急性期到亚急性期的转化过程中,病灶可出现明显的波动、迁移甚至完全消失;④MRS 可检测到病灶区域甚至其他未受累区域乳酸水平的显著升高,呈现出明显的正向或倒置的乳酸峰。本例患者磁共振病灶信号符合以上特征,病灶部位分布于颞叶、岛叶皮质,MRS 提示乳酸峰升高,1 个月后随访左侧颞叶、岛叶病灶消失,符合 MELAS 的影像特征。在头部 MRI 中可见患者反复发生卒中样病变并且脑萎缩缓慢进展,40%~90% 的患者会出现认知障碍。头颅 MRI 增强扫描病灶无强化或脑回样强化。MELAS 的肌肉病理活检可作为对疑诊 MELAS 患者确诊的重要依据。肌活检冷冻切片经 Gomori 染色见破碎红纤维,经糖原染色见糖原和脂肪堆积,组织内的血管壁经琥珀酸脱氢酶染色呈阳性等表现有助于诊断 MELAS。灌注显像可协助区别 MELAS 和急性脑梗死,MELAS患者多出现病灶处呈高灌注,而急性脑梗死患者则表现为低灌注。可能是因为在MELAS卒中样发作期,线粒体功能障碍引起局部乳酸堆积,进而导致毛细血管通透性增加及病变部位高灌注。本病例患者头PWI也提示病灶部位高灌注,符合MELAS影像学特征。

线粒体脑肌病的病变形态和信号与脑梗死和脑炎相似,容易混淆需要鉴别。急性脑梗死发病急,病变部位与脑血管供血范围一致,脑内血管多有不同程度血管闭塞或狭窄改变,增强扫描常有明显脑回样强化;而线粒体脑肌病病变部位与血管供应范围不一致且多发病变常不在同一血管支配区,病变可在短期内好转或进展,具有多灶性、对称性、游走性的特性,增强扫描病灶多不强化或仅见轻度沿病变脑回分布的线样强化。脑炎临床常有发热、头痛,甚至昏迷等症状,脑脊液检查也具有其表现特点,患者多有感染史,主要累及颞叶和边缘系统。

目前,临床以对症治疗为主,旨在减缓进展和缓解症状。饮食上需减少内源性毒性代谢产物的产生,高蛋白、高碳水化合物、低脂饮食能够代偿受损的糖异生和减少脂肪的分解。此外,减少使用线粒体毒性药物可延缓疾病进展。使用艾地苯醌、三磷酸腺苷、辅酶Q10以及大剂量B族维生素等可降低血乳酸和丙酮酸水平,左卡尼汀也可改善能量代谢以及促进脂类代谢。另外,应对伴发的癫痫发作、糖尿病、颅压增高及心脏病等疾病进行对症治疗。mtDMA突变的基因治疗研究还有待进一步探索,有望很快应用于临床治疗。

研究表明,患者的总体预后与发病年龄和临床症状密切相关,中枢神经系统症状出现越早,MELAS可能越严重。因而,早期发现并准确诊断和进行有效干预就显得尤为重要。更详细地询问MELAS综合征患者的病史并进行相关辅助检查,有助于对MELAS患者进行诊断和治疗,降低MELAS的误诊率,改善患者的预后。

参考文献

[1] HILBERT J E, BAROHN R J, CLEMENS P R, et al. High frequency of gastrointestinal manifestation in myotonic dystrophy type 1 and type 2[J]. Neurology,2017,89(13):1348-1354.

[2] ELBAROODY M, MOSTAFA H E, ALSAWY M F M, et al. Outcomes of chiari malformation Ⅲ: a review of literature[J]. J Pediatr Neurosci,2020,15(4):358-364.

[3] MIRANDOLA L, MAI R F, FRANCIONE S, et al. Stereo-EEG: diagnostic and therapeutic tool for periventricular nodular heterotopia epilepsies[J]. Epilepsia,2017,58(11):1962-1971.

[4] YANG C A, CHOU I C, CHO D Y, et al. Wholeexome sequencing in Dandy-Walker variant with intellectual disability reveals an activating CIP2A mutation as novel genetic cause[J]. Neurogenetics,2018,19(3):157-163.

［5］MACDONALD-LAURS E,MAIXNER W J,BAILEY C A,et al. One-stage,limited resection epilepsy surgery for bottom-of-sulcus dysplasia［J］. Neurology,2021,97（2）:e178-e190.

［6］NOTARO K, PIERCE B. Tuberous sclerosis complex a multisystem disorder［J］. JAAPA,2021,34（3）:28-33.

［7］TETSUKA S,OGAWA T,HASHIMOTO R,et al. Clinical features,pathogenesis,and management of stroke-like episodes due to MELAS［J］. Metabolic Brain Disease,2021,36（8）:2181-2193.

第六章

中枢神经系统肿瘤与副肿瘤综合征

第一节　大脑胶质瘤病

 临床资料

　　患者,女性,29岁,小学文化,农民,主诉"头痛2个月,加重2 d"于2018年6月20日入院。患者入院2个月前劳累后出现头痛,位于后枕部,呈钝痛,呈发作性,持续5～6 min缓解,每日发作数次至十余次不等,头痛发作与情绪搏动、失眠等诱因有关,无畏光、畏声、结膜充血,无发热、头晕、恶心、呕吐,无肢体麻木、无力,无四肢抽搐、意识障碍等,就诊于当地县医院头颅CT示:双侧侧脑室旁脱髓鞘改变,给予药物治疗(具体用药不详)效差。2 d前患者出现头痛较前加重,位于全头部,呈持续性胀痛,伴恶心,为求进一步诊治,今来我院就诊,门诊以"头痛原因待查"收入院。发病以来,意识清楚,精神尚可,饮食欠佳,睡眠尚可,大小便正常。近半年体重未见明显变化。

　　既往史:3个月前因"蛛网膜下腔出血"在当地县医院住院治疗。

　　入院查体:T 36.4 ℃,P 70次/min,R 18次/min,BP 118/81 mmHg,疼痛评分3分。意识清楚,言语流利,远近记忆力、理解力、定向力、计算力均减退。颅神经未见异常。四肢肌力5级,四肢肌张力正常,四肢腱反射对称存在,双侧巴宾斯基征阴性,指鼻试验、跟膝胫试验稳准,龙贝格征阴性。全身深浅感觉正常。颈软,克尼格征、布鲁津斯基征均阴性。MMSE 18分,MOCA 15分。

　　辅助检查:常规、生化、免疫全套、肿瘤标志物未见异常。腰椎穿刺术:压力150 mmH$_2$O,脑脊液常规、生化未见异常,脑脊液副肿瘤抗体、寡克隆区带、自身免疫性脑炎未见明显异常。肺部CT:右肺上叶尖段磨玻璃结节,右肺中叶、左肺上叶舌段机化性改变。腹部彩超:未见明显异常。头颅MRI(图6-1):头颅MRI示双侧额叶、颞叶、岛叶、胼胝体、基底节区异常信号,边界模糊,呈弥漫性生长,局部可见弥漫性水肿,双侧侧脑室前角受压;增强示双侧额叶、颞叶、岛叶、胼胝体、基底节区病灶未见明显强化。SWI示双侧小脑齿状核、苍白球少许含铁血黄素沉积;波谱分析:胆碱峰(Cho)稍升高,N-乙酰天冬氨酸峰(NAA)降低,Cho/NAA峰升高,乳酸双峰未见明显异常。

入院诊断:大脑胶质瘤病。患者家属因经济原因放弃治疗出院。1 年后电话随访,患者已故。

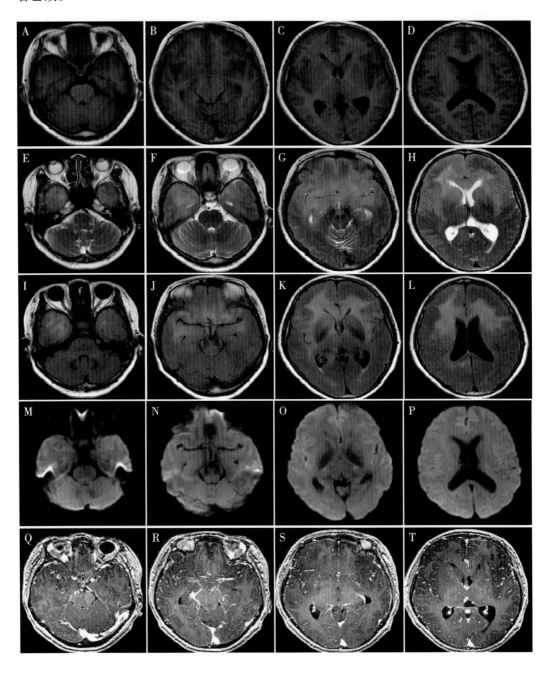

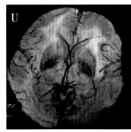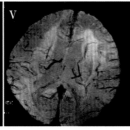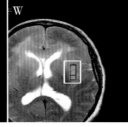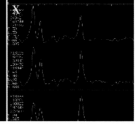

A～P. 双侧额叶、颞叶、岛叶、胼胝体、基底节区异常信号,边界模糊,呈弥漫性生长,局部可见弥漫性水肿,双侧侧脑室前角受压;A～D. 长 T_1 信号;E～H. 示长 T_2 信号;I～L. FLAIR 高信号;M～P. DWI 等信号。Q～T. 增强示双侧额叶、颞叶、岛叶、胼胝体、基底节区病灶未见明显强化。U～V. SWI 示双侧小脑齿状核、苍白球少许含铁血黄素沉积;W～X. 波谱分析示胆碱峰(Cho)稍升高,N-乙酰天冬氨酸峰(NAA)降低,Cho/NAA 峰升高,乳酸双峰未见明显异常。

图 6-1　头颅 MRI

 ## 讨论及文献综述

患者中年女性,亚急性起病;以头痛起病;查体存在认知功能减退;头颅 MRI 示双侧额叶、颞叶、岛叶、胼胝体、基底节区异常信号,增强扫描未见明显强化,MRS 提示胆碱峰升高。根据该患者的影像学特点,临床诊断:大脑胶质瘤病。

大脑胶质瘤病(gliomatosis cerebri,GC)是由 Nevin 在 1938 年首次提出。本病在早期文献中被应用了不同的名称,如胚细胞瘤型弥漫性硬化、中枢性弥漫性神经鞘瘤、弥漫性星形细胞瘤、肥大性神经胶质瘤等,因其在定义、组织病理学和治疗没有达成共识,故一直存在争议。2007 版 WHO 中枢神经系统肿瘤分类将累及≥3 个脑叶的弥漫性胶质瘤列为独立的疾病亚型,称为大脑胶质瘤病。2016 年 GC 在 WHO 肿瘤分类中作为一种单独的胶质瘤实体,并将其重新定义为一种弥漫性胶质瘤(星形胶质瘤多见),可广泛浸润中枢神经系统,同样指出其病变至少累及 3 个脑叶,且通常分布于两侧大脑半球、伴或不伴深部灰质浸润,组织学上 GC 大多对应Ⅱ～Ⅳ级星形胶质瘤。2021 版 WHO 诊断指南又将胶质瘤分类重新规划,分为成人弥漫性胶质瘤、儿童弥漫性低级别胶质瘤、儿童弥漫性高级别胶质瘤、局限性星形细胞胶质瘤,新版指南将分子病理的地位进一步得到了提升。胶质瘤的病理表现主要为受累脑组织弥漫性肿胀,星形胶质细胞弥漫性增生,沿原有结构如传导束、血管和神经元浸润生长。且有研究显示,无论是成人还是儿童大脑胶质瘤病与其他类型胶质瘤在遗传学和表观遗传学上并无明显差异。虽然本例患者无病理切片,但该患者病变累及超过 3 个脑叶,分布于两侧大脑半球,伴深部灰质浸润符合弥漫性胶质瘤表现。

目前脑胶质瘤的发病机制尚不明确,绝大多数为散发病例,其年发病率为 5/10 万～8/10 万,占中枢神经系统恶性肿瘤的 81%。发病年龄为 1～98 岁,在≥65 岁的老年人群中发病率更高(4.3/100 000),男女比例 1:1.4,中位数生存率为 9 个月,5 年生存率为 18%。

　　GC临床表现非特异性,根据肿瘤发生部位和累及范围有所不同,以癫痫发作为主要或首发临床表现者最为常见,其次为局灶性神经功能缺失如失语和偏瘫、认知功能障碍、高颅压以及性格和精神改变等。较轻的临床表现与广泛多发的影像学表现不匹配是GC的特点。本例患者以头痛为主要表现,查体存在轻度认知障碍,考虑与此病变累及多个脑叶有关。

　　胶质瘤影像学检查首选MRI平扫与动态增强扫描。MRI灌注成像和氨基酸代谢PET显像有助于判定肿瘤局部的代谢状态,对拟定活检的患者有一定参考价值。脑电图检查可以监测肿瘤相关性癫痫,并有助于鉴别意识状态变化的原因。胶质瘤病变多呈弥漫性分布,通常为双侧性并延伸至脑干、小脑和脊髓,累及大脑半球时多位于半卵圆中心,分为弥漫型和结节型两种类型。研究表明,低级别脑胶质瘤周水肿优于高级别脑胶质瘤,低级别脑胶质瘤胆碱(Cho)/N-乙酰天冬氨酸(NAA)、Cho/肌酸(Cr)较高级别脑胶质瘤低,NAA/Cr较高级别脑胶质瘤高;低级别脑胶质瘤ADC比值较高级别脑胶质瘤高,本例患者病变呈弥漫性分布,未累及脑干及脊髓,符合弥漫性胶质瘤类型。本例患者局部水肿明显,Cho/NAA峰升高,符合低级别胶质瘤表现。

　　目前脑胶质瘤的治疗以手术、化疗和放疗等为主,2021年版WHO诊断指南将分子病理提到了新的高度,不仅参与胶质瘤的诊断、分型、预后评估,而且还参与胶质瘤分级,今后研究方向主要从分子机制方面入手研究胶质瘤的发生、发展。即使目前已经形成了以手术切除为主,辅以替莫唑胺化疗、放疗、靶向治疗等多种手段的综合治疗方法,胶质瘤患者的预后仍然不容乐观。目前,各种新的免疫靶向治疗策略已经在各种胶质瘤临床研究中得到了显著的治疗效果。随着研究的深入以及数据的积累,在免疫治疗方面将会取得重大进展。

第二节　副肿瘤性脑干脑炎合并吉兰-巴雷综合征

临床资料

　　患者,男性,57岁,主诉"右肺腺癌术后5年,加重伴咳嗽、咳痰半月余"于2019年6月23日入住我院放疗科。5年前患者因右侧胸痛伴咳嗽、气促,就诊于当地医院,胸部CT示右肺上叶占位,遂行手术切除治疗,术后病理提示:右肺下叶中分化腺癌,右胸膜见腺癌浸润。术后多次行放、化疗(先后2个周期TP,6个周期培美曲塞,胸部放疗1个疗程)及靶向药物(凯美纳125 mg,每天3次)治疗。2018年12月1日入院复查颅内转移瘤,给予颅内转移灶伽马刀放射治疗,其间肺癌外周血基因检测EGFR19外显子突变。2019年2月14日服用"吉非替尼"至今。15 d前(2019年6月10日)患者咳嗽咳痰较前明显,黄白痰、偶有痰中带血,伴恶心、间断呕吐胃内容物,无呕血、咖啡样物,无腹痛、发热等不适,随至我院放射肿瘤内科住院治疗。入院第 11 天患者出现左下肢无力,尚能自行如厕、走路,入院第 12 天患者左下肢无力逐渐加重,伴饮水呛咳、吞咽困难。入院第 16 天患者出现右下肢肢体无力,且左下肢活动不能,呈持续性。无感觉障碍,无大小便失禁,无肢体抽搐等。

入院查体:请神经内科会诊查体示嗜睡状态,构音障碍,高级智能检查不配合。双侧额纹变浅,闭目无力,双侧瞳孔等大等圆,直径约 3.0 mm,对光反射存在,双眼向左侧凝视麻痹,双鼻唇沟对称,伸舌左偏,咽反射消失,30 mL 洼田饮水试验阳性,四肢肌张力减低,双上肢肌力 4-级,左下肢肌力 0 级,右下肢肌力 3 级,双上肢腱反射(-),双下肢腱反射(+),双侧巴宾斯基征阳性。深浅感觉系统查体不配合。颈强直,布鲁津斯基征、克尼格征阴性。

辅助检查:葡萄糖 10.34 mmol/L,C 反应蛋白 99.3 mg/L,纤维蛋白原 5.63 g/L,D-二聚体 2 300 μg/L,中性粒细胞比率 89.3%,肝功能示白蛋白 30.8 g/L;余血生化未见异常。类风湿因子、抗链球菌"O"未见明显异常。抗心磷脂抗体阴性。术前八项均阴性。肿瘤指标:NSE 19.89 ng/mL;甲胎蛋白、CEA、CA19-9、CA125、CA15-3、CA72-4、CY211、SCC 未见明显异常。风湿免疫指标:抗核抗体、抗蛋白酶 3 抗体、抗 ENA 抗体、免疫球蛋白三项、抗角蛋白抗体、RA33、抗环瓜氨酸肽均阴性。心电图:未见异常。肌电图提示:双尺神经、双胫神经运动支轻度脱髓鞘;右正中神经 CMAP 波幅下降;左尺神经 F 波未引出,右尺神经、双正中神经 F 波出现率下降,双胫神经 F 波潜伏期延长;双胫神经 H 反射潜伏期延长。腰椎穿刺术:颅内压 240 mmH$_2$O;常规:白细胞 0.013×10^6/L;脑脊液蛋白定量 159.22 mg/dL。血清、脑脊液副肿瘤抗 Ri 抗体 IgG 均为阳性,余脑脊液、血液自身免疫性脑炎、寡克隆带、神经节苷脂抗体谱(抗 GQ1B 抗体)均为阴性。胸部 CT 提示(图 6-2):右上肺病变-考虑恶性肿瘤性病变;右上肺后壁胸膜局部结节影-考虑转移可能性大。患者转入我科后行头颅 MRI+MRA+CEMRA+增强 MRI(图 6-3)均未见明显异常。

临床诊断:副肿瘤性脑干脑炎合并吉兰-巴雷综合征。

治疗经过:转入后立即给予丙种球蛋白应用 5 d,联合营养神经、改善循环、脱水降颅压等对症治疗。患者上述症状未见明显好转,继续给予甲基强的松龙注射液 1 000 mg×3 d,500 mg×3 d,250 mg×3 d 及逐渐递减治疗,症状仍进行性加重。入院第 21 天 07:10 时患者突然出现癫痫大发作,意识丧失,双眼上翻,牙关紧闭,四肢强直收缩,给予静推安定后逐渐缓解,持续约 5 min。当天 19:54 时患者出现意识不清,昏睡,血氧饱和度下降至 82%,心率为 114 次/min,呼吸急促,吸痰后血氧饱和度持续不升,患者为呼吸衰竭,危及生命,与患者家属沟通后拒绝转入神经重症监护室,要求出院。

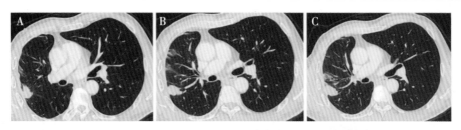

图6-2　胸部CT(A～C)示右上肺恶性肿瘤性病变,右上肺后壁胸膜局部结节影

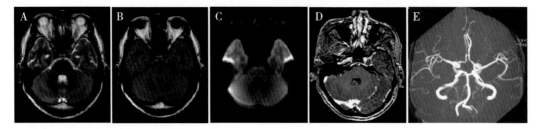

图6-3　头颅MRI平扫+增强+MRA(A～E)示脑干未见明显异常、血管未见明显异常

讨论及文献综述

患者中年男性,急性起病,患者双侧面神经、舌咽神经、迷走神经等多组脑神经受累;四肢肌力下降、腱反射减退,提示周围神经根受累,脑脊液示蛋白-细胞分离,肌电图示四肢多发周围神经运动支脱髓鞘疾病,考虑吉兰-巴雷综合征(Guillain-Barré syndrome, GBS)可能性较大。患者既往长期肺癌病史,血清和脑脊液副肿瘤抗Ri抗体IgG阳性,发病过程中迅速出现意识嗜睡-昏迷,脑神经、脑桥侧视中枢、双侧皮质脊髓束损伤,综合考虑诊断为副肿瘤性脑干脑炎合并吉兰-巴雷综合征。

GBS是一种自身免疫介导的周围神经病,主要损害多数脊神经根、周围神经及脑神经的疾病。GBS的病程从轻度到重度残疾,伴有四肢瘫痪、呼吸衰竭及自主神经功能紊乱,在发达国家死亡率为2%～3%。静脉注射免疫球蛋白(intravenous immunoglobulin,IVIg)或血浆交换(plasma exchange,PE)治疗可加速恢复。GBS的诊断主要依赖于其典型的临床特征:病程多为单项病程,急性起病,病前1～3周常有呼吸道、胃肠道感染或疫苗接种史,四肢对称性弛缓性瘫痪,肢体末端出现手套-袜样感觉障碍,腱反射减弱或消失,脑脊液呈蛋白-细胞分离和神经传导电生理的典型改变。结合该患者症状及辅助检查,诊断GBS明确。GBS最早是1916年由Guillain和Barre首先报道,因此命名为吉兰-巴雷综合征。2014年国际最新更新的GBS的诊断标准中,详尽地指出临床分型,主要分为GBS和Miller-Fisher综合征(Miller-Fisher syndrome,MFS)两大类,其中MFS分为两大类:不完全性的MFS和Bickerstaff脑干脑炎(Bickerstaff's brainstem encephalitis,BBE)。不完全性MFS主要临床表现为眼肌麻痹、共济失调、反射减弱或消失,无肢体无力和嗜睡症状;Bickerstaff脑干脑炎主要的临床表现为嗜睡、眼肌麻痹及共济失调,而无肢体乏力,如无眼肌麻痹,则为不完全性的BBE,称为急性共济失调嗜睡型。MFS、BBE具有相同的自身抗体,即抗 GQ1b-IgG 抗体,研究指出 GBS、MFS、BBE 三者同属于一个疾病谱,而 MFS、BBE 是 GBS 的两种特殊的变异类型,表明 BBE 和 GBS 可以重叠,提出 MFS、BBE、GBS 是一种病因相同、临床表现不同的连续性疾病谱,将其统称为抗 GQ1b-IgG 抗体综合征。MFS 和 BBE 的诊断无须肢体无力,但需具有眼外肌麻痹和共济失调,两者的区别点是 MFS 有腱反射减弱/消失而无嗜睡,而 BBE 有嗜睡而无腱反射减弱/丧失,并且大部分患者 MRI 检查可见到明显的脑干 T_1 低信号,T_2 高信号的影像学表现。头颅 MRI 显示脑干异常表现及抗 GQ1b-IgG 抗体阳性为诊断 BBE 的有力证据。本患者虽然出现脑干损伤相关症状,但患者头颅 MRI 未见到明显的脑干病变,血液及脑脊液神经节苷脂抗体谱(抗 GQ1b 抗体)均为阴性,与 BBE 诊断不符合,可排除 BBE 的诊断。

此患者出现典型的中枢神经系统受累的症状,定位于脑干损伤明确。研究指出,脑干脑炎多急性或亚急性起病,其病变局限于脑干或以脑干为主,也可累及邻近组织器官,临床表现多为双侧起病,以多脑神经损害、小脑征及长锥体束征为突出表现。脑干脑炎的病因可分为 3 种,分别为感染性、自身免疫性和副肿瘤性综合征。引起脑干脑炎的神经系统副肿瘤综合征(paraneoplastic neurological syndrome,PNS)与抗 Yo、抗 Th、抗 Hu、抗 Ri、抗 Ma 和抗 amphiphysin 抗体有关。结合本患者既往长期肺癌病史,血清及脑脊液副肿瘤抗 Ri 抗体 IgG 均为阳性,考虑患者此次为副肿瘤相关的脑干脑炎。

PNS 是癌肿对神经系统的远隔效应,而非癌肿直接侵犯及转移至神经、肌肉或神经肌肉接头的一组综合征。它既不包括肿瘤对组织的直接压迫、浸润,也不包括手术、应用免疫抑制剂、放疗或化疗的不良反应及肿瘤或治疗中引起的机会性感染造成的神经系统损伤。PNS 引起的临床症状复杂,既可出现周围神经肌肉的改变,又可出现中枢神经系统各个部位损伤的症状,在临床中大约有 20.6% 的患者可先出现原发灶症状以后出现中枢神经系统症状,其病程及严重程度与原发性恶性肿瘤的病程和恶性程度无关。

PNS 是肿瘤神经交叉反应后的结果,由于肿瘤细胞和神经细胞都可能表达相同的抗原,因此癌症可刺激某些与神经组织抗原交叉反应的抗体产生。与这些抗体相关的主要恶性肿瘤包括妇科肿瘤和乳腺癌,在副肿瘤性小脑变性中可以检测到抗 Yo 和抗 Th 抗体;乳腺癌和妇科肿瘤与小细胞肺癌抗 Ri 相关;小细胞肺癌可产生多种 PNS 的临床综合征,其发病率较高,3% ~5% 的小细胞肺癌患者会出现中枢神经系统的损害,包括脑干脑炎、斜视性阵挛-肌阵挛、感觉运动神经病等。PNS 的临床分型种类较多,包括小脑变性、脑炎、视网膜病变、脊髓病变、运动、感觉、自主神经、周围神经、神经肌肉接头(Lambert-Eaton 肌无力综合征、重症肌无力)、肌肉疾病(多发性肌炎、皮肌炎)等。其中,脑干脑炎并不是神经系统副肿瘤综合征的典型临床表现。其主要表现为眩晕、吞咽困难、眼球震颤、核间性或核上性眼肌麻痹、斜视眼阵挛、听力减退、共济失调等。并且患者的脑脊液及血清中可出现抗 Hu 抗体、抗 Ma2 抗体或抗 Ri 抗体阳性。其中,抗 Ri 抗体阳性的 PNS 脑干脑炎患者,头部 MRI 通常是正常的,只有少数患者晚期 MRI 可能出现异常改变,包括小脑蚓部萎缩、中脑背侧异常信号、双侧对称性的脑桥背侧异常信号等。PSN 患者的 CSF 检查可能显示蛋白质正常或稍升高,但细胞计数通常会增加,淋巴细胞稍高约 67%。

PNS 发病率较低,仅发生于约 1% 的肿瘤患者,属于罕见病,临床表型复杂多样,且神经系统症状常早于肿瘤的发现,此类患者易漏诊或误诊,因此诊断非常困难。根据 2008 年 *Lancet Neurol* 杂志上的诊断标准分为两大类。①明确的 PNS 满足以下 4 项中的一项:典型的临床综合征和 5 年内发现的相关肿瘤;有非典型临床综合征和肿瘤的证据,非免疫抑制手段治疗肿瘤后此临床综合征明显改善;有非典型临床综合征和 5 年内发现肿瘤证据以及相关抗体阳性。有典型或非典型临床综合征及阳性的以及明确的经典抗神经元抗体(抗 Hu,抗 Yo,抗 Ri,抗 CV2/CRMPS,抗 Ma2,抗-amphiphysin)。②可能的 PNS 满足以下 3 项任一项:典型临床综合征及高危肿瘤风险(未明确肿瘤且抗体阴性);典型或非典型临床综合征及目前明确的抗体阳性;非典型临床综合征及 2 年内发现的肿瘤但无抗神经抗体。根据此诊断标准,本研究患者诊断 PNS 脑干脑炎明确。目前诊断 PNS 缺乏有效的治疗手段,对患者早识别、早发现,针对原发癌肿进行肿瘤切除、放疗和化疗,或者应用免疫治疗,包括应用糖皮质激素、免疫抑制剂及血浆置换等,能够改善部分患者的神经系统症状。

综上所述,在临床诊治过程中,如遇到中老年患者,慢性或亚急性起病,出现累及一个或多个部位的神经系统损害,找不到明确的病因,并且病情逐渐进展,影像学未见明显新发病灶的患者,需警惕肿瘤,须考虑到中枢神经系统副肿瘤综合征的诊断。目前,临床上关于 GBS 合并 PNS 脑干脑炎的疾病非常少见,临床医师需认识并了解到此病。通过对临床上更多的新的诊断病例的总结,期待更多的有关 GBS 合并 PNS 的疾病分类、发病机制、诊断及治疗方面的进一步研究。

第三节 小细胞肺癌合并腰骶椎管内转移

 临床资料

患者,男性,59 岁,农民,高中文化。主因"确诊小细胞肺癌 11 个月余,双下肢无力、排尿困难 1 个月余"于 2022 年 3 月 5 日收入我院。患者于 11 个月余前因咳嗽、咳痰、痰中带血行胸部增强 CT、气管镜等检查确诊为小细胞肺癌。住院期间患者出现发作性面部抽搐,行头颅磁共振检查提示合并多发颅内转移瘤,给予颅内转移灶局部立体定向放疗,患者面部抽搐缓解。后行 6 周期"依托泊苷+顺铂"化疗、安罗替尼靶向治疗、信迪利单抗治疗,治疗后获得部分缓解。6 周期治疗后继续给予安罗替尼维持治疗。4 个月前(2021 年 12 月 3 日)患者来院复诊,行胸部 CT 检查提示甲状腺左叶实性结节,行细针穿刺病理结果回示符合小细胞神经内分泌癌,于 2021 年 12 月 9 日、2022 年 1 月 1 日行"安罗替尼+依托泊苷"治疗 2 个周期,1 个月余前患者再次复诊行头颅 MRI 示颅内转移病灶进展,于 2022 年 1 月 28 日、2022 年 2 月 28 日行"替雷利珠单抗+伊立替康"治疗 2 个周期,且规律口服"索凡替尼"治疗,1 个月余前住院治疗期间上厕所时突然出现双下肢无力,行走不能并跌倒在地,伴排尿困难。既往"脑梗死"病史 6 年,治疗后未遗留后遗症。

入院查体:T 36.2 ℃,P 70 次/min,R 18 次/min,BP 123/71 mmHg。意识清楚,言语流利,脑神经无异常。双上肢肌力 5 级,肌张力正常,腱反射(−),双下肢肌力 1 级,双下肢肌张力减低,双下肢腱反射(−),双侧巴宾斯基征阴性。双下肢膝关节以下针刺觉减退。脑膜刺激征阴性。

辅助检查:血肿瘤标志物示 CEA 9.75 ng/mL,CY211 4.97 ng/mL,NSE 28.45 ng/mL。促甲状腺激素 7.27 mIU/L,白蛋白33.1 g/L,余生化检查未见明显异常。头颅 MRI(图6-4)示右侧基底节区、左侧小脑半球、左侧颞枕叶可见斑片状异常信号,病变周围可见局灶性水肿。

临床诊断:腰髓 MRI 报告未见异常,请神经内科会诊,阅片发现腰髓异常信号,马尾神经增粗,信号不均匀,考虑小细胞肺癌腰椎管内转移,建议完善增强检查。腰髓增强MRI(图 6-5)腰髓及软脊膜呈弥漫性强化,马尾神经增粗。

诊疗经过:住院期间给予"依托泊苷+顺铂"化疗及"安罗替尼"治疗,同时给予放疗及脱水减轻水肿治疗,治疗后双下肢无力、排尿困难无好转出院。3 个月后电话随访,患者因肺部感染死亡。

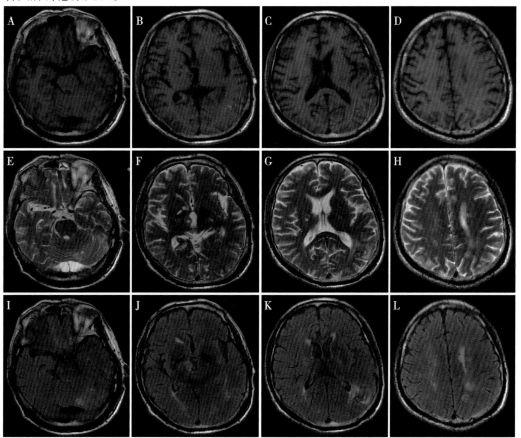

A ~ H. 右侧基底节区、左侧小脑半球、左侧颞枕叶可见片状长 T_1、T_2 信号影;I ~ L. FLAIR 呈高信号,病变周围可见局灶性水肿。

图 6-4 头颅 MRI

255

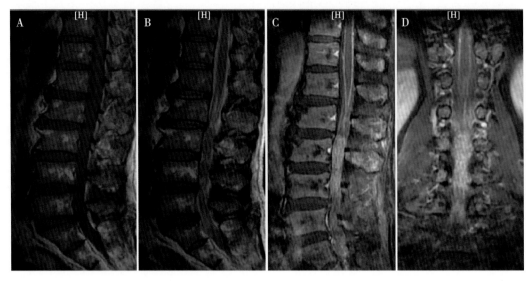

A、B. FLAIR 示腰骶椎管内脊髓异常信号,马尾神经增粗,信号不均匀;C、D. 增强 MRI 示腰髓及软脊膜呈弥漫性强化,马尾神经增粗。

图 6-5　腰髓平扫+增强 MRI

讨论及文献综述

　　患者中年男性,急性起病;既往有小细胞肺癌并脑转移病史,临床表现为双下肢截瘫,伴排尿困难,双下肢膝关节以下针刺觉减退;腰椎 MRI 示腰椎管内脊髓异常信号,马尾神经增粗,信号不均匀;增强 MRI 示腰髓及软脊膜呈弥漫性强化,马尾神经增粗。临床诊断:小细胞肺癌合并腰骶椎管内转移。

　　肺癌是全球常见的恶性肿瘤之一,主要分为非小细胞肺癌(non - small cell lung cancer,NSCLC)和小细胞肺癌(small cell lung cancer,SCLC)。其中 SCLC 占肺癌的 15%~20%。SCLC 来源于神经内分泌细胞,具有高侵袭性且富含神经内分泌功能,其生长速度快、恶性程度高且易发生纵隔淋巴结及远处转移、手术治疗疗效较差,中位生存期 8~12 个月,5 年生存率仅为 3%~5%。SCLC 对放、化疗相对敏感,放、化疗短期疗效较好,但由于肿瘤倍增时间短,多数为 30~60 d,多数情况在一线治疗后仍会复发或转移,并且对再次放、化疗的敏感性明显降低。

　　SCLC 典型的 CT 表现容易诊断,对应的典型 CT 表现为向腔内形成结节状肿物,晚期可引起阻塞性肺炎和肺不张,但多数病灶表现为原发灶小而以转移为主要表现,早期精准诊断缺乏特异性,确诊需密切结合其他实验室检查,由于 SCLC 具有神经内分泌功能,早期发现此特征对 SCLC 的早期诊断、疗效评估、预测生存期及肿瘤的复发都有重要的临床意义。血清中神经元特异性烯醇化酶(neuron specific enolase,NSE)水平升高是诊断 SCLC 的首要标志物,并且在伴有胸膜凹陷的 SCLC 中 NSE 水平最高。初始治疗前的

CEA 水平与局限期 SCLC 患者预防性放疗后脑转移的发生风险相关。可能是 CEA 具有很强的穿透血脑屏障和血管-肿瘤细胞-细胞黏附的能力，因此可预测脑转移的发生风险。促胃液素释放肽前体水平对 SCLC 诊断的敏感性及特异性要高于 NSE。促胃液素释放肽前体水平的变化能够反映近期 SCLC 患者的治疗疗效及预测复发。因此，我们可以根据治疗前促胃液素释放肽前体水平来判断预防性放疗的临床应用价值并做出决策。本例患者 NSE 升高，病理也证实为小细胞肺癌，与上述研究一致。

　　肺癌最常见的转移部位是肺、骨、脑、肝、肾上腺，椎管内转移很罕见。脊柱是常见的恶性肿瘤骨转移部位，约有 40% 的恶性肿瘤会出现脊柱转移，大部分位于椎体，发生于椎管内的转移瘤少见，不到脊柱转移瘤的 5%，其中绝大多数发生在硬膜外，发生于髓外硬膜下的转移瘤罕见。已报道的椎管内转移瘤的来源常见的有肺、乳腺及前列腺，其他还包括恶性黑色素瘤、淋巴瘤、肾癌等，发生部位以胸段最多，其次为腰段，而颈段和骶段较少见。

　　单发的椎管内硬膜下转移瘤患者在临床和影像学上并无特异性表现，其中疼痛为最常见的症状，夜间平卧位时可加重。当肿瘤进行性增长压迫脊髓或马尾神经时，可出现相应平面以下不同程度的神经损伤症状。由于此肿瘤侵袭性相对较高，因此病情发展较迅速，病程多在三四个月以内甚至几周。MRI 是首选的影像学检查手段，但椎管内髓外硬膜下转移瘤灶在 T_1 和 T_2 加权像上的病灶信号特点、均匀程度、与周围组织的分界以及强化后的特征等均与脊膜瘤或神经鞘瘤极为相似，给病灶的定性诊断造成困难，特别是肿瘤单发时。但如果转移瘤侵犯蛛网膜或者软脊膜，会在 MRI 上表现为蛛网膜或者软脊膜层状增厚或结节状表现，增强后更为明显。这一点有助于与其他肿瘤鉴别。本病例患者增强 MRI 提示脊髓下段软脊膜、马尾神经、腰骶管硬脊膜明显强化，符合以上影像学特征。

　　关于椎管内转移瘤的播散方式目前尚不明确。一般认为有以下几种可能：血液途径（动脉、椎静脉丛）；血管旁、神经旁淋巴途径；脑脊液途径；邻近肿瘤的直接侵犯等。有学者认为对于椎管内髓外硬膜下转移瘤而言，来源于脑脊液播散的可能性更大，即这类患者常被发现同时伴有颅内的转移病灶，并可在椎管内呈多发转移。本病例存在颅内转移，合并软脊膜及硬脊膜转移，考虑脑脊液播散可能性大。

　　椎管内髓外硬膜下转移瘤可引起神经功能障碍或顽固性疼痛，手术切除肿瘤、解除神经压迫仍是最直接有效的治疗方案。即使患者存在全身多处转移，只要评估患者能够耐受手术且预期生存期较长，仍建议早期手术以改善神经功能状况及生活质量，使患者从中获益。当然，需要注意的是，肿瘤晚期患者的全身条件及对手术的耐受性均相对较差，手术的风险也在一定程度上增加，而且也并不能明显改善预后。即使无其他转移灶的单发椎管内髓外硬膜下肺癌转移瘤患者，手术后的生存期平均也仅为 1 年左右。

　　总之，对于单发的椎管内硬膜下转移瘤，临床上早期明确诊断较为困难，极易误诊。作为少见的单发椎管内硬膜下转移瘤，对患者进行综合评估后早期治疗对于得到相对较好的治疗效果十分重要。详细询问患者病史和全面的相关检查对于了解原发灶情况、减少误诊是必要的。

参考文献

[1] NICHOLSON J G,FINE H A. Diffuse glioma heterogeneity and its therapeutic implications[J].
Cancer Discov,2021,11(3):575-590.

[2] DALMAU J, ROSENFELD M R. Paraneoplastie syndromes of the CNS[J]. Lancet
Neurol,2008,7(4):327-340.

[3] KUMAR S K,CALLANDER N S,ALSINA M,et al. Multiple myeloma,version 3. 2017,
NCCN clinical pracrice guidelines in oncology[J]. J Natl Compr Canc Netw,2017,15(2):
230-269.

第七章

其他疾病

第一节　弥漫性轴索损伤

临床资料

患者,女性,38 岁,农民,初中文化。以"外伤后意识不清 7 h"于 2020 年 4 月 27 日为代主诉收入我院。患者入院 7 h 前因被车撞伤后意识不清,呼之不应,伴有肢体抽搐、血压降低(具体不详),送至当地医院,头颅 CT 示未见颅内出血及挫裂伤改变,给予脱水降颅压、补液、营养神经等治疗,患者意识障碍无明显好转,为进一步诊疗转入我院 ICU。

入院查体:T 36.6 ℃,R 21 次/min,P 90 次/min,BP 130/80 mmHg。中度昏迷,双侧瞳孔不等大,左侧 4.0 mm,对光反射灵敏,右侧瞳孔 5.0 mm,对光反射消失。四肢刺激可屈曲,四肢肌张力减低,四肢腱反射(+),双侧巴宾斯基征阳性。颈强直,克尼格征、布鲁津斯基征阴性。GCS 评分:6 分。心肺腹部查体未见异常。

辅助检查:血常规示血红蛋白 48 g/L。血清肌红蛋白 135.5 ng/mL。超敏 C 反应蛋白 126.12 mg/L。降钙素原 0.313 ng/mL。余生化、免疫全套、肿瘤标志物未见明显异常。复查头颅 CT 示:右侧颞顶部皮下组织损伤伴血肿形成(未显示)。头颅 MRI(图 7-1):T_2WI 示脑干、胼胝体、双侧颞叶内侧斑片状高信号;FLAIR 示脑干、胼胝体、双侧颞叶混杂高信号,伴局部轻度水肿;DWI 示脑干、胼胝体、双侧颞叶深部、右侧额叶呈稍高信号。头颅 SWI(图 7-2)示:中脑、左侧枕叶、左侧基底节区、胼胝体、右侧额叶、颞叶内侧多发微出血灶。颈椎 MRI+颅脑 MRA+MRV+增强扫描(图 7-3):颈髓未见异常,MRA+MRV 未见明显异常,头颅 MRI 增强未见异常强化影。

入院后给予生命支持、纠正贫血、营养神经、脱水降颅压、抗感染、肠内营养等对症支持治疗,出院时生命体征稳定,最小意识状态,鼻饲,四肢肌力 0 级,四肢肌张力低下,双侧巴宾斯基征阳性。GCS 评分:9 分,转当地医院康复治疗。

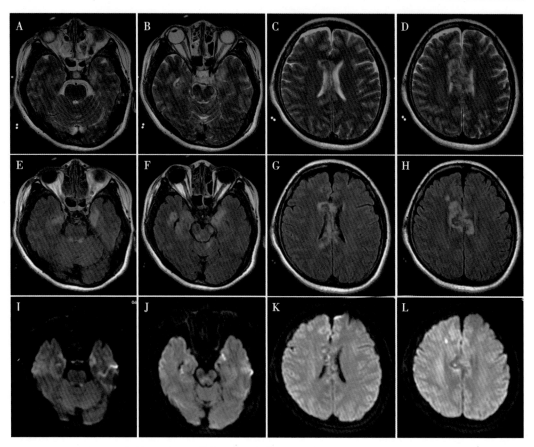

A~D. T$_2$ 示脑干、胼胝体、双侧颞叶内侧斑片状高信号；E~H. FLAIR 示脑干、胼胝体、双侧颞叶混杂高信号，伴局部轻度水肿；I~L. DWI 示脑干、胼胝体、双侧颞叶深部、右侧额叶呈稍高信号。

图 7-1 头颅 MRI

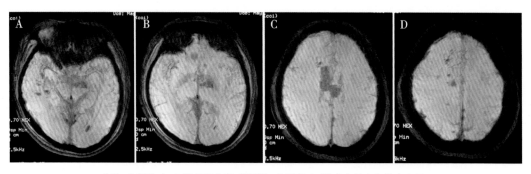

中脑、左侧枕叶、左侧基底节区、胼胝体、右侧额叶、颞叶内侧多发微出血灶。

图 7-2 头颅 SWI

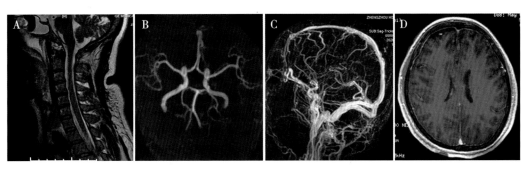

A. 颈髓 MRI 未见异常;B. 头颅 MRA 未见异常血流信号;C. MRV 未见明显异常;D. 头颅 MRI 增强未见异常强化影。

图 7-3 颈髓 MRI+头颅 MRA+MRV+增强扫描

 讨论及文献综述

患者青年女性,急性起病,有明确头部外伤史,受伤后出现意识障碍。头 CT 排除挫裂伤,头颅 MRI 示脑干、胼胝体、双侧颞叶内侧多发异常信号,伴局部轻度水肿,SWI 示中脑、左侧枕叶、左侧基底节区、胼胝体、右侧额叶、颞叶内侧多发微出血灶。临床诊断:弥漫性轴索损伤。

弥漫性轴索损伤(diffuse axonal injury,DAI),又称脑白质剪切伤,主要弥漫分布于脑白质、以轴索损伤为主要改变的一种原发性脑实质的损伤。其特点为广泛性白质变性,小灶性出血,神经轴索回缩球,小胶质细胞簇出现,常与其他颅脑损伤合并,死亡率高。研究显示,重型颅脑损伤患者中 DAI 占 20%,颅脑死亡患者中 DAI 占 29% ~43%。

DAI 的发病机制是颅脑受外力作用后出现突然加速或减速及旋转性运动,产生瞬间剪切力,使不同密度的灰质和白质发生相对位移,造成轴索的破坏及伴行小血管断裂损伤。脑白质和灰质交界处,两个大脑半球之间的胼胝体及脑干头端是受剪切力较大的区域,因此其主要损伤改变集中于异质组织界面,如大脑灰白质交界处、胼胝体、脑干、基底节等部位。其基本病理表现为神经轴索弥漫性损伤、胼胝体及上脑干背侧局灶性损伤,即 DAI 三联征。

弥漫性轴索损伤患者最突出的临床特点是伤后原发性昏迷,出现去大脑强直或去皮质强直,意识恢复较慢,主要表现为意识障碍、瞳孔散大和对光反射消失、生命体征的改变、颅内压增高。①意识障碍:患者出现意识模糊、嗜睡、昏迷等,患者受到创伤后即刻出现长时间深度意识障碍,极少数患者有中间清醒期,恢复缓慢,严重者出现植物状态,甚至早期死亡。②瞳孔散大和对光反射异常:创伤性脑水肿或颅内血肿占位性效应,导致海马沟回疝而压迫动眼神经,或是脑干部位的血流减低,导致动眼神经核麻痹,引起瞳孔异常。③生命体征的改变:患者出现发热、呼吸不畅、心动过快或过缓,以及血压不稳定。④颅内压增高:一般患者无颅内压增高表现及明确的神经定位体征,少数患者可出现血压升高、喷射性呕吐、四肢强直等症状。多数患者临床症状重而影像表现轻,预后相对较差。

目前 DAI 在影像学上无统一的诊断标准,CT 和 MRI 均不能直接显示轴索本身损伤程度,甚至部分 DAI 患者头颅 CT 无明显异常,却有明显的神经损伤症状,但轴索损伤异常严重,可致持续性昏迷,甚至死亡,使 DAI 致残率和致死率居高不下。SWI 对 TBI 颅内出血的显示有很高敏感度和准确率,甚至早在出血后 2 min 或出现临床症状后 2.5 h 即可显示微小出血灶。研究表明,SWI 能够比常规梯度回波序列更敏感、更多地显示微小出血灶。SWI 不仅能清楚地显示出血部位、出血灶的数目及大小,同时还能显示深部脑血管结构、脑损伤的部位等。当临床遇到 CT 表现为阴性疑有 DAI 时,早期行 SWI 序列检查有助于提高创伤性颅脑外伤的早期诊断和预后判断。DAI 患者中轴索的断裂无法通过 CT 和 MRI 评估,在弥散张量成像(DTI)序列中能够清晰地显示受伤部位及程度。有研究使用脑干听觉诱发电位来对 DAI 患者预后进行评估。随着影像学的发展,磁共振 DTI 可以显示纤维束的完整程度,因此,越来越多地应用到颅脑损伤患者的损伤程度及预后评估中。

弥散性轴索损伤的诊断是建立在详细的病史、伤后持续昏迷等临床症状和体格检查的基础上,再辅以影像学检查。目前公认的 DAI 诊断标准如下:①伤后持续昏迷(>6 h)。②CT 示脑组织撕裂出血或正常。③颅内压正常但临床症状较重。④无明确脑结构异常的伤后持续昏迷状态。⑤创伤后期弥漫性脑萎缩。⑥尸检见脑组织特征性病理改变。

临床上对于 DAI 的治疗一直缺乏特异性。近年来,研究发现一些能特异性作用于 DAI 病理生理过程的药物,为颅脑损伤患者治疗打开新的思路。例如,钙依赖性酶抑制剂他克莫司和环孢素 A,二者属于结合蛋白质家族的免疫抑制剂,可以选择性抑制钙调神经磷酸酶的激活,阻止 Ca^{2+} 介导的神经纤维变性坏死,从而发挥保护轴索的作用。胍丁胺是一种脑内合成的神经递质,作为一种兴奋性氨基酸受体拮抗剂,对 NMDA 受体有拮抗作用,动物实验表明其可以促进大鼠轴索损伤的恢复;此外,神经节苷脂、垂体腺苷酸环化酶激活肽等对 DAI 的预后也可能有一定的作用。

目前 DAI 的致残率和病死率仍很高。因此,对于重型颅脑损伤,特别是伤后早期深度、长程、昏迷患者,当影像学表现显示脑深部神经轴索集聚区出现多发小的出血灶,应考虑 DAI 的诊断。

第二节　脑脊液漏导致自发性低颅压综合征

 临床资料

患者,男性,46 岁,外卖员,初中文化,主诉"间断头痛 1 d,再发 10 h"于 2021 年 1 月 20 日收入院。患者入院 1 d 前送外卖途中出现头痛,为头顶部疼痛,呈钝痛,无发热、头晕,无恶心、呕吐,卧床休息后缓解,未诊治。10 h 前送外卖途中再次出现头痛,部位性质同前,平卧后头痛减轻,站立后头痛加重,自测血压 180/100 mmHg,口服降压药物后头痛未缓解,至我院就诊。既往:3 d 前有上呼吸道感染病史。

入院查体:BP 156/104 mmHg。疼痛评分:3 分。意识清楚,言语流利。近记忆力稍减退,计算力正常,理解判断力正常,人物定向力正常。脑神经未见异常,四肢肌力 5 级,肌张力正常,腱反射对称(++),双侧巴宾斯基征阴性。指鼻试验、跟膝胫试验稳准。深浅感觉检查正常。颈强两横指,克尼格征、布鲁津斯基征阴性。

辅助检查:血常规示 WBC 11.95×10⁹/L,中性粒细胞百分比 83.9%;中性粒细胞计数 10.04×10⁹/L;尿、粪、凝血四项正常。血生化、甲状腺功能、抗心磷脂抗体、传染病八项均未见明显异常。视神经纤维层成像分析:双眼视网膜纤维层厚度正常。颈血管超声:未见明显异常。腰椎穿刺见均匀一致血性脑脊液,压力 50 mmH₂O,潘氏试验+++,白细胞数 0.065×10⁹/L,红细胞数 0.112×10¹²/L,糖 3.34 mmol/L,氯化物 120.10 mmol/L,蛋白 564.63 mg/dL,结核分枝杆菌涂片、墨汁染色、病毒性脑炎抗体组合均阴性。颅脑 CT 平扫未见明显异常。肺部 CT 示:左肺上叶陈旧性病变,双肺上叶肺大疱。头颅 MRI:左侧乳突异常信号,考虑积血。增强示弥漫性硬脑膜强化,呈"奔驰征"。MRV:右侧横窦、乙状窦较对侧纤细,考虑发育所致。胸腰椎 MRI:硬脊膜下血肿。磁共振脊髓造影:寰椎椎弓及枢椎棘突间、颈 2/3、颈 3/4、颈 4/5 棘突间及颈 2～5 椎体双侧椎间孔区软组织异常信号,考虑脑脊液外漏,胸腰段双侧多发神经根鞘袖囊肿(图 7-4)。

入院后给予补液等对症治疗,症状稍好转后患者至浙江某医院行脑脊液漏修补术,术后头痛缓解。

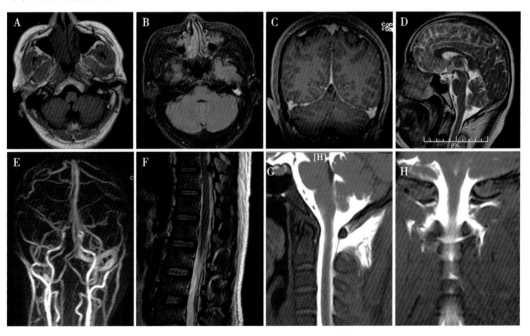

A、B.头颅 MRI 示左侧乳突异常信号,考虑积血;C.头颅 MRI 增强示硬脑膜强化,呈"奔驰征";D.矢状位示轻微脑下垂;E.MRV 示右侧横窦、乙状窦较对侧纤细;F.腰椎 MRI 示腰椎硬脊膜下血肿;G、H.磁共振脊髓造影示寰椎椎弓及枢椎棘突间、颈 2～3、颈 3～4、颈 4～5 棘突间及颈 2～5 椎体双侧椎间孔区脑脊液外漏。

图 7-4　影像学检查

讨论及文献综述

患者中年男性,急性起病,头痛与体位变化有关,站立时加重,平卧后缓解,查体颈强直;腰椎穿刺提示低颅压及血性脑脊液;头颅 MRI 增强示硬脑膜强化,可见"奔驰征"及脑下垂;脊髓造影示脊髓脑脊液漏。临床诊断:脑脊液漏导致自发性低颅压综合征。

自发性低颅压,又称原发性低颅压综合征,主要临床特点为体位相关性头痛,即立位加重,卧位减轻或消失,腰椎穿刺脑脊液压力<60 mmH_2O。其最早由 Schalftenbranw 于 1938 年首先报告,是一种少见病。多数学者研究认为脑脊液漏为自发性低颅压的主要原因。自发性低颅压常见的发病机制包括硬脊膜憩室破裂导致硬脊膜脑脊液漏、椎体病变形成骨赘刺破硬脊膜导致脑脊液漏、脑脊液-静脉瘘导致脑脊液异常引流丢失,多数脑脊液漏位于颈胸交界或沿胸椎分布。本例患者脑脊液漏就存在于颈椎。尤其在体位性头痛患者,脑脊液漏发生率可高达92%,具体原因尚不完全明确,可能与颈椎骨刺、脊膜憩室或 Tarlov 囊肿有关,亦可能与硬脊膜局限发育薄弱或异常有关,这种易损性可能由潜在的结缔组织病变所导致,微小创伤、过度劳累也可导致。

自发性低颅压的临床表现主要为体位性头痛,正常脑脊液压力侧卧位时为80~180 mmH_2O,当脑脊液压力<60 mmH_2O 会导致低颅压性头痛,典型症状为体位性头痛,双侧头痛多见,单侧少见,为轻中度钝痛或者搏动样痛,站立位或咳嗽、打喷嚏时头痛加重,平卧位时症状减轻,一般立位时不超15 min 出现头痛加剧,卧位时头痛不超过30 min 减轻或消失,原因考虑为直立体位时低颅压致使脑组织向下移位,使分布在颅内血管、脑膜以及颅底脑神经等痛觉敏感组织受到牵拉或压迫作用从而产生疼痛。此外,患者常有恶心、呕吐、头晕、视觉症状(眼球震颤、视野缺损、畏光、复视)、听觉症状(耳鸣、听力减退或过敏)、颈强直,较少见的表现有三叉神经障碍、外展神经麻痹、硬膜下积液、硬膜下血肿等情况。也有少数报道自发性低颅压综合征合并硬膜下血肿、臂丛肌肉萎缩、脑静脉系统血栓形成、脑梗死、脑疝甚至死亡。本例患者合并脊柱硬膜下血肿报道中少见。此外本患者合并血性脑脊液,但无蛛网膜下腔出血及静脉窦血栓形成,自发性低颅压腰椎穿刺脑脊液中出现均一血性脑脊液,原因考虑为继发于脑脊液减少引起大脑静脉和硬脊膜静脉窦的扩张所致,此时需与蛛网膜下腔出血鉴别。

影像学上,低颅压患者头颅 CT 或 MRI 可见脑室缩小、硬脑膜下积液或血肿等改变。MRI 上特征性的改变为整个大脑及小脑扁桃体下移、脑桥变平、视交叉下沉、鞍上池消失等,增强扫描可见硬脑膜增厚并弥漫性均匀强化,但也有病例无阳性发现。合并脊髓或神经根症状的病例,脊髓可发现脊髓硬膜外脑脊液过度聚集,部分病例通过脊髓造影术发现脊髓脊膜的多发憩室。本例患者头 MRI 增强见脑膜强化,行腰椎 MRI 提示脊髓硬膜下血肿。脊髓水成像提示脑脊液外漏明确。

自发性低颅压的治疗包括卧床休息,充分补液,促进脑脊液分泌。短期内可考虑使用糖皮质激素治疗,还可鞘内注入无菌生理盐水,但安全性仍受争议。有相关文献报道,采用硬膜外血贴法可有效缓解其临床症状。对于明确发现存在脊髓脑脊液漏的患者,给予经皮注射医用纤维蛋白胶或外科手术修补治疗对一些病例亦有效。若无其他并发症,患者通常预后良好,临床症状改善迅速明显,但也有些患者疗程长,易反复。此患者大量补液后仍存在体位性头痛,后行脑脊液漏修补后未再出现头痛。

第三节　不同疾病伴发的小脑中脚病变

 临床资料

病例一

患者,女性,75 岁,主诉"言语不清、左侧肢体无力 3 个月,头晕、步态不稳 10 d"入院。患者入院 3 个月前因言语不清、左侧肢体无力在我院神经内科诊断为"急性脑干梗死"(图 7-5A、B),给予抗血小板聚集、强化他汀、改善微循环等药物治疗,病情好转出院。患者入院 10 d 前无明显诱因出现头晕、步态不稳,呈持续性,头晕与体位变化无关,再次来我院就诊。既往:患有"高血压病"10 年,平素血压控制达标。

入院查体:血压 138/88 mmHg,意识清楚,构音障碍,真性球麻痹,左侧肢体肌力 4 级,右侧肢体肌力 5 级,四肢肌张力稍高,双侧指鼻试验、跟膝胫试验欠准稳,龙贝格征睁、闭眼均不稳。

辅助检查:头颅 MRI(图 7-5C ~ E):双侧小脑中脚可见对称性长 T_1、长 T_2 信号,FLAIR 呈高信号,处于 WD II 期。

临床诊断:脑桥梗死并双侧小脑中脚沃勒变性。

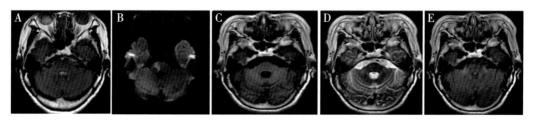

A、B. FLAIR 未见异常,DWI 右侧脑桥高信号;C ~ E. 双侧小脑中脚可见对称性长 T_1、长 T_2 信号,FLAIR 呈高信号,处于 WD II 期。

图 7-5　头颅 MRI(1)

病例二

患者,男性,54 岁,主诉"脑桥出血后头晕、步态不稳 1 年"入院。患者入院 1 年前因突发言语不利、四肢无力 1 d 就诊于当地医院,诊断为"脑桥出血",经内科治疗好转出院,出院后逐渐出现头晕、步态不稳,症状呈持续性,遂来我院就诊。

既往史:患有"高血压病"7 年,血压控制在 150/100 mmHg。

个人史:饮酒史 20 年,每天约 500 mL。

入院查体:血压 138/85 mmHg,意识清楚,构音障碍,真性球麻痹,四肢肌力 5-级,肌张力增高,腱反射(+++),双侧巴宾斯基征阳性,双侧指鼻试验、跟膝胫试验欠稳准。

辅助检查:头颅 MRI(图 7-6A,发病 6 个月):双侧小脑中脚对称性长 T_2 信号;头颅 MRI(图 7-6B~E,发病 1 年):双侧小脑中脚异常信号消失,脑桥可见软化灶。MRA 未见明显异常。

临床诊断:脑桥出血并双侧小脑中脚沃勒变性。

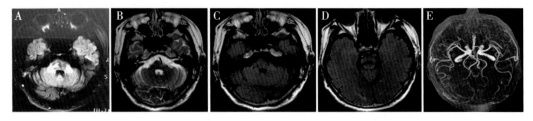

A. 发病 6 个月,双侧小脑中脚对称性长 T_2 信号;B~E. 发病 1 年,双侧小脑中脚异常信号消失,脑桥可见软化灶。MRA 未见明显异常。

图 7-6　头颅 MRI(2)

病例三

患者,男性,56 岁,主诉"头晕、步态不稳 1 年,加重 3 个月"入院。患者入院 1 年前无明显诱因出现头晕、走路不稳,呈持续性,未诊治,3 个月前步态不稳较前加重并出现向前跌倒发作,伴言语不利、饮水呛咳、吞咽困难,无尿便障碍、性功能减退等。

既往史:患有"2 型糖尿病"5 年,平时血糖控制达标。

入院查体:卧位血压 135/80 mmHg,站立 2 min 血压 90/55 mmHg,行走需人搀扶,构音障碍,可见水平眼球震颤,真性球麻痹,四肢肌力 5-级,肌张力增高,腱反射(+++),双侧巴宾斯基征阳性。指鼻试验、跟膝胫试验欠稳准,龙贝格征睁、闭眼均不稳。

辅助检查:头颅 MRI(图 7-7A~D):双侧小脑中脚可见对称性长 T_1、长 T_2 信号影,FLAIR 呈高信号,脑桥基底部可见"十字征",双侧小脑萎缩,DWI 呈稍高信号;矢状位(图 7-7E):双侧小脑、脑桥萎缩。

临床诊断:多系统萎缩(MSA-C 型)。

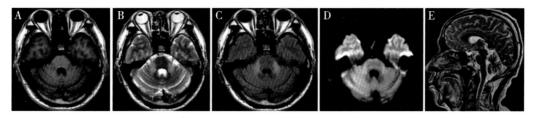

A~D.双侧小脑中脚可见对称性长 T_1、长 T_2 信号影,FLAIR 呈高信号,脑桥基底部可见"十字征",双侧小脑萎缩,DWI 呈稍高信号;E.矢状位示双侧小脑、脑桥萎缩。

图 7-7 头颅 MRI(3)

病例四

患者,女性,65 岁,主诉"记忆力减退 2 个月,加重 10 d"入院。患者入院 2 个月前家属发现患者记忆力减退,表现为刚说过的话、吃过的饭不能回忆,易激惹,未诊治。患者 10 d 前出现行走困难、言语不能,进食不能,伴大小便失禁,来我院就诊。

既往史:患有"类风湿关节炎"4 年,未正规治疗。

入院查体:意识清楚,表情淡漠,近记忆力、远记忆力、计算力、定向力、理解力均减退。构音障碍,洼田饮水试验阳性,双侧咽反射减弱。四肢肌力 5-级,肌张力正常,腱反射(+++),双侧巴宾斯基征阳性。MMSE 13 分;MOCA 9 分;CDR 0.5 分;ADI 21 分。双手腕、掌指关节、近端指间关节、踝关节、足趾关节畸形。前壁、肘突、跟腱可见类风湿结节。

辅助检查:生化检查示 ESR 87 mm/h,CRP 87 mg/L,SLO 380 IU/mL,dsDNA 130.30 IU/mL,ANA 1:80,抗 ENA 抗体谱:SSA、抗着丝点抗体、核小体、Ro-52 阳性。头颅 MRI(图 7-8A~D):双侧小脑中脚、脑干、丘脑、基底节区可见多发片状长 T_1、长 T_2 信号,FLAIR 呈高信号,DWI 未见异常。头颅 MRI 增强(图 7-8E):未见异常强化。

临床诊断:狼疮脑病。

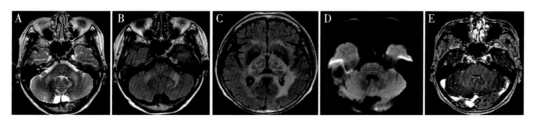

A~D.双侧小脑中脚、脑干、丘脑、基底节区可见多发片状长 T_1、长 T_2 信号,FLAIR 呈高信号,DWI 未见异常;E.未见异常强化。

图 7-8 头颅 MRI(4)

病例五

患者,男性,38 岁,因"发作性四肢抽搐、意识丧失 3 d"为代主诉入院。患者入院 3 d 前无明显诱因出现发作性四肢抽搐,伴意识丧失,口吐白沫,口唇发绀,双上肢屈曲,双下肢强直,持续 2 ~ 3 min 缓解,共发作 5 次,来我院就诊。

既往史:患有"慢性肾功能不全 5 期"9 个月,平时规律透析,每周 2 次;患有"高血压病"5 年,平时血压控制达标。

入院查体:血压 135/80 mmHg。慢性病面容,双下肢轻度凹陷性水肿。左前臂动静脉内瘘可触及明显搏动。神经系统查体:意识清楚,言语欠流利,高级智能活动减退,四肢肌力 5-级,肌张力正常,腱反射(++),双侧巴宾斯基征阳性,双侧指鼻试验、跟膝胫试验欠稳准。

辅助检查:肾功能示肌酐 864 μmol/L,尿素氮 32 mmol/L,血、脑脊液病毒全套、自身免疫性脑炎抗体均阴性。头颅 MRI(图 7-9A ~ E):双侧小脑中脚及脑桥可见长 T_1、长 T_2 信号,FLAIR 呈高信号,双侧小脑轻度萎缩;DWI 呈稍高信号;MRA 未见明显异常。

临床诊断:①肾性脑病;②慢性肾功能不全 5 期;③高血压病 3 级,极高危分层。

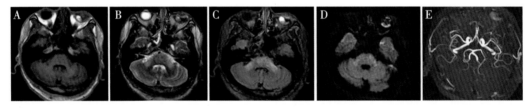

A ~ E. 双侧小脑中脚及脑桥可见长 T_1、长 T_2 信号,FLAIR 呈高信号,双侧小脑轻度萎缩;DWI 呈稍高信号;MRA 未见明显异常。

图 7-9 头颅 MRI(5)

病例六

患者,男性,32 岁,主诉"左下肢无力 4 个月,头晕、言语不利 2 d"入院。患者入院 4 个月前无明显诱因出现左下肢无力,伴肢体麻木,呈持续性,在当地按"周围神经病"治疗效果差。2 d 前出现头晕、言语不利,伴有饮水呛咳,吞咽困难,来我院就诊。

入院查体:BP 130/80 mmHg,意识清楚,构音障碍,真性球麻痹,四肢肌力 5 级,肌张力正常,腱反射(++),双侧巴宾斯基征阳性。指鼻试验、跟膝胫试验欠稳准。

辅助检查:头颅 MRI(图 7-10A ~ E)示双侧小脑中脚对称性长 T_1、长 T_2 信号,FLAIR 呈高信号,DWI 未见异常信号影;MRA 未见明显异常。实验室检查示血及脑脊液 AQP-4 抗体阳性,血及脑脊液 OB 阴性,病毒二代测序均阴性。

临床诊断:视神经脊髓炎谱系疾病。

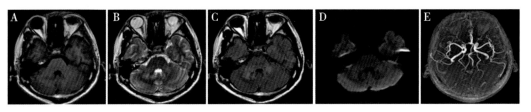

A~E. 双侧小脑中脚对称性长 T_1、长 T_2 信号,FLAIR 呈高信号,DWI 未见异常信号影;MRA 未见明显异常。

图 7-10 头颅 MRI(6)

病例七

患者,女性,25 岁,主诉"头晕、步态不稳 15 d"入院。患者入院 15 d 前无明显诱因出现头晕,伴步态不稳,症状呈持续性,来我院就诊。既往:患者因早产有输血史(为家属自行购买血液)。

入院查体:BP 115/83 mmHg,意识清楚,构音障碍,真性球麻痹,四肢肌力 5-级,肌张力正常,腱反射(+++),双侧巴宾斯基征阳性。左侧指鼻试验、跟膝胫试验欠稳准。

辅助检查:头颅 MRI(图 7-11A~E):左侧小脑中脚可见斑片状长 T_1、长 T_2 信号,FLAIR 呈高信号,DWI 未见异常信号影;MRA 未见明显异常。实验室检查示 HIV 阳性,CSF 常规、生化正常,病毒二代测序阴性。

临床诊断:HIV 脑病。

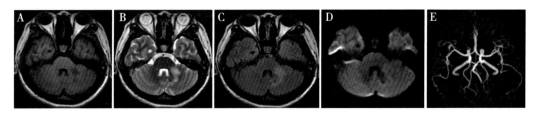

A~E. 左侧小脑中脚可见斑片状长 T_1、长 T_2 信号,FLAIR 呈高信号,DWI 未见异常信号影;MRA 未见明显异常。

图 7-11 头颅 MRI(7)

病例八

患者,女性,20 岁,主诉"双手持物笨拙 4 年,不自主抖动 2 d"入院。患者入院 4 年前无明显诱因出现双手持物笨拙,自觉双手拎书包时费劲,先后多次曾就诊当地县中医院,给予中草药治疗,症状较前无明显改变。入院 2 d 前出现双手不自主抖动,表现为紧张及持物时明显,前来我院就诊。

入院查体:意识清楚,表情怪异,构音障碍,饮水呛咳,吞咽困难,四肢肌力 5-级,可见舞蹈样运动,肌张力减低,腱反射(+),双侧巴宾斯基征阳性。指鼻试验、跟膝胫试验欠稳准。

辅助检查:生化检查示铜蓝蛋白 0.091 g/L,血清铜 9.31 μmol/L,24 h 尿铜 436.7 μg/24 h。头颅 MRI(图 7-12A ~ E):双侧小脑中脚对称性长 T_1、长 T_2 信号,左侧小脑半球萎缩,T_2 像可见中脑熊猫脸征,DWI 未见异常。腹部彩超:肝实质回声增粗,脾大。

临床诊断:肝豆状核变性。

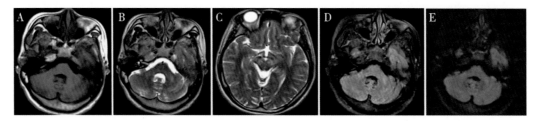

A ~ E. 双侧小脑中脚对称性长 T_1、长 T_2 信号,左侧小脑半球萎缩,T_2 像可见中脑熊猫脸征,DWI 未见异常。

图 7-12　头颅 MRI(8)

病例九

患者,男性,41 岁,主诉"头晕、步态不稳 3 个月"入院,患者入院 3 个月前无明显诱因出现头晕、步态不稳,伴言语不利、饮水呛咳,症状呈持续性,前来我院就诊。

既往史:患有"霍奇金淋巴瘤病"3 年,间断给予化疗药物及糖皮质激素治疗。

入院查体:意识清楚,构音障碍,真性球麻痹,四肢肌力 5-级,肌张力增高,腱反射(+++),双侧巴宾斯基征阳性。双侧指鼻试验、跟膝胫试验欠稳准,龙贝格征睁、闭眼均不稳。

辅助检查:头颅 MRI(7-13A ~ D):双侧小脑中脚对称性长 T_2 信号,FLAIR 呈高信号,DWI 可见高信号影,右侧为著;MRA 未见明显异常,头颅 MRI 增强(图 7-13E)未见明显强化。检验结果:CSF 常规、生化正常,病毒二代测序阴性。

临床诊断:霍奇金淋巴瘤合并中枢神经系统损害。

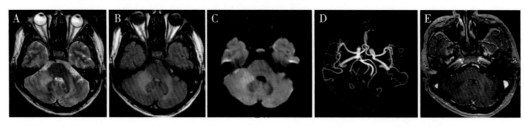

　　A ~ E. 双侧小脑中脚对称性长 T_2 信号,FLAIR 呈高信号,DWI 可见高信号影,右侧为著;MRA 未见明显异常,增强未见明显强化。

图 7-13　头颅 MRI(9)

讨论及文献综述

小脑中脚又称桥臂（middle cerebellar peduncle，MCP），是连接小脑及脑桥的重要结构及小脑的主要传入通路，由于其病因复杂多样，包括脑血管疾病、神经退行性疾病、中毒或代谢性疾病、脱髓鞘性疾病、肿瘤或副肿瘤等。

华勒氏变性（wallerian degeneration，WD）是在轴突完整性中断或神经元受损后，远端轴突脱髓鞘和解体的过程，最常累及部位为皮质脊髓束，同时皮质脑桥束和脑桥小脑束也可受累。华勒氏变性分为 4 期：Ⅰ期约为 4 周，为轴索和髓鞘结构的崩解，主要是轴索胞浆物质运输的终止，组织细胞毒性水肿，DWI 上表现为高信号，ADC 上表现为低信号；Ⅱ期为梗死后 4~14 周，主要为髓鞘的破坏，T_2 表现为高信号；Ⅲ期为 14 周至数年，主要为胶质细胞增生，T_2 与 FLAIR 表现为高信号；Ⅳ期为梗死发生数年之后，表现为白质纤维束萎缩，体积缩小。例 1 患者为脑桥梗死后影响脑桥的神经核团和纤维束，导致双侧桥臂 WD，根据时间以及影像学特点可看出其处于 WD Ⅱ期。而脑出血与脑梗死所导致的远端皮质脊髓束沃勒变性（corticospinal tract wallerian degeneration，CST-WD）机制不完全相同，血肿对脑组织的影响主要包括纤维的移位、血肿和水肿的压迫，进而导致 CST-WD，而不是神经元的直接缺血坏死。且患者出血量越大对锥体束压迫及损害越严重，脑出血后并发远端锥体束急性沃勒变性的可能性越大。例 2 脑桥出血后 6 个月复查磁共振双侧脑桥沃勒变性（图 7-6A），1 年后复查磁共振双侧桥臂异常信号消失（图 7-6B~D），符合这一病理生理过程。

多系统萎缩（multiple system atrophy，MSA）是一种罕见的进行性神经退行性疾病，发病机制以神经胶质细胞胞浆包涵体（glial cytoplasmic inclusions，GCI）为特征的少突胶质细胞变性，可能在神经元变性死亡之前导致星形胶质细胞和小胶质细胞增生、脱髓鞘和轴突变性。此外，α-syn、p25α 从髓鞘到细胞质的重新分布可能是疾病发展过程中的早期事件。而 MSA 是神经退行性病变的一种类型，容易发生变性和脱髓鞘改变，也易累及 MCP。本文中病例三患者 MCP 受累考虑为神经变性及脱髓鞘所致。此外，临床研究将 MSA 分为 2 种形式：帕金森病变异（MSA-P）和小脑变异（MSA-C），涉及纹状体黑质和橄榄体脑桥小脑及脊髓结构。其临床表现主要为自主神经功能障碍或排尿障碍、帕金森病样症状、小脑性共济失调及锥体束征。MSA 的神经影像学以壳核、小脑、脑桥萎缩、脑桥基底部"十字征"、壳核背外侧缘"裂隙征"为相对特异表现。但部分脑桥"十字征"或壳核外缘"裂隙征"不典型，少部分以壳核、小脑中脚、脑桥或小脑的 MRI 萎缩为主要表现，这可能与疾病的不同时期及不同亚型有关。

系统性红斑狼疮（systemic lupus erythematous，SLE）是一种复杂的免疫疾病，自身抗体可以形成免疫复合物，导致器官损伤和最严重的并发症。中枢神经系统的受累可表现为狼疮性脑病。症状可以从相对轻微的表现（如头痛）到更严重的并发症（如精神病）。其临床表现复杂多样，主要表现为脑梗死（3%~20%）、认知功能障碍和痴呆（17%~90%）、周围神经病变（3.4%~7.5%）、头痛（24%~72%）、癫痫（2.1%~11.6%），此外也有可逆性后部脑病综合征、中枢神经系统脱髓鞘、炎性脱髓鞘等多种神经病的报道。NPSLE 的神经影像学可表现为脱髓鞘样改变、脑梗死、脑出血、脑萎缩等，病变多累及双侧大脑半球、丘脑、脑桥、脑干和小脑。其中，脑白质病变最常见（约43.59%），其次是皮质病变（33.33%）和基底神经节病变（24.36%）等。病例四患者突出临床症状表现为认知功能障碍，在磁共振上可见非对称性皮质下白质病变，以幕上为主，同时累及双侧小脑中脚及脑桥，可能是由于慢性炎症导致神经元损伤和（或）脱髓鞘以及血管炎性改变等共同参与导致的影像学改变。

尿毒症脑病（uremic encephalopathy，UE），是发生在急性或慢性肾功能衰竭患者由于毒素积累导致并发症。其发病机制主要涉及激素紊乱、氧化应激、代谢物的积累、兴奋性和抑制性神经递质的失衡以及中间代谢紊乱等多种因素。临床症状多为可逆性，包括头痛、视觉异常、震颤、晕厥、多灶性肌阵挛、舞蹈症、癫痫、意识模糊、谵妄和昏迷。UE 影像学表现主要分为 3 种类型：皮质或皮质下受累、基底节区受累和白质受累，皮质或皮质下受累最常见，当影响到皮质时，可引起可逆性后部白质脑病，其主要表现为血管性水肿；基底节区受累多见于亚裔人群，其表现为细胞毒性及血管性水肿；多发生在幕上脑白质区。病例五患者主要表现为双侧小脑中脚及深部脑白质，与经典 UE 影像学表现不同，考虑为神经毒性化合物和代谢性酸中毒可能在这种疾病的病理生理中起作用。

视神经脊髓炎谱系疾病（neuromyelitis optica spectrum disorders，NMOSD）是累及中枢神经系统的自身免疫性炎症脱髓鞘性疾病，主要表现为视神经及脊髓炎，也可表现为极后区、脑干、间脑、大脑综合征。NMOSD 患者中 AQP-4 阳性率高达 87%，在 AQP-4 抗体检测阴性的 NMOSD 患者中，有 42% 的患者髓鞘少突胶质细胞糖蛋白（myelin oligodendrocyte glycoprotein，MOG）抗体阳性。NMOSD 的典型 MRI 神经影像学表现位于室管膜周围 AQP4 高表达区域，如延髓最后区、丘脑、下丘脑、第三和第四脑室周围、脑室旁、胼胝体、大脑半球白质等，为 T_2 序列或 FLAIR 序列的皮质下和深部白质中高信号。病例六患者主要累及双侧小脑中脚及第四脑室室管膜周围，考虑与 AQP-4 高表达区域有关。

HIV 通过多核巨细胞（multinuclear giant cell，MGC）由受感染的巨噬细胞与小胶质细胞的细胞间融合至大脑引发 HIV 脑病。患者早期通常无症状，中晚期可表现为头痛、头晕、共济失调、癫痫、认知障碍、双侧下肢无力和行走困难等，MRI 多见于脑室周围白质、脑干和双侧脑桥，HIV 脑病可表现为不完全对称。另外，对称性 MCP 亦可见于 AIDS 导致进行性多灶性白质脑病。在病例七患者磁共振出现左侧小脑中脚可见斑片状长 T_1、长 T_2 信号，FLAIR 呈高信号，DWI 未见异常信号影。

肝豆状核变性（hepatolenticular degeneration，HLD）是因第 13 号染色体上的 *ATP7B* 基因突变导致铜沉积在各种组织中，主要是肝脏、大脑、肾脏和角膜。HLD 的神经系统症状包括认知障碍、肌张力障碍、步态异常和癫痫发作等。影像学表现为深灰质核团、中脑和脑桥白质的 T_2 加权像对称性高信号，常见的受累部位分别是壳核（45%～85%），尾状核（30%～60%），丘脑前外侧核（30%～60%），脑桥（10%～80%）和中脑（20%～70%）。其中，累及中脑层面可见"大熊猫脸征"，即被盖部对称性高信号，红核、网状部和上丘信号较低;累及脑桥层面可见"小熊猫征",中央被盖束低密度和第四脑室的导水管高密度,亦可表现为脑白质脱髓鞘(5% ~60%)和脑萎缩(30% ~45%)。病例八患者可见双侧小脑中脚对称性长 T_1、长 T_2 信号,左侧小脑半球萎缩,T_2 像可见中脑熊猫脸征,这些病变部位考虑与铜离子过度沉积导致星形胶质细胞髓鞘脱失、神经元变性及坏死有关。

霍奇金淋巴瘤(Hodgkin lymphoma,HL)通常起源于一个区域淋巴结或一组淋巴结,并沿着邻近的淋巴网络扩散。肺部和骨髓受累并不少见,但 HL 累及中枢神经系统的发生率为 0.02% ~0.50%。病例九的患者骨髓病理诊断为 IVB 期混合细胞性霍奇金淋巴瘤(HL),经治疗后症状缓解,后复发并出现神经系统症状,在这种情况下,可以解释脑内转移的机制包括硬脑膜和(或)骨性沉积物的直接扩散、软脑膜转移或颅内或脊柱旁淋巴结的直接扩散。目前关于 HL 累及中枢神经系统的病例仍少见,还需进一步研究。

研究表明,MCP 信号异常在 HIV、SLE、MSA、UE、NMOSD 和 HLD 脑病患者均可发生,部分患者亦可双侧 MCP 受累。双侧 MCP 病变表现为脑桥小脑横向纤维变性、弥漫性白质病变或病变从脑桥持续扩散。总之,MCP 病变病因复杂多样,且神经影像学缺乏特异性表现,对于 MCP 表现的患者,应根据病史、临床表现、影像学表现、实验室检查综合分析,以减少临床误诊或漏诊。

参考文献

[1]VAN D EAW,VAN D HTLA,MAAS M C,et al. The radiological interpretation of possible microbleeds after moderate or severe traumatic brain injury:a longitudinal study[J]. Neuroradiology,2022,64(6):1145-1156.

[2]D'ANTONA L,JAIME MERCHAN M A,VASSILIOU A,et al. Clinical presentation,investigation findings, and treatment outcomes of spontaneous intracranial hypotension syndrome:a systematic review and meta-analysis[J]. JAMA Neurol,2021,78(3):329-337.

[3]RAEDER M,REIS E P,CAMPOS B M,et al. Transaxonal degenerations of cerebellar connections:the value of anatomical knowledge[J]. Arquivos de Neuro-Psiquiatria,2020,78(5):301-306.